·四川大学精品立项教材·

U0251910

# 健康行为与健康教育学

## HEALTH BEHAVIOR AND HEALTH EDUCATION

主　审　马　骁
主　编　周　欢
副主编　顾　菁　罗　丹
编　者　（以姓氏笔画为序）

刘巧兰　（四川大学华西公共卫生学院）
张持晨　（南方医科大学卫生管理学院）
杨　洋　（四川大学华西公共卫生学院）
罗　丹　（中南大学湘雅公共卫生学院）
周　欢　（四川大学华西公共卫生学院）
周峻民　（四川大学华西公共卫生学院）
徐　莹　（成都中医药大学管理学院）
高　博　（四川大学华西公共卫生学院）
顾　菁　（中山大学公共卫生学院）

四川大学出版社

项目策划：许　奕
责任编辑：许　奕
责任校对：张伊伊
封面设计：墨创文化
责任印制：王　炜

**图书在版编目（CIP）数据**

健康行为与健康教育学 / 周欢主编 . 一 成都：四
川大学出版社，2019.6（2024.1 重印）
ISBN 978-7-5690-3323-6

Ⅰ . ①健… Ⅱ . ①周… Ⅲ . ①健康教育学一高等学校
一教材 Ⅳ . ① R193

中国版本图书馆 CIP 数据核字（2019）第 292665 号

书名　健康行为与健康教育学
JIANKANG XINGWEI YU JIANKANG JIAOYUXUE

| | |
|---|---|
| 主　　编 | 周　欢 |
| 出　　版 | 四川大学出版社 |
| 地　　址 | 成都市一环路南一段 24 号（610065） |
| 发　　行 | 四川大学出版社 |
| 书　　号 | ISBN 978-7-5690-3323-6 |
| 印前制作 | 四川胜翔数码印务设计有限公司 |
| 印　　刷 | 四川五洲彩印有限责任公司 |
| 成品尺寸 | 185mm×260mm |
| 印　　张 | 17.5 |
| 字　　数 | 427 千字 |
| 版　　次 | 2020 年 1 月第 1 版 |
| 印　　次 | 2024 年 1 月第 2 次印刷 |
| 定　　价 | 68.00 元 |

◈ 读者邮购本书，请与本社发行科联系。
　　电话：（028）85408408/（028）85401670/
　　（028）86408023　邮政编码：610065
◈ 本社图书如有印装质量问题，请寄回出版社调换。
◈ 网址：http://press.scu.edu.cn

四川大学出版社
微信公众号

# 前　言

　　行为和生活方式是人类健康和疾病的主要决定因素之一。世界卫生组织（WHO）在《2002 年世界卫生报告》中将改善人们健康相关行为作为减少疾病风险的最重要策略之一。而改善人们健康相关行为的任务主要由健康教育来承担，因此，亟须在预防医学专业人才的培养中加强健康教育专业训练。

　　近年来，公共卫生与预防医学领域和健康教育实践形势发生了巨大变化。一方面，随着社会的发展，新的健康挑战不断涌现，人们的健康需求不断增加，健康教育的重要性越来越被社会所认识；另一方面，随着学科的发展，健康教育不仅作为一个独立的部门在公共卫生与预防医学领域发挥着不可替代的作用，而且作为一种工作方法已经越来越多地被其他相关学科所应用。同时，目前 WHO 等在全球大力推进健康促进战略，我国在《"健康中国 2030"规划纲要》中也赋予了健康教育新的更具体也更宏大的使命。这些变化必然对健康教育学教材建设提出新的要求。

　　本教材秉承多部《健康教育学》教材前期所建立的基本学科体系与理论框架，并在多年开设健康教育学课程的基础上，参考国内外健康教育实践新的经验，以介绍健康教育的基础理论、基本知识和基本方法为出发点。全书共分为四个部分：第一章、第二章为基本概念单元，第三章、第四章为基本理论单元，第五章至第八章为基本方法单元，第九章至第十一章为实践应用

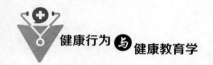
健康行为与健康教育学

单元。各章之前设有"本章提要",启发学生阅读全章内容,各章内容中设有案例或阅读材料,各章之后附有学习参考题,以利于学生对全章内容的理解与应用。本书的知识拓展及相关案例均来自相应参考文献,参考文献已在本书末尾列出。

在编写过程中,各位编委给予我极大的信任和支持,在此致以衷心的感谢!同时,我尤其要感谢健康教育学界的前辈——四川大学华西公共卫生学院马骁教授、浙江大学公共卫生学院杨廷忠教授的不吝赐教。感谢四川大学出版社的老师以及四川大学华西公共卫生学院的研究生对本书的编写、出版付出的辛勤劳动!

限于我的知识、水平与经验,本书的缺陷和错误在所难免,诚恳希望各院校老师、同学和健康教育领域的同仁不吝指教,以利今后完善。

四川大学华西公共卫生学院

周欢

2019 年 10 月 12 日

# 目　录

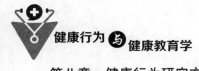

# 第一章　绪　论

## 【本章提要】

　　行为和生活方式是人类健康和疾病的主要决定因素之一。人的行为不仅影响慢性非传染性疾病（简称慢性病）的发生发展，而且与传染性疾病（简称传染病）密切关联。健康教育学是一门研究健康相关行为和健康教育基本理论与方法的科学，是医学与行为科学相结合所产生的交叉学科。它力图在医学，尤其是在公共卫生与预防医学领域应用行为科学的方法和成就，研究人类行为和健康之间的相互联系及其规律，探索可行、有效的干预策略及措施，以及对干预效果进行科学评价，从而服务于疾病预防、治疗和康复，增进人类身心健康，提高生活质量。

　　自 20 世纪 70 年代以来，健康教育学的理论和实践有了长足的发展，目前在世界范围内，有关健康教育学的内涵、特征、研究领域等诸多内容仍在不断创新、发展和完善之中。

　　本章将主要介绍以下内容：
- 人类行为与健康；
- 健康教育与健康促进的概念；
- 健康教育的工作步骤及相关学科；
- 健康教育的意义及发展概况。

本章内容对学习全书非常重要。

## 第一节　健康教育与健康促进概述

### 一、人类行为与健康

　　人类的健康受多种因素的影响，包括个体因素（如遗传、心理、行为和生活方式等）和环境因素（如生物环境、自然环境和社会环境等）。1974 年，Blum、Lalonde 和 Dever 等人将影响人群健康的因素分为四类，目前这一分类方法已被普遍接受。影响健康的因素分为行为和生活方式因素、环境因素、生物遗传因素和医疗卫生服务因素，大

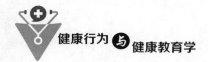

多数影响健康的因素与行为有一定的联系。比如：环境中的有毒有害因素与医疗卫生服务因素常常需要通过人自身的行为作为中介作用于人体，即通过人的行为可以加强、减弱或避免暴露于环境中的有毒有害因素；通过人类行为可以接受、利用或排斥医疗卫生服务。四类因素间的关系见图 1－1。据世界卫生组织（WHO）估计，工业化国家人群59％的可避免死亡和54％的住院由酗酒、吸烟和意外伤害导致，我国人群肺癌死亡率正随着吸烟行为的增加而增加。

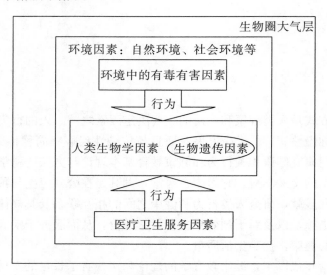

**图 1－1　四类健康影响因素间的关系**

不良的行为和生活方式是目前造成疾病负担的主要危险因素。随着社会经济的飞速发展和生物医学技术的突破，人们的生活、行为、生存环境发生了巨大的变化，人类的疾病谱和死因谱也发生了明显的转变，慢性非传染性疾病（如心脑血管疾病、糖尿病、恶性肿瘤等）目前已成为世界上大部分地区人群的主要死亡原因。有研究发现，中国人群健康状况在近几十年间发生了较大变化，疾病负担即伤残调整寿命年（Disability Adjusted Life Years，DALY）最为严重的前两位疾病为心脑血管疾病（主要为脑卒中和冠心病）、恶性肿瘤（主要为肺癌和肝癌）。医学顶级期刊《柳叶刀》发布的数据显示，2017 年，造成中国居民疾病负担的前 10 位危险因素中，9 项与不良行为和生活方式直接或间接相关，分别为吸烟、高钠饮食、全谷物摄入不足、水果摄入不足、过量饮酒以及高收缩压、高空腹血糖、高低密度脂蛋白胆固醇和高体质指数（BMI）。

行为因素与健康的关系不仅表现在不良行为和生活方式带来患慢性非传染性疾病的巨大风险，同时也体现在感染性疾病的预防与控制、卫生服务的利用与疾病治疗。如个人不良的卫生习惯及行为与腹泻、生殖道感染、艾滋病病毒感染密切相关，而及时就诊、遵从医嘱等行为又影响到疾病的早期发现、及时合理治疗。可见，人类行为因素与健康息息相关并具有举足轻重的作用。

【知识扩展 1-1】

## WHO《2014 全球慢性病状况报告》

2015 年 1 月 WHO 发布的《2014 全球慢性病状况报告》中显示，癌症、心肺疾病、脑卒中、糖尿病等慢性非传染性疾病依然是全球最主要死因。很多死亡都发生过早，而且是可以避免的。

2012 年，全球因慢性非传染性疾病导致的死亡人数多达 3800 万，其中中国占 860 万。

中国每年有 300 万人因患本可预防的疾病而过早死亡，即死于 70 岁之前。其中，男性中约 4 成（39%）和女性中约 3 成（31.9%）均属过早死亡。

在中国，11~17 岁青年人中超过五分之四（83.8%）体力活动不足。

2013 年，WHO 成员国确定了 9 个降低慢性非传染性疾病相关死亡和疾病负担的自主性全球目标，计划到 2025 年实现。

1. 心血管疾病、癌症、糖尿病、慢性呼吸疾病导致的死亡降低 25%；
2. 在各国范围内减少至少 10% 的危险饮酒；
3. 减少 10% 的体育锻炼不足；
4. 人群平均食盐或钠使用量减少 30%；
5. 烟草使用量减少 30%；
6. 在各国范围内，高血压流行率降低 25% 或控制高血压的流行趋势；
7. 阻止糖尿病和肥胖患病率的增加；
8. 至少 50% 的适宜人群接受药物治疗和控制（包括血糖控制）以预防心脏病和脑卒中的发生；
9. 至少 80% 的基本医疗技术和必要的药物治疗（包括仿制药）可以获得，用来在公立和私立医疗机构治疗重大的慢性非传染性疾病。

## 二、健康教育

健康教育是人类最早的社会活动之一。在远古时代，个体为了生存和种族的延续，在面临威胁时将前人或自身在实践中积累的关于避免伤害、预防疾病的技能传授给同伴和下一代。随着社会经济和科学技术的发展、人类与疾病斗争的形势的变化，大量的健康知识和技能需要通过信息传播和教育等活动来扩散和传承。

早期的研究大多以心理行为学理论为依据，研究人们的健康相关行为的形成与改变，侧重于从个体层面探索健康相关行为形成和改变的原因，进而强调知识、理念、态度、能力等个体因素在行为改变中的作用。随着对行为和生活方式与健康关系的认识不断加深，相关领域的学者都在探讨如何有效地改变人群的行为和生活方式，

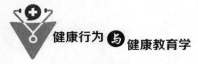

以增进群体健康。

### (一) 健康教育的概念

健康教育 (Health Education) 是在调查研究的基础上，采用健康传播等干预措施，促使人群或个体自觉采纳有益于健康的行为和生活方式的系统的社会活动。

健康相关行为 (Health Related Behavior) 是指与健康和疾病有关联的行为，一般可分为促进健康的行为和危害健康的行为两大类，我们在第二章中具体介绍。健康教育的特定目标是帮助对象人群或个体改善健康相关行为，从而避免或减少影响健康的行为危险因素，实现预防控制、治疗康复、促进健康和提高生活质量。如对于雾霾天气，环境学侧重于研究 PM2.5 浓度与健康的关系，而健康教育则探讨如何改善人群和个体暴露于不利环境中的行为；对于均衡膳食，营养学主要研究食物中营养素与健康的关系，而健康教育则研究如何帮助人们建立均衡膳食的行为，促进健康。

健康教育的定义强调健康教育的干预活动应该以调查研究为前提。调查研究的目的是厘清影响健康的主要行为因素以及行为的影响因素，为健康教育对象人群或个体选择适宜的干预措施提供科学依据。

健康教育的主要干预措施是健康传播。但健康教育的干预措施不仅仅局限于健康传播，需要在调查研究的基础上，对特定人群的健康相关行为进行分析，确定影响健康的主要行为的关键影响因素。在影响行为的关键因素中：如果研究结果显示影响某特定人群不良行为的主要因素是知识匮乏，此时我们可以选择健康传播策略，帮助对象人群或个体掌握健康知识；如果研究分析结果显示影响某特定人群不良行为的主要因素是实施行为的技能或条件，那接下来健康教育应该选择有针对性的行为改变策略，帮助对象人群或个体掌握行为实施的基本技能或改善行为实施的条件。

健康教育是旨在帮助对象人群或个体改善健康相关行为的系统社会活动。为了实现健康教育的目标，健康教育工作的全过程应该包括行为诊断（通过调查研究明了影响健康相关行为的关键因素）、健康教育计划（基于行为诊断结果有针对性地设计干预策略）、实施干预措施与评估干预效果等一系列的有计划、有组织、有系统的社会活动过程。

健康教育既是卫生工作的一个领域，也是一种方法。健康教育通过改善人们的健康相关行为来防治疾病，增进健康。健康教育在当前预防控制慢性非传染性疾病和艾滋病等缺少生物学预防手段和治愈方法的传染性疾病的工作中，作为医疗卫生工作的一个独立的学科领域而发挥着积极作用。在疾病预防控制工作中，健康教育和免疫规划并列为最重要的主动健康保护措施。同时健康教育对人们的健康相关行为及其影响因素进行调查研究的方法与健康教育干预方法、评价方法，已经被广泛应用于预防医学和临床医学的各个领域。

### (二) 卫生宣教与健康教育

卫生宣教通常指通过各种宣教手段普及卫生知识、倡导健康观念与行为的活动。健康教育与卫生宣教是同一事物的不同发展阶段。在 20 世纪 80 年代以前，健康教育和卫生宣教两个名词曾在相当长的一段时期共存，二者既有一定的联系，也有根本的区别。

卫生宣教与健康教育的主要联系：我国当前的健康教育是在过去卫生宣教的基础上发展起来的。卫生宣教是现在的健康教育的重要措施之一。

卫生宣教与健康教育的主要区别：①卫生宣教在我国早期主要基于国家或地区疾病流行情况的大背景开展，传播的健康信息由专家基于当时的突出的卫生问题而定，强调卫生知识的普及、形成氛围与轰动效应，仅仅作为一种辅助方法为卫生工作某一时期的中心任务服务。而现代健康教育有自己特定的工作目标——促使人们改善健康相关行为，从而防治疾病、增进健康。健康教育成为疾病预防与控制工作的一个独立且活跃的领域。②卫生宣教主要依靠大众传媒单向传播，不注重效果评价。健康教育不是简单的、单向的信息传播，而是既有明了影响行为的主要因素的调查研究，又有针对行为影响因素的计划、干预以及效果评价的系统社会活动。③健康教育在融合医学科学和行为科学（社会学、心理学、人类学等）、传播学、管理科学等学科知识的基础上，逐步形成了本学科的理论和方法体系。

### 三、健康促进

随着健康教育概念的推广和健康行为研究的深入，大量实践表明，健康相关行为改变是长期而复杂的过程，仅仅依靠健康教育的健康信息传播等行为干预措施只能改善人群或个体的认知与行为技能，增强采纳有利健康行为的意愿，而物质和社会环境的制约、政策的缺乏可能成为人们实现意愿的阻碍。例如：当人们意图通过正确洗手预防食源性寄生虫病时，水资源缺乏可能导致洗手行为无法实现；出现健康问题打算就诊时，缺乏必要的医疗保障政策和制度而负担不起高昂的医疗费用，致使人们放弃求医行为等。于是，健康教育与社会支持性环境相结合的健康促进日益受到重视。

### （一）健康促进的含义

健康促进（Health Promotion）一词早在 20 世纪 20 年代已见于公共卫生文献。1986 年首届国际健康促进大会通过的《渥太华宣言》（*Ottawa Charter for Health Promotion*）首次正式提出："健康促进是一个综合的社会政治过程，它不仅包含了加强个人素质和能力的行动，还包括改变社会、自然环境以及经济条件，从而实现人人享有健康（Health For All）。"《渥太华宣言》对于健康促进发展具有里程碑意义，奠定了现代健康促进的概念和理论基础，明确了健康促进是实现《阿拉木图宣言》提出的初级卫生保健目标的重要策略，确立了健康促进作为公共卫生核心功能的地位。从此，世界卫生组织（WHO）全球健康促进会议的机制开始建立并制订了健康促进的全球原则与活动领域。WHO 将健康促进定义为："健康促进是促使人们维护和提高自身健康的过程，是协调人类与环境的战略，规定个人与社会对健康各自所负的责任。"根据这一定义，健康促进无疑对人类健康和医学卫生工作具有战略意义。这是健康促进的广义理解。从广义角度讲，环境、政策等对健康的贡献不仅表现为促进健康相关行为和生活方式的形成，还表现在环境条件改善本身对健康的贡献以及政治承诺、促进健康的政策对健康的

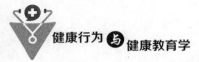

直接影响。简言之，健康促进被视为防治疾病、增进健康的总体战略。

美国著名健康教育学家 Green 和 Kreuter（1991）从改善个人、群体和社区的健康相关行为的角度出发，将健康促进定义为"一切能促使行为和生活条件向有益于健康改变的教育与环境支持的综合体"。其中，教育指健康教育，环境包括社会、政治、经济和自然环境，而支持即指政策、立法、财政、组织、社会开发等各个方面。从行为改变角度的操作性观点来看，健康促进强调了在改变个人和群体行为过程中环境、政策支持的重要意义。健康促进被视为一种具体的工作领域，这是狭义的理解。

在实践中，以上广义和狭义的理解都是有意义的。我国 20 世纪 50 年代在全国范围开展的以"爱国卫生运动"为代表的健康干预活动，就是一次基于当时我国实际情况的伟大健康促进实践。国民的健康水平和期望寿命得以迅速大幅度提高。

但是，在现实工作中，许多人既不是从 WHO 的健康促进概念，也不是从行为改变角度来认识健康促进，而是从健康促进的字面来理解，即"促进健康"，以至于在具体工作中误用"健康促进"。

## （二）健康促进的优先活动领域

《渥太华宣言》明确了健康促进的优先活动领域包括五个方面：

1. 建立促进健康的公共政策。促进健康的公共政策多样而互补，如法规、财政、税收等。政策对于健康、健康行为的影响至关重要，各个部门、各级政府和组织的决策者都要把健康问题提到议事日程上，了解决策对健康的影响并承担责任，特别是非卫生部门（如工业、农业、教育、财政等）在决策中能预先评估政策可能对健康产生的影响，进而使本部门制定的公共政策能对健康产生积极的促进作用。

2. 创造健康支持环境。生产、生活环境乃至生态环境与人类生存和健康息息相关。创造安全、舒适、满意、愉悦的工作和生活环境，为人们提供免受疾病威胁的保护，也是健康促进的重要活动领域。环境包括人们的家庭、工作和休闲地、当地社区，还包括人们获取健康资源的途径。营造健康的支持环境有很多要素，如制定和完善有助于营造该种环境的政策法规，鼓励经济可持续发展，合理开发利用自然资源等。

3. 加强社区行动。社区有一定的组织形式、资源，有一定规模、特点相近的人群，有共同的生产、生活环境和政策，因此，社区能力的提升与参与行动，对于健康促进十分重要。加强社区行动首先要赋权（Empowerment），激发社区领导、居民的主人翁意识，分析发现的社区健康问题，确定社区的健康目标；然后提出解决问题的办法，并充分发动社区力量，挖掘社区资源，让社区群众积极有效地参与卫生保健计划的制订和执行，最终解决社区健康问题，实现社区健康与发展目标。

4. 发展个人技能。通过提供健康信息和开展教育来帮助人们提高做出健康选择的能力，支持个人和社会的发展。个人技能是多方面的，包括基本的健康知识、疾病预防与自我保护技能、自我与家庭健康管理能力、保护环境与节约资源的意识、维护公共健康与安全的意识和能力等。学校、家庭、工作单位等功能社区和居民社区都有责任帮助人们提升个人技能，从个体和群体水平预防疾病、增进健康。

5. 调整卫生服务方向。长期以来，世界范围内都将临床医疗作为卫生服务的主体，疾病的治疗占据了大量的卫生资源，而人们的卫生需求却是以预防保健、基本医疗服务为主，形成了卫生投入及资源配置与人群卫生服务需求之间的不对等。调整卫生服务方向意味着转变观念，真正体现预防为主的思想，将健康促进和疾病预防作为卫生服务模式的组成部分，逐步使卫生投入和资源配置与人群的卫生需求更好地统一起来，以适应广大群众日益增长的公共卫生服务需求，让最广大的人群公平受益。卫生研究和专业教育培训也应转变，要把完整的人的总需求作为服务对象。卫生服务责任应由个人、社区组织、卫生专业人员、卫生机构、商业部门和政府共同来承担。

1998 年 7 月，指导 21 世纪健康促进发展的《雅加达宣言》又提出 5 个需优先考虑的方面：①提高对健康的社会责任；②增加对健康发展的资金投入；③扩大健康促进的合作关系；④增强社团及个人能力；⑤保护健康促进工作的基层组织。

无论是《渥太华宣言》的 5 个活动领域，还是《雅加达宣言》的 5 个方面都体现了健康促进的战略性质。可以看出，解决健康问题，实现预防疾病、增进健康的人类共同目标，远远超出了卫生部门的职能范畴，不可能由某一组织、某一部门的专业活动单独完成，而是需要全社会的共同努力。因此，健康促进需要政府担负起健康责任、做出政治承诺，各有关部门、社会团体、民众共同参与。

### （三）健康促进的基本策略

基于健康促进的概念和活动领域，《渥太华宣言》明确指出健康促进的三个基本策略为倡导（Advocacy）、赋权（Empowerment）和协调（Mediation）。联合国儿童基金会（UNICEF）在改善妇女、儿童健康状况的过程中进一步提出，社会动员（Social Mobilization）是健康促进的核心策略。

1. 倡导：主要强调政策决策者运用倡导的策略，促进有利于健康的公共政策的制定和出台。此外，倡导的策略还可用于说服和动员多部门关注健康，激发社会关注和群众参与，共同创造促进健康的社会经济、文化与环境条件。

2. 赋权：帮助群众树立正确的观念、掌握科学的知识与可行的技能，激发其自身追求健康的潜力；使群众获得控制那些影响自身健康的决策和行动的能力，从而有助于保障人人享有卫生保健及资源的平等机会；使社区的集体行动能在更大程度上影响和控制与社区健康和生活质量相关的因素。最终使社区、每个家庭和个人具备承担起各自的健康责任的能力，并能付之于行动。

3. 协调：健康促进涉及政府、卫生部门、社会团体、非政府组织、社区、个人等。要使各方面力量有效发挥作用并能互相支持、配合，需要运用协调策略来协调各自的利益与行动，形成促进健康的强大联盟和社会支持体系，努力实现维护和增进全社会健康的共同目标。

4. 社会动员：社会动员的主要对象是社会各方面的力量、社区以及个人，通过多样化的方式改变其态度、价值追求、社会心态以及期望，形成思想共识。有效的社会动员需要以远期的目标感召人们，以各方利益得到最大满足来打动人们，促使各方积极行动，产生切实的成效。

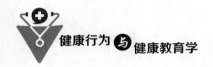

### （四）健康教育与健康促进的关系

健康教育与健康促进相互关联，密不可分。一方面，健康教育必须以健康促进战略思想为指导，需要在健康促进的支持下来更有效地改善人们的健康相关行为；另一方面，健康促进需要通过健康教育来具体推动和落实其战略思想。二者的关系具体如下：

1. 健康教育需要健康促进的指导和支持。健康教育必须以健康促进战略思想为指导，健康教育欲改善人们的行为则需要健康促进的支持。由于人类行为极其复杂，受到多方面因素的影响，行为的改善需要一定的环境条件。因此，健康促进要求全社会承担健康职责、参与健康工作的思想和 5 个优先活动领域、3 项基本策略为健康教育提供了指导与保障。

2. 健康促进需要健康教育来推动和落实。健康促进的框架中包含了健康教育，健康教育是健康促进战略中最活跃、最具有推动作用的具体策略和方法。健康促进不能凭空实现，必须依靠健康教育的具体活动来推动，离开了健康教育，谈论健康促进只能是一纸空文。

在讨论健康教育和健康促进的概念时，既需高瞻远瞩也要脚踏实地。实践中，疾病防治关注的焦点已经从疾病控制转向危险因素控制，人们也已认识到一级预防优于二级预防、全人群策略优于高危人群策略、综合危险因素干预优于单个危险因素干预。这些变化都呼吁健康教育发挥更大作用，并对健康教育的理论和方法提出新的、更高的要求。基于这样一种认识，本教材立足于公共卫生和医学专业领域的这一具体分支来讨论健康教育的可操作理论与方法，而不是侧重宏观的整个人类的卫生战略。

## 第二节 健康教育工作步骤及相关学科

健康教育力图在医学，尤其是在公共卫生与预防医学领域应用行为科学的方法，研究人类行为和健康之间的联系及其规律，探索有效、可行、经济的干预策略及措施，以及对干预效果和效益进行评价，从而服务于疾病预防和治疗康复，增进人类身心健康，提高生活质量。

开展健康教育工作是为了帮助对象人群改善健康相关行为，从而预防和控制疾病，提高人群健康水平。人的行为及其发生发展的环境是一个复杂的系统，要促使这个系统向有利于健康的方向转化，健康教育需要做多方面的、深入细致的工作。

### 一、健康教育工作的一般步骤

在健康教育工作以项目形式开展时，其过程一般可以分为几个步骤：调查研究（健康教育诊断）、制订健康教育干预计划、准备和实施健康教育干预、对干预进程和结果进行监测与评价。即：行为危险因素评价、行为危险因素干预和干预效果评价（图 1-2）。可以将健康教育工作步骤与临床医学工作步骤加以比较（表 1-1）。

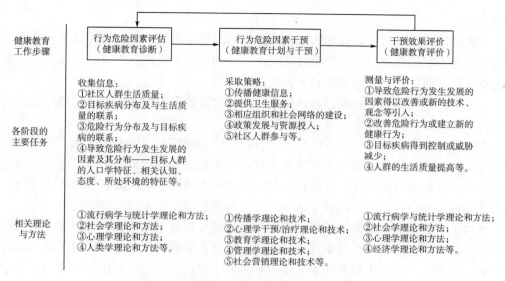

**图 1-2 健康教育工作步骤及相关理论与方法**

**表 1-1 健康教育工作步骤与临床医学工作步骤比较**

| 健康教育工作步骤 | | | 临床医学工作步骤 | | |
|---|---|---|---|---|---|
| 1. 诊断调查 | a. 收集信息 | 文献复习 | 1. 诊断调查 | a. 收集信息 | 问诊 |
| | | 专家咨询 | | | 视、触、叩、听 |
| | | 现场调查等 | | | 实验室检查等 |
| | b. 分析信息并得出诊断 | | | b. 分析信息并得出诊断 | |
| 2. 制订干预方案 | | | 2. 制订治疗方案 | | |
| 3. 实施干预方案 | | | 3. 实施治疗方案 | | |
| 4. 评价干预效果 | | | 4. 评价治疗效果 | | |

在诊断调查方面,临床医学工作若脱离调查研究制订、实施治疗方案是不切实际的;同样,健康教育欲取得实效,对目标疾病或健康问题的现状和历史、对象人群的相关行为特点和认知状况、当地的经济文化地理情况、传播媒介条件等进行调查研究也是必不可少的。因健康教育的主要对象为人群,健康教育调查指标往往也多于临床医学指标,故健康教育调查所获数据量一般较大,必须采用计算机和统计分析软件来处理。在调查研究中,健康教育需要综合运用医学、行为科学(社会学、心理学、文化人类学等)、统计学和流行病学的知识与方法。

在诊断结论方面,临床医学得出的诊断结论是对所患疾病或健康问题的判断。健康教育得出的诊断结论则是对与疾病或健康问题发生发展有关的关键行为及其影响因素的推断。

在制订方案方面,临床医学治疗方案的制订应遵守循证医学原则。健康教育干预方案的制订也应充分考虑各方面的实践经验,特别是在世界范围内获得的"最佳实践"的经验。制订健康教育干预方案需要综合应用行为科学、传播学、教育学、管理科学的理

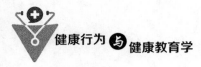

论和方法。

在实施治疗方案方面,临床医学治疗方案的实施是由医生和护理人员共同完成。健康教育干预方案的实施则需要健康教育专业人员和其他卫生专业人员、政府部门、非政府组织、企事业单位、志愿者和对象群众等共同参与。

临床治疗中需要随时观察患者的情况变化。健康教育干预亦应不断对实际情况的变化进行监测。

在效果评价方面,临床治疗效果的评价是在治疗后将患者的关键症状、体征和实验室指标值与治疗前的情况和(或)正常人群的相应情况加以比较而得出结论。健康教育干预效果的评价也是将干预后反映目标健康相关行为及其影响因素、目标疾病或健康问题的指标值等与干预前的情况和(或)对照人群的相应情况加以比较而得出结论。

事实上,并非所有的健康教育工作都需要完整经历以上几个步骤。当既往的工作或公开发表的文献已经将某个健康问题的相关行为及其影响因素基本厘清时,就不必再组织全面调查研究;当健康教育作为其他卫生领域工作的一部分时,也不一定能清晰地划分这些步骤。

## 二、健康教育学的知识基础和相关学科

医学科学的不断发展既表现在微观和宏观两个方向,也表现在通过与其他学科融合或吸取其他学科的营养来使其外延不断扩大、内涵不断丰富、对人体的认识不断深入、防治疾病的方法不断完善。第二次世界大战后,一批杰出的科学家相聚在美国芝加哥大学,共同审视了社会科学、心理学、文化人类学等学科和其他与人类行为有关的学科的成就,在此基础上创立了行为科学(Behavior Sciences),揭开了对人类自身认识的新篇章。与此同时,为了适应商业活动和社会生活的需要,传播科学和传播技术、管理科学和管理方法等也迅速发展成熟。

预防医学旨在改善人群健康相关行为,促使医学与行为科学、传播学、管理科学等学科相结合并产生新的学科,健康教育学就是这些学科交叉融合形成的一个新专业领域。健康教育学的知识来源及相关学科见图1-3。

实践中的情况是不断发展变化的,这使得每一项健康教育活动都具有一定的挑战性。相应地,健康教育需要不断从其他领域引入新的知识和方法技术。因此健康教育学的相关学科还可能不断丰富。

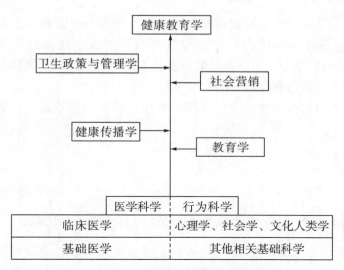

图 1-3　健康教育学的知识来源及相关学科

# 第三节　健康教育的意义及其发展概况

## 一、健康教育的意义

20世纪70年代健康教育在欧美兴起，随后在全世界迅速发展，有其内在的、客观的原因。由于健康教育具有社会、经济和学术的重要意义，越来越受到各国政府与学者的重视。

### （一）健康教育是社会发展的客观需要

在过去两百年中，随着社会的进步，生物医学技术得到迅速发展，使传染性疾病基本得到控制，人类疾病谱和死因谱发生显著变化。导致人们死亡的主要原因由传染性疾病转变为慢性非传染性疾病，恶性肿瘤、心脑血管疾病等名列疾病谱和死因谱前列。这些疾病不是由单一的病原微生物所引起，而是由多方面的因素共同影响和决定，其病因远较传染性疾病复杂。目前对于慢性非传染性疾病尚缺少生物学预防手段和治愈方法。大量的研究显示，慢性非传染性疾病的发生与长期的不良行为和生活方式高度相关。

行为和生活方式作为影响健康的重要因素日益得到重视。社会对个体健康的责任日益明晰。正如全球健康促进大会所提出的赋权的健康教育，明确个人应该承担自身健康的责任，意味着人们需要有积极获取健康知识、信息、技能的意愿和行动，需要主动利用卫生服务，并能遵从医嘱、配合治疗与康复，而不是将健康的责任简单地归咎于卫生服务的提供机构。世界卫生组织前任总干事布伦特兰提出："我们必须促进赋权，让人们为自己和家庭的健康做出选择。"

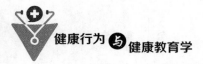

　　同时，在一些新兴的传染性疾病暴发时，健康行为与健康教育也彰显了其重要作用。2003 年全世界许多国家为控制传染性非典型肺炎（传染性严重呼吸综合征，SARS）疫情所进行的紧急"抗非典"健康教育工作，再次凸显了健康教育对战胜传染性疾病的作用以及健康教育职能的扩大。

　　健康教育是人类与疾病做斗争以及维护和增进健康的客观需要，具有重要的社会意义。

**【知识扩展 1-2】**

---

**WHO《2018 世界卫生统计报告》（*World Health Statistics 2018*）选读**

　　• 2016 年，全球估计有 4100 万人死于慢性非传染性疾病（NCDs），约占总死亡人数（5700 万）的 72%。导致死亡的四大疾病为：心脑血管疾病，1790 万死亡（约占所有 NCDS 的 44%）；癌症，900 万死亡（约 22%）；慢性呼吸系统疾病（CRD），380 万死亡（约 9%）；糖尿病，160 万死亡（约 4%）。吸烟是心血管疾病、癌症和慢性呼吸系统疾病的主要危险因素。2016 年，全球 15 岁以上吸烟者超过 11 亿，分别占该年龄组中所有男性的 34% 和所有女性的 6%。

　　• 全球范围内，2005 年 HIV 感染率为 0.40/1000 人，2016 年下降至 0.26/1000 人。2016 年估计有 100 万人死于 HIV 相关疾病，其中 12 万人为 15 岁以下儿童。截至 2016 年年底，仅 53% 的 HIV 感染人群接受了抗逆转录病毒疗法（ART）。

　　• 2016 年，全球估计有 2.16 亿疟疾病例，2010 年为 2.37 亿，2013 年为 2.1 亿。全球范围内乙肝疫苗的应用显著降低了慢性乙肝的发病率，疫苗前时代 5 岁以下儿童的乙肝患病率为 4.7%，2015 年降低为 1.3%。与此同时，一般人群中的乙肝患病率从 4.3% 降为 3.5%。

　　• 2016 年，对于五岁以下的儿童，急性呼吸道感染、腹泻和疟疾是首要死亡原因。

---

## （二）健康教育是一项低投入、高效益的公共卫生策略

　　近十年以来，无论在发达国家还是在发展中国家，卫生费用都在以比 GDP 增长速度更快的速度持续增加。造成卫生费用增长的根本原因是人类疾病谱的变化以及人口的老龄化。当然，一次大的传染性疾病的流行，对社会经济的打击也极其沉重。例如 2003 年春季传染性非典型肺炎疫情在我国一些地区发生，造成了非常巨大的直接和间接经济支出。与急性传染性疾病治疗期有限相比，多数慢性非传染性疾病目前无法治愈，一旦确诊，往往意味着终身服药。医学界每年对慢性非传染性疾病治疗药物、设备的研究和开发也形成高额的经济耗费。与此同时，人口老龄化程度在不断提高，老年人口在总人口中所占比例加大使慢性非传染性疾病总的患病人数大大增加，造成沉重的疾

病负担。预计在今后 20 年，我国这一人口构成和疾病趋势还将继续发展。

卫生费用的过快增长及所占 GDP 比例过大将对经济和社会发展造成负面影响，所以世界各国都希望能降低或控制卫生费用。然而，古往今来，人们对健康的追求永无止境。尤其在安定和不缺衣食住的社会环境下，人们对健康的期望日益增强，希望能享有更高水平的医疗服务。但即便最富足的国家，其资源也是有限的。对此，世界卫生组织与各国政府和专家明确指出，预防疾病是解决人们对健康和生命的无限追求与有限的资源这一尖锐矛盾的良策。而对于疾病预防，不论是预防传染性疾病还是慢性非传染性疾病，通过健康教育来改善健康相关行为、降低发病率和患病率、提高人们的生存质量是代价最小并最可能在当前取得实效的措施。从成本－效益的角度看，这是一项投入少、产出高、效益大的保健措施，所需的资源投入与高昂的医疗费用形成鲜明的对照。美国疾病预防控制中心（CDC）研究指出，美国男性公民不吸烟，不过量饮酒，合理饮食和进行经常的、有规律的身体锻炼，其寿命可望延长 10 年。而每年数以百亿甚至千亿的资金用于提高临床医疗技术，却难以使全美人口平均期望寿命增加 1 年。

因此，在一系列预防疾病、增进健康的对策中，特别是在基本卫生保健（Primary Health Care）工作中，医学专家和卫生经济学专家将健康教育列为首要措施，他们一致认为健康教育是一项低投入、高产出、高效益的公共卫生策略。这充分体现了健康教育的经济学意义。

### （三）健康教育是医学科学发展的必然结果

随着社会的发展，医学科学也在不断进步。它的发展既表现在微观和宏观两个方向，也表现在通过与其他学科融合或借鉴来使学科的外延不断扩大、内涵不断丰富。健康教育学便是医学（特别是预防医学）为改善人群健康相关行为，促使医学与行为科学、传播学、管理科学等学科相结合所产生的新的交叉学科。至此，健康教育学成为一个新的专业领域，且开辟了医学科学领域的一个新的生长点。

人类对健康本身的认识也在不断深入、提高。WHO 在 1947 年提出了意义深远的健康定义："健康不仅仅是没有疾病或虚弱，而是生理、心理和社会适应的完美状态。"这一定义揭开了生物－心理－社会医学模式的序幕，同时也彻底抛弃了健康与疾病非白即黑的传统观点。为了克服定义健康为一种完美状态所带来的操作性困难，WHO 于 1957 年表述健康状态为：个体在一定环境与遗传条件下能够恰当地表达其行为功能。其在 1984 年进一步补充：生活自理能力的丧失是健康丧失的终点。根据这些不断更新的概念，学者对健康进行了分级。

第一级健康，或称躯体健康：无病弱，能精力充沛地生活和劳动，具有基本的预防和急救知识。

第二级健康，或称身心健康：有一定的职业和收入，满足经济要求，在日常生活中能自由地生活，并享受较新的科技成果。

第三级健康，或称主动健康：能主动地追求健康的生活方式，调节自己的心理状态以缓解社会与工作的压力。

由此，一个重要的使命出现了：医学不能仅仅被动地救死扶伤，还应该帮助人们增

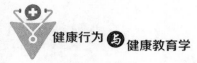

进健康——激发人们增进健康的意愿，帮助人们掌握增进健康的知识和技能，改善健康相关行为。而这一切任务就是健康教育的核心目标。

因此，在学科融合、认识进步和任务演进三个层次上均体现出健康教育学是医学科学发展的必然结果。

## 二、健康教育发展概况

### （一）我国健康教育发展概况

健康教育的历史与人类本身的历史一样长。历代仁人志士，多有健康教育的实践和经验，留下许多传播医药、防病、养生健体知识的著述。但在漫长的封建社会里，传播健康知识只是少数人散在的自发活动，对人民健康的影响较小。我国健康教育主要分为近代新中国成立前的健康教育和新中国成立后的现代健康教育。

1. 近代新中国成立前的健康教育。

20世纪初，随着西方现代医学在我国逐渐传开，健康教育活动也开始活跃起来。1915年，"中华医学会"成立，首任会长颜福庆宣布学会的宗旨之一即是向民众普及现代医学科学知识，这标志着我国历史上的首个具备健康教育思想的学术组织成立。1916年，"卫生教育联合会"成立并设置了专职从事健康教育的医师。1920年，我国上映了第一部健康教育影片《驱灭蚊蝇》。1924年，我国最早的健康教育期刊《卫生》创刊。1927年，北京协和医学院以健康教育为根本任务的"丙寅医学社"成立。1931年，中央大学教育学院设立卫生教育科，提供学士学位。1933年，红军总卫生部出版大众健康教育刊物《卫生讲话》，中华苏维埃共和国中央政府机关报《红色中华》发表社论要求"必须在广大群众中进行防疫卫生运动的宣传"。1934年，陈志潜编译出版《健康教育原理》、徐苏恩主编出版《学校健康教育》，这是现代健康教育学学科发展的里程碑。1936年，"中华健康教育学会"在南京成立，朱章庚任首届理事长。革命根据地的健康教育活动为群众和子弟兵的健康做出了贡献。

【知识扩展1-3】

#### 中国健康教育事业的奠基者之一——陈志潜教授

陈志潜教授（1903—2000年）是我国享誉世界的公共卫生学专家。早年在北京求学时他积极投身"五四"革命运动，抗日战争时期辗转千里参加抗战，新中国成立前三天毅然从台湾回到大陆。他献身于医学事业，治学严谨、勇于创新，强调理论与实践相结合。陈志潜教授1929年毕业于北京协和医学院并获美国纽约州立大学医学博士学位。在做医学生期间，他即与后来成为我国著名医学专家的朱章庚、诸福棠、贾魁、杨济时、林巧稚等一道创办了"丙寅医学社"，以平民的健康教育为己任，写下大量卫生科普作品。1929年起创办"南京晓庄乡村卫生实验区"，自编《农民卫生知识讲义》，开展农村健康教育。1932—1937年在河北定县创立了我国第一个社区保健实验基地，不到三年消灭了天花、霍乱和黑死病，肠胃传染病也大大减少，此期间创建的定县农村三级保健网，创造性地建立了使极端贫困的华北农村地区得以使用卫生服务的县、区、村三级卫生机构，是我国农村三级卫生保健网的雏形。1946年创办了重庆大学医学院。新中国成立后，他亲自带领学生深入西南边疆少数民族地区防病治病，并长期从事公共卫生科学研究，同时为我国培养了大批专业人才。陈教授所创建的适合农村实际的三级医疗卫生保健网组织形式、与当地资源相协调的可持续的卫生筹资方式和培训本地村民担任农村卫生服务体系的基础人员的经验，被世界卫生组织采纳作为在全球推广的初级卫生保健的基本模式。1985年，美国加利福尼亚大学邀请陈志潜教授撰写了《中国农村的医学——我的回忆录》一书。该书已用英文出版，由中华医学会推荐给第三世界国家做参考。因其杰出的工作，陈志潜教授被公认为我国社区医学的创始人和健康教育事业的奠基者。

2. 新中国成立后的现代健康教育。

新中国成立之初，1950年召开第一届全国卫生会议，号召开展卫生宣教，动员人民向疾病和不卫生习惯做斗争。1952年党和政府组织全国人民展开具有伟大意义的"爱国卫生运动"，毛泽东主席发出"动员起来，讲究卫生，减少疾病，提高健康水平"和"除四害、讲卫生，增强体质，移风易俗，改造国家"的号召。短时间内，天花、鼠疫、霍乱等严重威胁人民健康的烈性传染病和新生儿破伤风、血吸虫病等得到控制。清除妓院、改造妓女，于1964年在全国范围内基本消灭性病，我国成为当时全世界唯一基本消灭性病的国家。各种传染病、寄生虫病和地方病的发病率、患病率和病死率大幅度下降，人口预期寿命由1950年的35岁增长至1976年的68岁，中华民族彻底摘除了"东亚病夫"的帽子。

新中国建立之后，健康教育专业机构、人才培养机构、研究机构和学术团体也在不断发展。1951年，中央卫生部卫生宣传处、卫生部电化教育所、卫生宣教器材制造所成立，北京、上海、沈阳、南京等地的卫生教育所也相继建立。1956年，卫生部发出《关于加强卫生宣传工作的指示》，明确了健康教育工作体制，要求在省级和大中城市建立卫生教育所，要求当时的卫生防疫站、妇幼保健站将开展卫生宣传作为主要业务之一。1984年，"中国健康教育协会"在北京成立。1985年，专业学术期刊《中国健康教育》创刊。1986年，"中国健康教育研究所"正式建立，标志着一个比较完整的健康教育组织体系的形成。

20世纪80年代后期，健康教育专业人才队伍不断壮大。当时的上海医科大学、北京医科大学、华西医科大学、同济医科大学、河北职工医学院等一批重点大学和专科学校开始培养健康教育领域的学士、硕士和专科人才。2002年预防医学和公共卫生机构改革，从中央到地方的健康教育专业机构与同级其他预防医学/公共卫生机构组成疾病

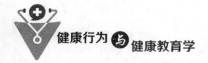

预防控制中心，使健康教育与疾病预防工作机构整合为一体。同时，新的理论和工作模式得以引进，健康教育工作的横向联系及与其他社会部门的合作不断加强，健康教育途径、方式方法越来越丰富，覆盖范围越来越广。一方面，电视、电影、广播、报刊、计算机网络等大众传播媒介在我国健康教育工作中被广为利用；另一方面，我国健康教育工作者积极通过培训班、专题讲座、"卫生科普一条街""卫生科普游园""卫生科普赶集""卫生乘凉晚会"等生动活泼、引人入胜的方式方法开展人际传播。以"亿万农民健康促进行动"等为代表的健康促进/健康教育活动在农村蓬勃发展，以"健康促进学校"等为代表的活动使城镇健康促进/健康教育深入进行。与 WHO、联合国儿童基金会（UNICEF）、联合国艾滋病署（UNAIDS）等国际卫生组织的合作日益广泛。世界银行和一些国家的政府所资助的大规模健康促进/健康教育项目的成功实施标志着我国在此领域的国际交流进入了新阶段。

进入 21 世纪以来，健康教育得到我国政府的高度重视。2016 年 8 月，党中央、国务院召开了全国卫生与健康大会，习近平总书记面向国家和民族长远发展的未来发表了重要讲话，提出了"以基层为重点，以改革创新为动力，预防为主，中西医并重，将健康融入所有政策，人民共建共享"的新时期卫生与健康工作方针。2016 年 10 月，中共中央、国务院印发了《"健康中国 2030"规划纲要》，作为今后 15 年推进健康中国建设的行动纲领，再次强调了健康教育与健康促进是普及健康生活的主要策略。

【知识扩展 1-4】

### 健康教育与"健康中国"建设

2016 年 10 月 25 日，中共中央、国务院印发了《"健康中国 2030"规划纲要》，作为今后 15 年推进健康中国建设的行动纲领，其原则、重点和目标都与健康教育和健康促进密切相关。健康教育和健康促进是普及健康生活的主要策略，而优化健康服务、完善健康保障、建设健康环境和发展健康产业也需要健康教育和健康促进的参与。在建设健康中国的进程中，健康教育和健康促进将以"大健康观"为指导，以整个政府和全社会的健康共治为路径，从大健康、大卫生的高度出发，通过健康中国、健康城市、健康乡村以及健康场所的建设，营造良好的支持性环境，广泛地提升人们的健康素养，加强自上而下和自下而上的良性互动，从而构建以健康为中心的经济社会发展模式，形成人人享有健康的生产生活环境和社会环境。人人形成健康的生活和行为方式，人人得到有效方便的医疗卫生服务，缩小地区间人群健康差异，大幅度提高全民健康水平，构建全民健康型的社会，实现健康发展目标和社会的可持续发展。由此可以预见，我国健康教育事业一定会有更深入的发展，健康教育和健康促进将会为建设健康中国发挥巨大的作用。

### （二）国际健康教育发展

1. 国际健康教育发展回顾。

近代以来，较早重视健康教育的国家有苏联、美国、英国和德国等。目前北美、欧洲地区的健康教育/健康促进工作水平较高，发展中国家的健康教育/健康促进事业也在迅速发展。

苏联自十月革命胜利即坚定贯彻"预防为主"的卫生方针，明确强调"没有健康教育就没有苏联的保健事业"，苏联卫生工作条例中规定各地健康教育事业经费不少于当地卫生经费的 5%，在中央一级设苏联保健部中央健康教育研究所，各加盟共和国及以下的州、市、区设健康教育馆，各级卫生防疫站和较大的医院设健康教育科。此外，还培养和训练了一大批卫生积极分子，有教师、工人、学生、家庭主妇、退休职工等，在各地协助开展健康教育工作。健康教育对苏联在保障人民健康方面取得杰出成就有重要贡献。

美国于 1971 年设立健康教育总统委员会，联邦卫生福利部设保健信息及健康促进办公室，国家疾病预防控制中心（CDC）设立健康教育/健康促进中心。1974 年，美国国会通过《美国健康教育规划和资源发展法案》，规定健康教育为国家优先项目。1979 年美国卫生署发表《健康人民》（*Healthy People*），宣告发起"美国历史上的第二次公共卫生革命"。

加拿大政府于 1974 年发表《加拿大人民健康的新前景》，首先将死亡与疾病的影响因素归为环境、生物学、行为和生活方式、卫生服务四类，阐明改善行为和生活方式是降低患病率与死亡率、改善健康状况的有效途径，并制订提倡健康生活方式的行动计划。

欧洲作为医疗卫生服务较先进的地区，较早且较好地开展了健康教育工作。英国于 1927 年成立全国健康教育委员会。德国最早在学校开展健康教育，1976 年成立全国健康教育协会，将健康教育学列为医学院校必修课程。

近年来，亚洲和西太平洋地区国家的健康教育发展较快，如新加坡、澳大利亚、韩国、菲律宾、马来西亚等在国家卫生政策制定、健康教育机构建设和人才培养、健康教育/健康促进项目开展等方面都有很大的进步。目前在全世界范围内，为防治艾滋病，健康教育工作得到空前加强。包括非洲国家在内的发展中国家积极开展健康教育，并在疾病防治、提高人民生活质量方面均已取得相关成果。

2. 与健康教育有关的国际组织。

国际健康教育联合会（International Union for Health Education，IUHE）：是成立于 1951 年的国际民间学术组织，会员遍及世界 70 多个国家和地区，总部设在法国巴黎。IUHE 的主要活动是组织国际性大型专题会议，对健康教育重大问题进行广泛深入的研讨。

世界卫生组织（World Health Organization，WHO）：1948 年建立，目前有 192 个成员国。WHO 明确地将协助各国人民开展健康教育作为其主要任务之一，下设有公共信息与健康教育司（Division of Public Information and Health Education）。WHO 的 6

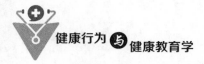

个区域性组织也都设有健康教育专员。其互联网网站（www. who. org）提供大量健康促进/健康教育文献。

联合国儿童基金会（United Nations Children's Fund，UNICEF）：1946 年建立，其主要任务是保护儿童和青少年的权利和健康，促进他们的身心发展。其互联网网站（www. unicef. org）提供各种相关的健康促进/健康教育材料。

联合国教科文组织（United Nations Educational，Scientific and Cultural Organization，UNESCO）：1946 年建立，目前有 188 个成员国，其主要任务是通过教育、科学、文化的交流促进世界各国的发展。其互联网网站为"www. unesco. org"。

联合国人口基金会（United Nations Population Fund，UNFPA）：1969 年建立，致力于计划生育和妇女生殖健康、预防性传播疾病（STDs）和 AIDS、保护妇女权益和制止家庭暴力等。其互联网网站（www. unfpa. org）提供与以上内容有关的健康促进/健康教育文献。

联合国艾滋病署（United Nations Programme on HIV/AIDS，UNAIDS）：1996 年建立，其任务为领导和协调全世界防治 AIDS 的活动，减轻 AIDS 对人类的伤害。其互联网网站（www. unaids. org）提供丰富的文献和数据，尤其是"最佳实践"（Best Practices）文献包含许多健康教育成功范例，对指导健康教育工作很有价值。

3. 全球健康促进大会。

全球健康促进大会（Global Conference on Health Promotion，GCHP）是由 WHO 发起的、健康促进领域最高级别的官方会议，旨在通过发展健康促进理论和实践，改善各国人民的健康水平和健康公平。大会每隔 4 年召开一次。

1986 年 40 多个发达国家在加拿大渥太华召开第一届 GCHP，发表《渥太华宣言》，试图率先在发达国家实现"人人享有卫生保健"目标。

1988 年在澳大利亚的阿德莱德召开了第二届 GCHP，其主题为"制定健康的公共政策"。

1991 年在瑞典的宋斯瓦尔召开第三届 GCHP，通过以"创造有利于健康的环境"为主要内容的《宋斯瓦尔宣言》，将健康与环境两大主题相连接。

1997 年 7 月在印度尼西亚首都雅加达召开第四届 GCHP 并发表《雅加达宣言》。

2000 年 6 月第五届 GCHP 在墨西哥城召开，主题为"架起公平的桥梁"，重申为了实现人人健康和平等，各国应将健康促进作为卫生政策和规划的基本组成部分。

2005 年在泰国曼谷召开了第六届 GCHP，明确提出要通过政策制定和伙伴行动解决健康的决定因素问题。

2009 年在肯尼亚内罗毕召开了第七届 GCHP，主题为"健康的社会决定因素"。

2013 年 6 月第八届 GCHP 在芬兰赫尔辛基召开，首次提出了"将健康融入所有政策"（Health in All Policies，HiAP）。

2016 年 11 月第九届 GCHP 在上海国际会议中心召开，来自全球 126 个国家和地区、19 个国际组织的近 1200 位嘉宾齐聚上海，围绕"可持续发展中的健康促进"这一主题，重新确立健康促进在未来数十年中的重任；明确并优化健康促进在改善健康及健康公平方面的重要作用及成就；分享并交流各成员国在提高健康素养、加大部门间合作及社会动员力度以及创建健康城市、健康社区和人居环境方面的宝贵经验；指导各成员国通过对健康促进的实际应用来实现可持续发展目标；动员人民群众、政府及全社会通过解决影响健康的社会决定因素问题来实现可持续发展目标；以实现可持续发展目标为途径，鼓励对"人人为了健康"这一理念做出政治承诺。

（周欢）

【思考题】

1. 健康教育的特定目标/任务是什么？
2. 健康促进有哪 5 个优先领域？健康教育与健康促进有什么关系？
3. 试举例说明健康教育的意义。
4. 健康教育实际工作一般有哪几个主要步骤？

# 第二章　人类行为的特点及其影响因素

【本章提要】

　　健康教育的特定目标是改善人群/个体的健康相关行为，了解人类行为及健康相关行为的基本知识。这不仅是学习后续章节的基础，而且是指导健康教育实践最有用的理论核心。

　　本章内容要点：
- 人类行为概述；
- 健康相关行为的影响因素；
- 心理因素对健康相关行为的影响；
- 健康相关行为的干预策略。

　　因本章内容具有基础性，特别是与健康相关行为有关的心理因素是理解后续健康相关行为理论的基础，请在学习后续章节有关内容时联系或复习本章。

## 第一节　行为概述

　　1974年，加拿大学者拉龙德（Lalonde）提出了人们可以通过对行为的改善而促进健康。而要改善人类行为，我们又需要进一步探讨影响人类行为的因素。目前在健康相关行为的研究中，研究者通常将影响人类行为的因素分为宏观环境因素、微观人际因素以及个体心理因素，这三个层次的因素通常是相互影响的。为了有效地改善人们的健康相关行为，需要对人类行为的特点及其影响因素进行了解。

　　人的行为（Behavior）是由内外部刺激引起的，人在主观因素影响下产生的能动的外显活动，是人类为维持生存和种族延续、适应不断变化的复杂环境而所做出的各种反应。有机体的行为过程可以用"S—O—R"公式表示。其中，S（Stimulation）代表内外环境的刺激，O（Organization）代表有机体，R（Reaction）代表行为反应。行为既是内外环境刺激的结果，又反过来对内外环境产生影响。通过改变行为和生活方式来促进健康已经成为公共卫生工作的核心内容之一。而为了有效改变人们的健康相关行为，我们需要对行为及其影响因素进行了解。

## 一、行为的发展与生命周期

人类行为与人生发展阶段密切相关。目前普遍认可将生命周期划分为婴儿期、幼儿期、儿童期、青春期、青年期（成年早期）、中年期（成年中期）和老年期（成年晚期）。不同的人生成长阶段有不同的行为表现。

### （一）婴儿期、幼儿期到儿童期的行为形成尤为重要

这个阶段对一些终身健康习惯的养成影响巨大。从社会化的角度来看，家庭是个人社会化过程的起点，儿童的认知能力是有限的，但早期干预能够培养儿童对自己的某些健康相关行为负责的意识与能力，例如，选择有营养的食物，定时刷牙，乘车时系好安全带，参加体育锻炼，横穿马路注意安全等。在这个时期父母的榜样作用是非常大的，此时培养的一些行为习惯，如口腔健康行为、洗手行为等的影响会持续终身。另外，一些重要的个人品质也是这个时期培养的，如是否能集中注意力、能否为了实现目标而努力等。这些个人品质与今后发展中的健康相关行为都是相关的。

### （二）青春期是许多危害健康行为的易感期

吸烟（甚至吸毒）、不安全性行为等危害健康的行为，都始于青春期，且这些危害健康的行为非常容易同时出现。从社会化的角度来看，现代社会的青少年在进入青春期后，同辈群体的影响增大，青春期的青少年总想学习和模仿他们所喜欢或钦佩的同龄人，希望自己有吸引力，而这对于危害健康行为的产生具有重要意义。有危险行为的青少年常常与父母有强烈的冲突，而且自我控制能力差。因此在青春期进行预防性的干预非常重要。

尽管健康相关行为习惯是从儿童期逐渐形成的，但通常很少人在青春期主动地实施健康行为。这是因为在青春期，绝大多数人的身体都是健康的，吸烟、喝酒、营养不良以及缺乏锻炼对当时的健康及生理功能都不会有明显的影响。危害健康的行为对身体的损害是一个累积的过程，这种损害的累积作用在几年内不会有很明显的表现，而且，很少有儿童和青少年关心他们若干年后的健康状况，最终使得不健康的行为习惯形成。

### （三）青年期人们对自己的行为对健康的影响的关注仍相对较少

在这个阶段，不少人将开始婚姻与生育，父母的行为对于胎儿的健康有重要影响，所以这个阶段也很有必要开展相应的健康相关行为干预。

### （四）中年期任务繁重，压力很大，健康状态直接影响老年期

中年人是社会和家庭的中流砥柱，工作生活忙碌，常感时间紧迫，容易产生紧张感和焦虑感。并且身体机能慢慢下降，开始逐渐走向衰老。中年人需要合理安排自己的时间，注意劳逸结合，避免身心过劳。如果出现身体不适的情况，及时就诊，做到有病早治；按时体检，积极预防疾病；日常生活中，适当进行体育锻炼，控制体重，保持心态平和。

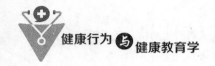

### （五）老年期面临着心理和生理的双重危机

在老年期，特殊的社会生活事件，如退休、丧偶等，使个人容易变得孤独。因此，保持积极的活动状态较为重要，参加社会活动对全面健康的作用可能不大，但也许能使老年人从中获得社会支持和自我效能而提高老年期的生命质量。同时，进入老年期后，人的生理机能逐渐降低。随着高龄老年人的增多，认知障碍会严重影响老年人的行为能力从而造成严重的社会问题。平衡饮食、制订有规律的锻炼计划、采取措施减少意外的发生、控制酒精摄入量、戒烟、减少不恰当药物的使用等有助于老年人维持自身健康。

## 二、行为的分类

人类行为区别于其他动物行为的主要特点是既具有生物性，又具有社会性，因此人类行为又可分为本能行为和社会行为。

### （一）本能行为

本能行为被认为是生物体本身固有的、无需通过学习获得的行为。目前公认的人类本能行为有以下几种：

1. 摄食行为：人为了生存必须进食。新生儿不需学习即能摄食。但随后逐步形成的进食习惯、偏好等却是后天受环境影响和适应、学习的结果。

2. 性行为：人类为种族延续需有性行为。性行为具有本能性，但在人类社会，性行为必然要受到社会意识和行为规范的强烈影响与调节。

3. 攻击行为与自我防御行为：攻击行为与自我防御行为被认为是与争夺生存资源有关的行为。如看到突然飞来的物体，人本能地立即产生有效的躲避。

4. 睡眠：睡眠是身体处于休息状态的一种规律的、可逆的生理现象，也是人类与动物共有的基本行为。合理的、充足的睡眠有利于身心健康。

### （二）社会行为

人具有生物性，更具有社会性。人类在进行物质生产的同时逐渐形成一定的文化、艺术、科学、哲学、宗教、道德、风俗、法律等意识形态，以及各种政治关系、经济关系、家庭关系和人际关系。这些因素构成的社会环境塑造、规范和约束社会成员的行为，使之符合社会的要求和满足社会的需要。

人类的社会性决定了人类行为的社会性。一个新生儿若脱离人类社会必然不会成长为一个社会性质的"人"。生活在人类社会中，受到所处环境的影响，每个人都自觉或不自觉地模仿着周围人群的情感反应方式、行为方式，尤其是通过社会的教育活动学习语言、风俗、知识、思想、道德、法规等，逐渐从一个"自然人"成长为一个"社会人"。这个过程称为社会化（Socialization）。人的社会属性全部是通过社会化而获得的，其基本内容包括习得社会生活技能、社会生活行为规范，形成价值观、世界观和社会生活目标，获得社会角色与社会地位等。社会化并非是一个完全被动的过程，个体在此过程中选择性地学习；已经形成的思想观念、价值观念和态度等会反过来影响社会化过程。

从概念上将本能行为与社会行为进行区分对于健康相关行为是有意义的，因为社会性意味着行为具有被改变的可能性。如前述的人的摄食是本能，但随后逐步形成的饮食习惯、偏好等却是后天受环境影响和适应、学习的结果，因此人类的饮食行为具有社会性。健康相关行为不能改变人类需要摄食的本能，但可以通过人类饮食行为的改变来促进健康。

此外，从公共卫生和医学的角度，人的行为可以分为外显行为与内隐行为。外显行为指可以被他人直接观察到的行为，如言谈举止。内隐行为指不能被他人直接观察到的行为，如意识、思想等，即通常所说的心理活动。无论是外显行为还是内隐行为，都可能对人自身或他人的健康产生影响。

### 三、健康相关行为

健康相关行为（Health Related Behavior）是指与健康和疾病有关联的行为，一般可分为促进健康的行为和危害健康的行为两大类。

促进健康的行为是指有利于自身和他人健康的行为。此类行为一般具有有利性、规律性、和谐性、一致性和适宜性的特点。通常促进健康的行为可分为日常健康行为、避开环境危害行为、戒除不良嗜好行为、预警行为和合理利用卫生服务行为五大类。

危害健康的行为是指不利于自身和他人健康的行为。此类行为的主要特点有危害性、明显性、稳定性（行为非偶然发生，有一定的作用强度和持续时间）和习得性（个体在后天的生活经历中学会的，故又称"自我制造的危险因素"）。通常危害健康的行为可分为四大类：不良生活方式、致病性行为模式（包括与冠心病的发生密切相关的 A 型行为模式和与肿瘤的发生有关的 C 型行为模式）、不良疾病行为和违规行为。

与"健康相关行为"经常一并出现的还有"健康行为"一词。著名健康相关行为学家高士曼（Gochman）认为，健康行为（Health Behavior）是指那些与健康维护、健康恢复以及健康改善相关的行为和生活方式，同时也包括信念、动机、价值观等个人认知因素，以及个人特征（包括情感、性格特征等）。健康行为不仅包括可直接观察的外显行为，同时也包括那些可间接测量和观察的内心活动和感知。

美国健康行为学专家卡斯尔（Kasel）和科布（Cobb）将健康行为分为三类：①预防和保健行为（Preventive and Protective Behavior），指在无疾病症状情况下所采取的旨在维护健康、预防疾病的行为，如合理膳食、增强运动等；②生病行为（Illness Behavior），自我感觉生病者所采取的旨在确定健康状况或寻求恰当治疗的行为；③患者角色行为（Sick Role Behavior），指被确诊生病或自信生病者所采取的旨在恢复健康的行为，如主动获得治疗、照料，解除不利于休养的职责等。

此外，还有学者将健康行为分为四类：①降低健康风险的行为；②促进健康的行为；③筛查和早期诊断；④依从和自我管理。

从研究的视角来看，健康行为研究是基于预防医学的观点，应用行为科学的知识和

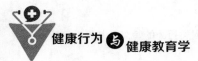

技术，探讨人类基本行为、生活方式与维护和促进人类健康有关的问题，其关注的核心是行为与健康的关联以及健康行为形成与改善的相关问题。通过一系列的社会实践活动，加强群体/个体的能力，促进他们形成有利于健康的行为，从而维护健康，预防疾病。

严格来说，"健康行为"是一个学科的概念，即健康行为学。但目前在全球的实际应用中，研究者普遍将"健康行为"与"健康相关行为"的含义等同，但如前文所述，二者是存在区别的，在本书中主要采用"健康相关行为"一词。

## 第二节　健康相关行为的影响因素

人们通常使用一些因素去解释健康相关行为的成因，目前基本能将这些因素分成两大类：个体因素与环境因素。其中，个体因素可分为生理因素与心理因素，环境因素可以进一步分为微观环境因素与宏观环境因素。

### 一、个体因素

影响健康相关行为的个体水平的因素又可以分为生理因素与心理因素。生理因素对行为影响深层次的机制需要对脑科学方面的内容进行探讨，如神经元、大脑皮质等，如有研究认为大脑的海马区域与人的认知有关，而伏隔核与情绪有关，多巴胺被认为与成瘾有关，睾丸酮激素被认为与男性的攻击行为有关。本能行为被认为是遗传决定的。除了前面提到的本能行为，不同地域的人们还有一些行为具有相似性，这些行为很难被看成本能行为，但又可能受到遗传的影响。如大部分人都偏爱高糖高热量食物，根据进化论观点的解释，这主要是因为人类的祖先常处于食物匮乏的环境，而偏好高糖高热量的食物能提高生存的概率，因此偏好高糖高热量食物的基因被人类遗传下来。这类观点被归纳为：生物体有许多不同的后代，这些后代在环境中互相竞争以求生存，某些特定的生理和行为变异会提高他们在相应环境中繁殖和存活的概率，存活下来的后代更有可能将他们的基因传递给下一代。

而认知、需求、动机、情感、态度与意志等心理因素是更容易被感知到的个体层面影响行为的因素，心理因素与健康相关行为直接联系，因此影响健康相关行为的多方面因素中最重要的是心理因素，第三节将详细说明。

## 二、环境因素

### （一）微观环境因素

微观环境指在个人直接交往范围内，对个体产生直接影响的人际关系和生活条件的综合。一些社会科学理论指出人的行为是在这样的微观环境中展开的，如我们主要的行为通常都是在与家庭成员、朋友、同事的社会关系中产生的。

在健康相关行为干预领域，研究者认为社会压力是影响健康相关行为的重要因素。社会心理学中所指的社会压力，通常是指人在生活与工作环境中受到的群体与个人对某种行为的认可或者反对所形成的感知。如某个人，其配偶与父母都反对他吸烟，这对于其健康相关行为就是重要的社会压力。另外一个与此相关的概念被称为同辈压力，指同辈群体对其成员的行为期望。同辈群体是指由年龄、性别、志趣、职业、社会地位以及行为方式大致相近的人所组成的一种非正式群体。处于青春期的青少年很容易受到同辈群体的影响而出现吸烟、不安全性行为等危害健康的行为。

### （二）宏观环境因素

宏观环境主要是指社会文化、经济发展水平、政治制度、法律、教育等宏观社会因素。由于社会文化环境不同，人的行为具有差异性。一些看似简单的健康相关行为，其背后具有重要的社会环境支持。如我们推荐喝烧开的水，但在传统农业社会，能坚持喝开水并不容易——在传统社会中，家庭的燃料需要专人定时收集，另外，烧开的水在暖水瓶没有发明出来之前难以保温存储。因此只有在工业社会后，喝烧开的水这样的行为才变得容易实施。此外，在宏观社会因素中，社会规范对于健康相关行为干预是非常有意义的。不少与健康有关的行为与社会规范高度相关，比如吸烟、酗酒与性行为等，都涉及社会规范问题。社会规范（Social Norm）是社会学概念，是指一个社会中的成员共有的行为规则和标准，是确定与调整人们共同活动及其相互关系的基本原则。它是人们在社会化过程中通过社会学习逐渐实现的。社会规范与法律法规有一定区别。法律法规是成文的规定，有一部分的社会规范经过立法程序可以成为法律条文，如惩罚偷盗，但有一些行为规范即使没有正式的法律条文人们也会遵守，如目前大部分社会都没有对随地吐痰的直接处罚，但不能随地吐痰已经内化成大部分区域社会成员的行为规范。

【知识扩展 2-1】

#### 禁止随地吐痰运动

结核病于 19 世纪后在全世界范围广泛流行，许多名人皆因患肺结核死亡，如音乐家肖邦。当时人们把肺结核称为"白死病"。在 19 世纪末的西欧和美国，随地

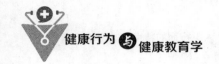

吐痰是司空见惯的个人习惯。在劳工人群中，随地吐痰甚至被认为是男子汉的表现而被年轻人刻意模仿。当科赫发现了导致"白死病"的病原体是结核菌，并且结核菌普遍存在于肺结核患者的痰液里之后，人们认定随地吐痰是肺结核传播的根本途径。欧洲与美国的许多城市通过立法对随地吐痰的行为进行了严厉的惩罚并进行了大规模的知识传播。随着时间的推移，不能随地吐痰已经成为大部分社会的一种重要社会规范。

讨论：

1. 社会规范是一个变化的概念，随着社会的发展变化，社会的行为规范也会变化。

2. 社会规范对于健康相关行为干预是非常有意义的。不少与健康有关的行为是与社会规范高度相关的，如吸烟、酗酒与性行为等，都涉及社会规范问题。一些健康问题的干预，不能只是改变个人行为，更需要改变社会规范。

# 第三节　心理因素与健康相关行为

在前述章节中，我们区分了影响行为的宏观环境因素、微观环境因素以及个体心理因素，这三个层次的因素通常是相互影响的。心理因素直接与行为相关，在讨论健康相关行为时，对一些主要的心理现象需要有较为清晰的了解。

## 一、心理因素概述

在日常生活中，人们接触到各种各样的现象后会产生与之对应的心理现象。如当人们看到美丽的自然风光，会感到心旷神怡、心情愉悦。心理现象（Psychological Phenomena）是心理活动的表现形式，通过心理现象可以反映出心理过程和个体的心理特征。

### （一）心理过程

心理过程包括认知过程、情感过程与意志过程。认知过程是主体对客观世界和主观世界的一种反映形式，通过感觉、知觉和表现等感性认识和概念、判断、推理等理性认识共同完成。人在认识客观事物时，由于客观事物不同、客观事物与人的关系不同，会产生愉快或不愉快、满意或不满意等不同的态度或情绪体验。情绪是人对客观事物所持态度在内心产生的体验，是人脑对客观事物与主体需要之间关系的反映，包含生理、表情和主观体验的整合性。而意志是人类所特有的一种复杂的心理过程，是人的意识能动性的集中体现。人们根据对客观事物的认识，先在头脑中确定行动的目的，有意识地支配、调节行为，通过克服困难以实现预定目标的心理过程就是意志过程。认识是意志的前提，意志行动的重要特点是具有自觉的目的，而情绪情感既可以成为意志的动力，也能成为意志的阻力。所谓理智与情感的冲突，也可以理解为意志与消极情绪的较量。

## （二）人格特点

由于先天素质不同，生活的环境和受到的教育存在差别，所从事的实践活动也不同，所以人在活动的过程中会表现出各自独特的模式，这些模式就是人格特点。"人格"（Personality）一词源自拉丁文"Persona"，原本是面具的意思。在心理学中，常用人格来描述个人特性的差异和行为上的连贯性。人格是人稳定的心理特征的综合，体现个人品格独特的反应系统。

人的心理过程和人格是紧密联系的。人格通过心理过程形成并逐渐完善，而已经形成的人格又会制约心理过程，并对心理过程产生重要影响，使得认知、情绪和意志过程带有独特的个人色彩。心理过程、个性与健康、亚健康、疾病和死亡有着密切的关联，且某些情境下的心理过程及人格特征可能是疾病的致病因素。

## 二、认知与健康相关行为

个体的认识活动或认知过程，被称为认知，即人们看待世界的方式。它包括感觉、知觉、记忆、想象、思维和语言等。心理学家 Neisser 认为，认知指"人们获得和利用信息的全部过程和活动"。个体的认知与其健康相关行为存在关联。

## （一）认知心理与健康相关行为

认知心理学是一门研究认知及行为背后的心理过程（包括记忆、注意、感知、知识表征、推理、创造力及问题解决）的科学。以信息加工观点研究认知过程是现代认知心理学的主流，它将人看作是一个信息加工的系统，认为认知就是信息加工，包括感觉输入、加工、存储和使用的全过程。认知心理学家关心的是作为人类行为基础的心理机制，认为其核心是输入和输出之间发生的内部心理过程。研究人类的行为，特别是研究健康相关行为，需要认知心理学的有关原理。

认知心理学的一个基本观点是可以用计算机来类比人的内部心理过程。计算机接受符号输入，进行编码，加以决策、存储并给出符号输出。这可以类比于人如何接受信息，如何编码和记忆，如何决策，如何变换内部认知状态，如何把这种状态编译成行为输出。认知心理学强调人已有的知识和知识结构对其行为和当前的认知活动起决定作用。

社会心理学家也将认知心理学的观点与方法应用到社会认知研究中。社会认知是研究人们从社会环境中获取信息，并根据信息进行推理，做出决定的过程。做出社会判断的过程比我们一般认为的更为复杂，通常我们所获得的信息是不完整的、含混的，甚至是相互矛盾的。由于人们要尽快处理他们所接受的大量信息，并以最快的速度做出判断，因此人容易产生一些认知偏差，如首因效应与近因效应。所谓首因效应，简单地说，即是人对他人的第一印象，当人与人接触进行认知的时候，首先被反映的信息对于

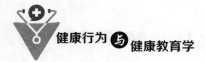

形成人的印象起着强烈的作用。目前心理学上已经对人容易产生的认知偏差进行了大量的研究，并提出了一些较为公认的结论，相关研究可以帮助解释一些不合理的群体健康现象，如知识扩展 2-2 中的案例。

**【知识扩展 2-2】**

### 欧美国家的反疫苗运动

1998 年，国际顶级医学期刊《柳叶刀》发布的一篇论文（Wakefield）显示，接种麻风腮三联（Measles Mumps Rubella，MMR）疫苗可能与儿童自闭症相关。这一论文引起了轩然大波，电视和媒体大量的宣传报道加剧了公众对 MMR 疫苗的抵制。此后，英国的 MMR 疫苗接种率随之下降，自 1999 年起，英国不断出现麻疹暴发。

科学界不少人士质疑该论文的合理性，并开始研究求证 MMR 疫苗与自闭症的关系。2003 年充足的科学数据表明，接种 MMR 疫苗不会导致自闭症。2010 年，《柳叶刀》杂志做出撤回该论文的决定。但在许多国家，仍有不少父母对疫苗极度不信任，拒绝给孩子接种疫苗，甚至是极力推动反疫苗运动。

美国的反疫苗人士多年以来都将疫苗导致自闭症归咎于一种疫苗防腐剂——硫汞撒（Thimerosal）。由于公众对防腐剂的关注，2001 年疫苗制造商已经在儿童日常使用的大部分疫苗中停用了硫汞撒。但这并不能消除美国公众对 MMR 疫苗的偏见。2014 年，美国出现 644 个麻疹病例，为 15 年来的最高纪录。2016 年，《美国医学会杂志》的研究显示，美国的麻疹病例中，故意不接种疫苗的人占相当大的比重。

**案例分析：**

对疫苗不信任的一个原因是宗教观念，还有一个原因是公众对生产疫苗的大型跨国制药公司极不信任，因为美国很多药品价格昂贵，制药公司被认为有逐利动机。此外，互联网的存在使类似疫苗接种与自闭症有关的不可靠信息广为传播，加上一些名人领导的反疫苗宣传活动，所有因素一起促成了欧美国家如今广泛盛行的反疫苗运动。

一旦出现这种反疫苗运动，公众便极难被纠正。认知心理学中的可得性偏差（Availability Heuristic）是指人们由于受记忆力或知识的局限，在进行预测和决策时大多利用自己熟悉的或能够凭想象构造而得到的信息，导致赋予那些易见的、容易记起的信息以过大的比重。在本案例中，人们倾向于认为自己注意到的新闻事件发生的概率比注意不到的事件发生的概率大。媒体会报道疫苗接种造成损害的个案，而公众也总会把注意力集中在这些个案上，放大疫苗的风险，而忽视真实的收益。

除了人类本身认知过程容易产生认知偏差外，文化环境不同、人群受教育程度不同都是认知偏差的重要来源。在本书其他章节中所谈的不同的健康观目前依然在一定程度上会影响部分人群的健康相关行为，如一些年龄较大、受传统思想影响较深的人，在生病后还是会采用封建迷信的方式。

### （二）态度与健康相关行为

态度（Attitude）是个体对人、物、事的反应倾向，这是一种内部准备状态。在与行为有关的心理因素中，态度非常关键。非常重要的一个方面就是把态度与对行为的预测直接联系起来。一般认为态度包括 3 部分：认知成分、情感成分和意向成分。认知成分反映出个人对对象的赞同或不赞同、相信或不相信，情感成分反映出个人对对象的喜欢或不喜欢，意向成分反映出个人对对象的行动意图、行动准备状态。由于通常态度是最接近行为的心理维度，也有学者认为改变人的态度就可以改变人的行为。20 世纪 30 年代，一些社会心理学家通常认为态度是持久的，而且态度引导着行为。但从目前的研究来看，态度与行为的关系更为复杂。

有关态度与行为关系最有启发性的研究是费斯廷格（Festinger）于 1957 年提出的认知失调理论（Cognitive Dissonance Theory）。认知失调理论的前提假设是有一种趋于实现认知一致性的压力。认知失调理论着重探讨的是个体的态度和行为不一致的问题，即为什么人们掌握了健康知识，也并不一定有与之一致的健康行为，例如我国男性外科医生绝大多数知道吸烟是有害的，但仍有高达半数会主动吸烟。认知不协调的发生可能有多种原因：①同一时间存在不同需要及相应的动机冲突。冲突的结果是人们选择了自认较重要或较急迫需应付者，而使另一方表现为认知失调，如外科医生可能因疲劳或紧张而选择吸烟。②行为条件不具备。如我们提倡饭前便后用流水洗手，但在严重缺水的地区没有足够的水，尽管有知识也无法做到饭前便后洗手。③从众行为，如一个小群体中占主导地位的人都吸烟，个别成员尽管有吸烟危害健康的知识，但为了取得他人的认同也吸烟。④在获得正确的知识之前已形成某种不利健康的行为，后来虽然有了正确知识，但改变行为的代价是行为者不愿付出的或行为者一时还不能改正行为。⑤虽然人们都力求认知的一致性，但认知元素之间常常产生矛盾，即知识、信念、态度、价值观、能力等产生矛盾，于是发生认知失调等。

失调是个体的行为和态度不一致时出现的一种令人不愉快的动机状态。为达到调和状态，人们通常有三个办法：①以某种方法去除或改变行为；②改变态度；③不做改变。直觉上人们通常认为为达到调和状态需要改变行为，但这往往并不可行。而如果这样的不一致很轻微，通常态度与行为都不需要改变。

以吸烟为例，对一个人来说，"吸烟有害健康"的认知与吸烟行为相矛盾，这样会产生认知失调，使其处在一种纠结的状态中。要改变这种状况：要么改变态度，如提出某些吸烟的名人活到了九十多岁，所以吸烟不一定有害，不用太担心；要么改变行动，即戒烟。长期的研究表明，在行为很难改变的情况下，人们更容易通过改变态度来解决态度与行为不一致的问题。由于目前与健康有关的行为与人的价值观－生活方式密切相关，因此认知失调的情况较为突出。

也有心理学家提出，在一些情况下人们并不真正了解自己的态度到底是什么，只是

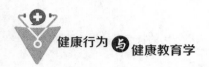

从我们的行为和行为发生的环境来推断自己的态度。从长期的研究结果来看，当人们在某个态度上的经历很少，或当态度涉及模糊、与切身利益无关或者很微小的事情时，人们倾向于按照自己的行为推断自己的态度。当涉及更富有争议、个人牵涉更多、更持久的问题时，失调理论可能更为适用。

目前社会心理学以一种非常直接的方式来定义态度：态度是以认知信息、情感和行为倾向为基础，根据某个评价维度对刺激所做的分类。以义务献血为例，人们对于义务献血的态度受到个人是否确切了解义务献血的知识的影响，但人们平时对于抽血化验等产生的不同情绪体验也会影响态度，而人们以前是否有义务献血的行为等也对其态度产生影响。

有关态度与行为的关系，目前有几点在相关的工作中值得关注：

1. 态度不是一个简单的概念，它有强度、成分、方向等因素，这些因素对行为的作用是不同的。态度可能是正向的，也可能是负向的；或某两个人的判断完全相同，但"强—弱"程度可能不同。因此目前的研究认为，要使态度和行为之间保持高度的一致性，一个重要的条件是这个态度是强烈而清晰的。态度的强度能较好地预测行为。

2. 态度通常表现出认知复杂度与评价简单化并存。如上面所举的对义务献血的态度一例，在获取调查对象的态度时，若一些调查只是简单询问调查对象"是"或"否"的意向，那么这样获得的结果常常会忽略调查对象更为复杂的认知与情感成分。

3. 态度还可以分为外显态度与内隐态度。一般情况下，自我报告法所表达出来的只是外显态度。现今大多数的研究采用的是自我报告法，当内隐态度与外显态度存在冲突，行为是内隐态度引起的时，很难获取内隐态度的内容，并且自我报告法会存在一些表达误差等，因此造成测量不准确。

在讨论态度与健康相关行为的关系时，有必要了解知信行模式。知信行模式（Knowledge，Attitude，Belief，Practice，KABP 或 KAP）将人们行为的改变分为获取知识、产生信念及形成行为三个连续的过程。其中"知"是对相关知识的认知和理解，"信"是正确的信念与积极的态度，"行"即指行动。该模式认为，知识是行为改变的基础，信念和态度是行为改变的动力。只有当人们获得了有关知识，并对知识进行积极的思考，具有强烈的责任感时，才能逐步形成信念；只有知识上升为信念，人们才有可能采取积极的态度去改变行为。

知信行模式直观明了，应用广泛。它隐含这样的假定：传播健康信息给对象，可以改变其信念和态度，并进而改变其行为。但根据前文所提到的认知失调理论，我们已经知道，认知、态度与行为三者的关系是复杂的，不是简单的决定关系。因此，目前国际上主流的健康相关行为与心理方面的研究已较少使用知信行模式作为健康相关行为改变的理论，但由于知识、态度与行为三要素是行为改变的基础，因此进行健康相关行为改变研究时收集知识、态度与行为三方面的资料是必要的。

## （三）控制点与健康相关行为

控制点（Locus of Control）最初是由美国社会心理家朱利安·罗特（Julian Rotter）于 1954 年提出的，是一种个体归因倾向的理论。所谓的控制点，是指人们对影响自己生命与命运的那些力量的看法，也即是每个人对自己的行为方式和行为结果的责任的认知或定向。

控制通常分为两种类型：内部控制（Internal Control）和外部控制（External Control）。具有内部控制特征的人（内控者）相信，自己所从事的活动和活动结果，是由自身具有的内部因素决定的，自己的能力和所做努力能控制事态的发展。具有外部控制特征的人（外控者）认为，自己受命运、运气、外部环境力量和他人的摆布，这些外部复杂且难以预料的力量主宰着自己的行为。在现实生活中，极端的内控者或外控者是不多的，但每个人都可以在这两个极端之间找到相应的位置。

健康相关行为与心理领域的研究者一般认为，偏重内部控制对健康更有利。由于内控者能够认识到个体行为及其结果很大程度上取决于本人的努力和能力，而不是决定于不能控制的外部因素，所以内控者的健康信念较强，他们会注重改变不良的行为和生活方式。外控者把健康或疾病归于不受自己控制的外部因素，因此较少做出个人努力。

### 三、情绪和健康相关行为

在当代心理学中，常用情绪（Emotion）和情感（Feelings）来确切地表达感情（Affect）的不同方面。综合相关的心理学文献，把区别于认识活动，有特定主观体验和外显表现，并同人的特定需要相联系的感性反应统称为感情（Affect）。情绪主要指个体需要与情境相互作用的感情过程，也就是大脑的神经活动过程，如高兴时手舞足蹈，愤怒时暴跳如雷。情绪具有较大的情境性、激动性和暂时性，往往随着情境的改变和需要的满足而减弱或消失。情绪代表了感情种系发展的原始方面。情感经常被用来描述社会性高级感情。一般认为，具有稳定而深刻社会含义的感情反映叫作情感。当描述对祖国的热爱、对美的欣赏，以及对人的羡慕与妒忌、羞愧与负罪感时，所指的感情内容正是它们所蕴含的深刻体验感受，即情感。心理学主要研究感情的发生发展过程和规律，因此较多地使用情绪这一概念。

### （一）目前心理学中对情绪的共同看法

1. 情绪是由大脑中的神经元回路所控制的，由这些回路整合加工情绪信息，产生情绪行为。人的理性并不能完全控制情绪，人具有情绪是完全正常的，需要控制的是极端情绪。

2. 情绪过程不同于其他的心理过程，在情绪过程中，总伴随着一系列的生理变化。当某种情绪产生时，将引起自主神经系统（Autonomy Nervous System，ANS）反应。一般而言，交感神经系统引起兴奋活动，副交感神经系统引起抑制活动。情绪过程还会引起内分泌系统与表情的变化。

3. 情绪具有本能性与社会性。达尔文认为，所有物种的情绪与其他重要的结构及功能一同进化而来，他将情绪看作一种与生俱来的、对世界上某类反复发生的情境做出反应的特定心理状态。心理学家希尔文·汤姆金斯指出，无需预先的学习，婴儿就会对巨大的声响表现出恐惧或呼吸急促。他们似乎对特定的刺激具有"预置"的普遍情绪反

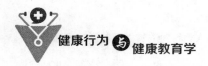

应，从而适应环境。跨文化研究也证实生活在不同文化中的儿童，他们的某些情绪反应非常相似。心理学家进一步研究表明，全世界不同社会与文化对恐惧、厌恶、快乐、惊奇、轻蔑、愤怒和悲伤7种基本情绪的表达一致，人们可以跨文化根据他人的面部表情来推断这7种情绪。作为社会人，个体可能会面临不良人际关系、工作变动、环境噪声等。应激是个体产生的一种消极的情绪体验，如突然失业带来的心情低落与压抑。长期的应激会影响个体的免疫功能，从而对健康产生不良影响。

## （二）比较典型的情绪状态

1. 心境（Mood）是指人比较微弱而持久的情绪状态。心境通常不太强烈而且可能持续数天。心境与激发事件的关系很弱。心境持续时间的长短，与人的气质、性格有一定的关系。

2. 激情（Intense Emotion）是一种强烈的、爆发性的、为时短促的情绪状态。这种情绪状态通常是由对个人有重大意义的事件引起的。重大成功之后的狂喜、惨遭失败后的绝望、亲人突发变故引起的极度悲哀、突如其来的危险所带来的异常恐惧等，都是激情状态。激情状态往往伴随着生理变化和明显的外部行为表现。

3. 应激（Stress）是一种反应模式，当刺激事件打破了个人的平衡，或超过了个体的负荷能力，就会体现为压力。这些刺激事件包括各种各样来自外界或内部的情形，统称为应激源（Stressor）。应激源即刺激事件，要求个体做出适应性反应，如正常行驶的汽车遇突发状况时，司机紧急刹车等。在这些情况下人们所产生的特殊紧张的情绪体验，就是应激状态。

应激可以分为急性应激与慢性应激。急性应激是短暂的唤醒状态，伴随着典型的进攻或撤退模式。慢性应激是一种压力状态下的长期的唤醒状态，持续较长时间，使人感到即便内在资源和外在资源加在一起也不足以满足压力事件的要求。

当代第一位探究持续的严重压力对躯体影响的研究者是加拿大的内分泌学家汉斯·塞里（Hans Selye，1907—1982）。他将应激源带来的反应分为报警反应、抵抗阶段和疲惫阶段三个阶段。报警反应是一个短暂的生理唤醒期，它使得躯体为能够有力行动而做好准备。如果应激源保持下去，躯体则会进入抵抗阶段。在抵抗阶段，个体可以忍耐并抵抗长时间的应激源带来的衰弱效应。然而，如果应激源持续的时间足够长或强度足够大，躯体的资源将耗尽，个体将会进入疲惫阶段。对于许多人来说，慢性应激来源于经济条件差、环境污染以及犯罪等不良社会和环境状况，重大的生活改变与创伤性事件也会带来应激。

虽然长期以来人们关注应激对生活带来的消极影响已帮助人们避免和克服许多由应激带来的消极后果，但近年来研究人员也开始关注应激给人们带来的积极影响。有研究者区分了痛苦应激与良性应激，如人们观看体育比赛时候的激动与焦虑的情绪。也有研究表明，人们能从相对负面的事件中得到积极的结果与个人成长。

## （三）情绪对健康的影响

1. 极端的情绪体验会直接影响健康。情绪是人类固有的心理，人类是不能消除情绪的，但强烈的情绪会影响生理功能从而影响健康，古人很早就认识到"七情六欲"可以致病。而激情状况还有可能导致犯罪行为。

2. 情绪会通过影响人的健康相关行为从而影响健康。一些极端的情绪变化会导致酗酒、厌恶饮食等危害健康的行为。

3. 在健康相关行为改变中，一些研究人员关注到了情绪中的恐惧这一维度，认为要人们改变不健康的行为，若使被传播对象出现恐惧感会产生较好效果。如保护动力理论就认为人们对健康危险因素产生恐惧后就可以直接产生保护动机。相关研究表明，增加恐惧将有助于增加说服力，但如果超过一定限度，过度的恐惧反而会让人失去行动的能力或使人忽视、拒绝沟通。唤醒恐惧的同时给出减少恐惧的建议，那么人们就更有可能接受这些信息。

4. 在临床背景下，情绪的影响很大。患者在罹患疾病后，本来就会带来情绪的改变，如果在就医过程中出现负面情绪的强烈波动会造成不良后果。而过多的患者也会给医生带来压力。因此临床诊疗的互动过程中，要特别注意情绪对医患沟通的影响。

### 四、意志和健康相关行为

意志是人有意识、有目的、有计划地调节和支配自己行为的心理过程。人的行为由动机决定，动机在需要的基础上产生。当一个人在动机驱动下有意识地拟定计划、采取行动时，这种行动是自觉的、指向目标并与努力克服障碍相联系的，它所涉及的心理过程就是意志。意志属于受意识发动和调节的高级活动，不同于本能活动和不随意行为。意志被认为是心理因素中对行为控制有积极作用的维度。在目前的健康相关行为研究中，研究者使用了一些积极的心理维度来探讨积极思维对人健康相关行为的影响，相关心理学家提出了动机冲突与自我效能的概念。

#### （一）动机冲突

动机是激发人去行动或抑制这个行动的愿望和意图，是行为的驱动力。动机的强度与行为表现有密切关系。在同一时间内，人往往有多种需要，而这些需要可能产生不同的动机，而动机之间就可能出现矛盾和冲突，让人难以抉择。如一个人想吃薯片、炸鸡等高热量不健康食物，但认知到身体健康比吃这些食物更重要，在这种情况下拒绝诱惑，就表现出意志的作用。常用的动机冲突由勒温（Lewin）和米勒（Miller）提出，按形式分为四类：

1. 双趋冲突。个体面临两个极具吸引力的目标，形成强度相同的两个动机。由于条件限制，只能选其中的一个目标，此时个体往往会表现出难以取舍的矛盾心理，这就是双趋冲突。"鱼和熊掌不可兼得"的矛盾就是这种冲突的典型。

2. 双避冲突。个体同时面对两种具有威胁性的目标，使个体对这两个目标均产生逃避动机，但由于条件和环境的限制，需要选择其中的一个目标，这时的心理冲突称为双避冲突。"儿童生病了，既不想打针，也不想吃药"正是这种情况的表现。双避冲突有两种结果：第一，犹豫不决，这会使人产生极度的焦虑。如果长期难以抉择，可能造

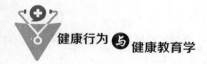 

成心身疾病。第二，试图离开这种冲突的情境，表现为回避问题或选择。

3. 趋避冲突。个体对同一对象或事物同时产生既想接近又欲回避的两种互相排斥的动机，但只能取其一的心理冲突，即趋避冲突。例如，既想吃又怕胖。现在有且只有一个目标，这个目标对于我们来说既有吸引力，又有排斥力。如果趋向动机和回避动机近乎平衡，个体便会在两种动机之间举棋不定，处于高度的紧张不安。

4. 多重趋避冲突。多重趋避冲突指对含有吸引与排斥两种力量的多种目标予以选择时所发生的冲突。例如，罹患疾病后选择医疗措施，这时候包含多个因素，每个因素对于我们来说都是既有吸引力，又有排斥力。临床上对某一种疾病有两种治疗方案，一种风险高、疗效快，另一种风险低但疗效不显著，选择哪种治疗方案一时难以抉择。因此我们会在多个目标之中徘徊，应对多个趋近—回避型冲突。

动机冲突是个体对各种动机进行权衡，评定其社会价值的过程，也是解除意志的内部障碍的过程。只有明确了哪一种需要对自己更重要，做出了选择，才能获得心理平衡。意志坚定可以提高人的自我控制感，在面临选择时更果断。自制力反映意志的抑制能力，是坚强意志的重要标志。自制力是指一种能够自觉地、灵活地控制自己的情绪和动机，约束自己的行动和语言的品质。意志的自制力调控可以帮助个体克服恐惧、懒惰等消极情绪，使做事的目的感更加明确，善于抵制诱惑，督促自己去执行目标行为。如意志坚定者更容易戒烟成功，自动回避吸烟线索和吸烟环境。意志品质可以在青少年时期通过延迟满足等措施培养。在心理咨询及临床中，生物反馈疗法是有效调节意志活动的手段。

## （二）自我效能

健康相关行为包括范围很广的行为，如果只是接受一次预防接种与一次体检，这些行为对于大多数人来说都很简单易行。然而，当人们试图改变与生活方式有关的行为时，情况就大为不同。这些行为是长期养成的习惯，需要很长的时间来改变。社会心理学家班杜拉在 20 世纪 70 年代提出自我效能（Self-Efficacy）这一概念，自我效能很快就被应用到健康相关行为的研究中。自我效能是指人们对自己实现或放弃特定领域目标行为能力的自信。

1. 自我效能被认为有三个作用：

（1）自我效能影响人们的行为选择。人们倾向于回避那些他们认为超过其能力所及的任务和情境，而承担并执行那些他们认为自己力所能及的事。在行动中，积极的自我效能可培养积极的承诺，并促进胜任能力的发展。

（2）自我效能判断决定着人们将付出多大的努力以及在遇到障碍或不愉快的情境时将坚持多久。

（3）自我效能影响人们的思维模式和情感反应模式。自我效能低的人会过多想到个人不足，并将困难看得比实际上更严重。有充分自我效能的人将注意力和努力集中于情境的要求上，并被障碍激发出更大的努力。

2. 影响自我效能形成与改变的因素有四点：

（1）个体亲历的成败经验。成功的经验可以提高自我效能，使个体对自己的能力充满信心。反之，多次的失败会降低对自己能力的评估，使人丧失信心。但对于已经有很高自我效能的人而言，偶尔的失败不会降低自我效能。

（2）替代性经验。看到与自己相近的人成功能促进自我效能的提高，增加实现同样目标的信心；但看到与自己相近的人失败，尤其是付出很大努力后失败，则会降低自我效能。当一个人对自己某方面的能力缺乏现实的判断依据或知识时，这种间接经验的影响力最大。

（3）他人的评价、劝说及鼓励。言语说服是进一步加强人们认为自己拥有能力信念的手段。尤其是当个体在努力克服困难时，如果外界有人表达了对他（她）的信任或积极的评价，个体会较容易增强其自我效能。

（4）情绪和生理状态。比如，紧张、焦虑容易降低人们对自我效能的判断。

以上四种因素常常综合作用。但需要指出的是，这些因素如何影响以及在多大程度上影响自我效能的形成与改变，是因人而异的。

目前的研究表明，自我效能的高低可以预测若干重要的健康相关行为，例如戒烟、减肥以及规律运动的可能性，但这些行为的预测并非一般性的控制感，而是个人表现在特定行为上的信心。一个人在某方面就算具备了很高的自我效能，但在另一方面的自我效能却可能很低，例如有的人很有把握能够减肥成功，但没有把握能够戒烟成功。因此，在评价健康相关行为的自我效能时，通常是针对特定行为评价。

自我效能可以通过两种方式来提高一个人采取健康行为的可能性。第一，它会影响人们做事的毅力和努力程度，自我效能低者通常很容易放弃，而自我效能高的人则常会设定较高的目标，付出更多的努力，并在面对挫败时更能持之以恒，因而提高了成功的可能性。第二，自我效能会影响人们在追求目标时的身体反应。如自我效能高者在进行困难的工作时，他们的焦虑程度较低，个体生理系统的控制也更好。

# 第四节　健康相关行为的干预策略

根据影响健康相关行为因素的不同层次，研究者从不同的角度对行为问题进行干预。由于健康相关行为的形成受到多个因素的影响，因此行为干预需要综合性干预策略。本节主要从个体和环境两个层面进行具体介绍。

## 一、健康相关行为的个体干预措施

个体行为干预的基本理论来源于行为主义心理学。其核心思想是，大部分人类行为是通过后天的学习而获得的，不健康的行为是错误学习的结果，通过一定的技术手段，可以改变危害健康的行为而形成促进健康的行为。

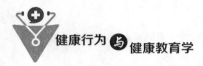

行为主义理论首先是由美国心理学家华生于 1913 年提出的。他将巴普诺夫的条件反射研究作为理论基础。他认为学习就是以一种刺激替代另一种刺激建立条件反射的过程，大部分人类行为都是通过条件反射建立新刺激—反应（S—R）而形成的。

在 20 世纪 60 年代，心理学家斯金纳进一步发展了行为主义理论，提出了操作性条件反射（Operant Conditioning）的概念。他设计了"斯金纳箱"，用来研究各种动物。实验中，动物在开始的混乱动作中无意碰到杠杆，得到了食物，知道了按压杠杆与得到食物之间的联系。通过更为复杂的设计，动物还可以学会分化行为，例如，当灯亮时按压杠杆可以得到食物，而灯灭时按压杠杆得不到食物，因此动物学会了只在灯亮时按压杠杆。通过研究，斯金纳认为存在两种类型的学习：一类是应答性反应，与经典性条件作用类似；另一类是操作性条件作用，它不是由刺激情境引发的，而是机体的自发行为。在日常生活中，人的绝大多数行为都是操作性行为。影响行为巩固或再次出现的关键因素是实施行为后所得到的结果，即强化。他区别了两种类型的强化——正强化与负强化。

斯金纳认为，学习一定的行为，重要的是要产生后果。如果这一后果容易使这一行为再次发生，这就是一种正强化。如果行为的后果避免使这一行为再次发生，就是负强化。人们可以有目的地设计强化程序，使人或动物学会某种行为，或控制某种行为的发生。

一些偏重于临床的健康相关行为干预在一定程度上表明行为主义理论具有一定的有效性。不过传统上针对人群的健康相关行为改变，大多数情况下缺乏有效的强化途径。目前随着移动互联网技术的出现，一些商业公司已经开始使用这类策略。

## 二、健康相关行为的环境干预措施

### （一）政策干预

由于政策具有强大的影响力和执行力，促进健康的公共政策干预效益较高。以控烟为例，许多国家采取政策干预取得很好成效，如公共场所的无烟立法，烟草制品包装上标注健康警示标识，全面禁止所有烟草广告、促销和赞助，提高烟税等。

政府是政策的制定主体，需要通过政策倡导促动来推动政府制定和实施有利于人群健康的政策。倡导促动是对目标组织或个人提出主张并促进其采纳的行动。查普曼（Chapman）认为倡导促动有四个阶段，称为 PCPA 模式，即倡议（Proposition）、联盟（Coalition）、宣传（Publicity）、行动（Action）。倡议指提出议题，议题的提出要有依据和准则，需要收集信息并对健康问题进行识别、描述和量化，把握问题本质，使议题能够吸引倡导对象的目光。联盟指倡议者集合可能的人力资源，跨部门和系统达成共同的决议并进行合作，如卫生部门、教育部门、社会媒体等。根据不同的倡导促动目的，与不同对象进行联盟。宣传指公开意图，涉及信息研制和传递等。如卫生经济学者肯·沃纳（Ken Warner）运用社会数据法创造的关于吸烟致人死亡的信息："吸烟杀死的人多于因海洛因、咖啡因、酒精、艾滋病、火灾、凶杀、自杀和交通事故而亡的人的总和。"行动指为达到倡导目标而进行的游说和鼓动等活动，主要达到与政策制定者进行有效沟通的目的。

## （二）社会工程设施干预

行为相关资源的可及性是行为得以实施的前提条件。通过建设或改善某种社会工程设施达到促进行为改变的目的。例如：在小区开辟健身场地和设置健身器材，会激发人们锻炼身体的热情；使用有度量刻度的容器装食用油、食盐，可以帮助人们控制油、盐的摄入；能够在超市、药店、医疗机构、自动售卖机方便地获得安全套，可促使人们使用安全套。

## （三）大众媒体干预

现代社会，大众媒体以其覆盖广、快速的特点，对公众和决策者的知识、观点、态度和行为产生深刻影响，在人群健康相关行为的形成中发挥着独特作用。除了直接向人群传播健康信息，在政策干预中，大众媒体也是政策倡导的力量之一。大众媒体形式多样，除了传统的报纸、广播、电视外，以互联网为支撑的新型媒体也覆盖越来越广泛的人群。在行为干预中，根据不同媒体的覆盖人群和媒体传播特征，有针对性地进行健康传播。

## （四）社区干预

社区是居民日常生活和工作的基本环境。居住在同一社区的人，有着相近的风俗、习惯、观念和环境条件，从而也可能有着相似的行为。因此，社区是进行行为干预的重要场所。社区存在的健康问题的解决，需要依靠社区居民的广泛参与。在健康计划制订、实施和评价过程中，要充分体现社区参与的原则。我国疾病防治中提出的"关口前移、重心下沉"，充分体现了以社区为导向的疾病预防策略。社区慢性病管理模式已被世界卫生组织作为全球慢性病预防与控制的基本模式之一。

## （五）组织干预

组织干预是通过对不合理的组织结构和行为进行改变，达到干预的目标。例如职业人群常常面对工作压力，这与组织管理结构和行为有一定的关系。组织压力管理主要是调整与优化工作压力结构系统，包括压力生成系统的控制管理、压力承受系统的改进管理、人力资源的各种管理机制的建立和完善等。组织因素包括组织公平感、组织特性和组织期望。职业倦怠由个人和组织在工作量、控制感、报酬、一致性、公平性和价值上不匹配而产生。组织干预需要从薪酬设计、培训与开发、工作设计、职业生涯规划、企业文化建设等方面改善，通过改变员工的态度和行为，减少工作倦怠。

（杨洋　徐莹）

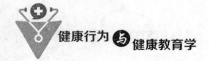
健康行为 与 健康教育学

【思考题】

1. 不同生命周期中人的行为有何特点，对健康有何影响？
2. 在健康相关行为研究中，如何测量内隐态度？
3. 情绪对健康相关行为有何影响？
4. 通过干预个人心理因素，有哪些途径可以改变健康相关行为？
5. 环境因素对健康相关行为有何影响？

# 第三章　健康相关行为研究性理论

【本章提要】

世界卫生组织强调"健康教育应在理论指导下开展"。多种多样的健康相关行为相关理论，让健康教育的开展目标更加明确、框架更加清晰、干预更具针对性，也让研究人员对于健康相关行为改变的影响因素、内在机制有了更加清楚、科学的认识。经过半个世纪的探索与实践，众多健康相关行为研究性理论被提出并运用到实际干预中，经过不断修改与完善，很多健康相关行为研究性理论已经日趋完善，在人群健康教育和健康促进中发挥着重要作用。

本章将介绍以下内容：

· 应用于个体水平的理论：健康信念模式、理性行为理论和计划行为理论、行为转变阶段模式、预防行动采用过程模型；

· 应用于人际水平的理论：社会认知理论、社会支持、社会资本；

· 应用于人群和社区水平的理论：创新扩散理论、社区组织理论、社区动员。

## 第一节　应用于个体水平的理论

应用于个体水平的理论主要针对个体在行为改变中的心理活动来解释、预测健康相关行为并指导健康教育干预活动。本节将主要对应用于个体水平的健康信念模式、理性行为理论和计划行为理论、行为转变阶段模式、预防行动采用过程模型进行介绍。

### 一、健康信念模式

健康信念模式（Health Belief Model，HBM）是最早应用于个体健康相关行为解释和预测的理论模型，是健康相关行为改变研究中应用最广泛的理论框架之一。在过去几十年里，HBM 得到了丰富的拓展和完善，既可以解释健康相关行为的变化，也可以作为健康相关行为干预的指导框架。在这一节中，我们主要介绍 HBM 的起源、核心要素、要素之间的关系和实用价值，最后展示了两个应用 HBM 的案例。

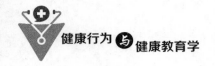

## （一）健康信念模式的起源

健康信念模式发展于 20 世纪 50 年代。美国学者在研究中发现大多数对象人群不愿意参加免费的疾病筛查，为了解释这一现象，1952 年美国社会心理学家 Hochbaum 对 1200 名成人参加 X 胸片筛查肺结核的意愿进行了调查，在一组意识到自己感染肺结核可能性高并且相信结核检查是有益的人群中，82% 的成人接受了至少一次 X 胸片检查，而在另外一组没有上述信念的人群中，仅有 21% 的人接受了 X 胸片检查。根据此项调查研究的结果，结合刺激反应理论和认知理论，1958 年 Hochbaum 提出，人们感知到对某种疾病的易感性以及早期筛查所获得的益处，是决定人们采取筛查行动的主要因素，即健康信念模式的雏形。该理论后经 Rosenstock 和 Becker 等多位社会心理学家的修订逐步完善。健康信念模式的形成得益于两个理论的发展：一是刺激反应理论（Stimulus Response Theory），该理论强调某行为所致结果对该行为的正向或负向强化作用。学者 Skinner 提出行为的频率是由其后果或强化决定的，一个行为和紧随其后的奖励之间的短暂联系足以增加该行为重复的可能性。二是价值期望理论（Value Expectancy Theory），其强调某行为的发生由个人对实现该行为所得价值和该行为实现的可能性所决定，即强化是通过影响预期而不是直接影响行为来实现的，思维、推理、假设或期望等心理活动过程是认知理论至关重要的组成成分。在价值期望理论中，行为的实施取决于个体对行为结果的重视程度以及对实现某一特定行为的概率或期望的评估。健康相关行为的价值在于避免疾病、延缓疾病发展或促进疾病后的康复。人们的期望：一项具体的健康行动可以避免或改善人们可能面临的疾病状况。

健康信念模式本质上是价值期望理论。价值期望理论作用于健康相关行为主要通过以下三个方面：首先，渴望避免疾病或者得到好的健康结果（或价值）；其次，相信特殊的健康活动和行为能够预防疾病或改善健康；最后，相信自己有能力克服困难并采取推荐的有利健康的行为。健康信念模式在以上基础上通过个体对疾病易感性与严重性的估计来作用于健康相关行为。

健康信念模式最初用于解释个体不愿意参加疾病预防方案的原因，之后被广泛运用于各种短、长期健康危险行为的干预，如吸烟、不良饮食行为及性传播疾病高危行为的干预等，也被成功地用于促进汽车安全带的使用、遵医行为、健康筛查等的健康教育工作中。健康信念模式是目前用以解释和指导健康相关行为干预的重要理论模式，不仅能够帮助设计健康教育和健康促进项目、指导公共卫生服务以及社区健康相关行为的干预，也可以帮助设计健康干预项目的评价。

## （二）健康信念模式的核心要素

健康信念模式用以预测人们是否以及为何要采取行动预防和控制疾病。其要素包括感知到威胁、行为评价、自我效能、行动线索、社会人口学因素及其他因素。

健康信念模式的前提是人们相信：①个体易受某种疾病的影响，这种情况可能会带来潜在的严重后果；②个体可以采取的行动（或行为）有助于减少疾病的威胁；③采取行动是有益处的；④个体认为的障碍（或成本）被益处所抵消，不足以阻止行动。

健康信念模式的核心概念是感知（Perception），指对相关疾病的威胁和行为后果的感知，在健康信念模式中强调的是对行为认知的信念。健康信念模式的要素具体来说包括以下方面：

1. 感知到威胁（Perceived Threat）。

感知到威胁是感知到易感性与感知到严重性相结合形成的概念。

$$感知到威胁＝感知到易感性×感知到严重性$$

若这两个部分中的任何一个为零，那么感知到的威胁将为零。

（1）感知到易感性（Perceived Susceptibility）：为个体主观判断自身患疾病的危险的可能性，其尺度取决于个体对健康和疾病的主观知觉。个体在对疾病的发病、流行有一定的了解后，进一步认识到不健康行为带来的总体危害，以及该行为导致其自身出现疾病的概率和可能性。例如，个体相信自己的高脂高糖饮食会带来患结肠癌的风险。

（2）感知到严重性（Perceived Severity）：个体感知到罹患疾病的严重性，即感知到不健康行为可能带来的身体、心理和金钱方面的不良影响，包括对患病的临床后果的认识，如疼痛、伤残、死亡等，还包括对疾病的社会后果的认识，如工作效率降低、家庭生活矛盾和社会关系损害等。

2. 行为评价（Behavioral Evaluation）。

行为评价是指个体对采纳某种健康行为益处和障碍的感知，也即对采纳或放弃某种行为能带来的益处和障碍的主观判断，对其利弊进行比较与权衡。

（1）感知到益处（Perceived Benefits）：个体感知到减少疾病威胁会给自己带来益处，包括能否有效预防该疾病，能否减轻病痛及减少疾病产生的社会影响等。

认识到疾病的易感性和严重性，给有利健康的行为提供动力。对益处的判断，即个体对改变不良行为所带来的好处的认识和评价，也很重要。如戒烟会给自己和家人的健康带来好处，还会带来其他方面的一些益处（节省开支、取悦家人、树立形象等）。因此，在进行健康相关行为干预时，不仅需要个人感知到易感性和感知到严重性，还需要增强个人对行为益处的感知。

（2）感知到障碍（Perceived Barriers）：指个体在采纳特定健康行为过程中对困难和障碍的感知。个体对采纳行为可能面临的困难的主观判断包括克服困难与阻力的有形成本与心理成本。例如个体在改变健康危险行为时，因为有生理、心理、经济、时间上的各种障碍而难以执行，如造成生理不适和疼痛、焦虑、花费较大、与习以为常的生活习惯相冲突、不方便、时间消耗多、受他人嘲笑等。所以在进行健康相关行为干预时，应该对某行为改变可能产生的障碍有足够的认识。当干预人群面对实施行为的障碍时，卫生工作者应给予充足的帮助与鼓励，确保有利健康的行为成功实施。

在健康信念模式中，"健康信念"即个体对健康和疾病所持有的信念，包括如何看待健康和疾病、如何认识疾病的易感性及严重性、如何认识采取预防措施后的效果及采取预防措施所遇到的障碍（图3-1）。

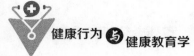

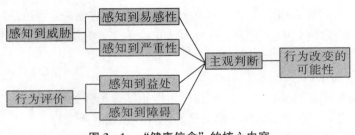

图3-1 "健康信念"的核心内容

3. 自我效能。

自我效能为个体对自己成功实施或改变某行为的能力的自信，表示个体对自己采纳有利健康的行为能力的正确评价和判断，相信自己能通过努力而成功实施可以取得期望结果的有利健康的行为，如自信自己能通过努力戒烟。自我效能的重要作用在于当认识到采取某种行动会面临障碍时，需要有克服障碍的信心和意志，才能完成这种行动。所以，对于容易改变的行为，自我效能的作用可能不甚明显，但对于需要长期坚持、存在困难与障碍的行为，比如戒烟、改变饮食习惯、坚持锻炼身体等，自我效能就显得尤为重要。

4. 行动线索（Cues to Action）。

行动线索也称为行动诱因或提示因素，是指激发或唤起个体采取行动的"导火线"或"扳机"，包括内在线索和外在线索两方面。内在线索包括自身已出现的不适症状、疼痛等，外在线索包括家人、亲友、同事患病，大众媒介的公开信息，医生的建议，他人的劝告等。

5. 社会人口学因素及其他因素。

年龄、性别、民族、经济收入、人格特点、同伴影响、健康知识水平等会影响个体的感知。如健康知识水平高、经济收入高的个体可能更容易感知，提高健康信念，从而采纳有利健康的行为。

### （三）健康信念模式各要素间的关系

健康信念模式各要素见图3-2，箭头表示各要素相互间及与健康相关行为联系的途径。年龄、性别、种族、教育程度或社会经济问题（如保险状况）等社会人口学变量可能会调节健康信念与健康相关行为之间的关系。例如老年人群中癌症更为高发，老年人相信自己相较于年轻人更易患癌症，年龄可以调节感知到威胁和癌症筛查行为之间的关系。又如女性更了解HPV感染与宫颈癌之间的联系，而男性可能并不清楚HPV感染容易导致肛门癌、阴茎癌和口咽癌，因此性别可以调节感知到易感性、感知到益处与HPV疫苗接种行为的关系。行动线索可能通过对健康信念的影响直接或间接地影响健康相关行为。

应用健康信念模式的基本思路就是，一个人采纳或放弃某种健康相关行为取决于这个人是否具有以下条件：①感知到威胁；②产生一个正面的积极期望；③相信专业指导，克服障碍；④具有较高的自我效能。这个行为转变的过程可能会受到性别、年龄、社会经济地位等个体特征的影响。该模式适用于有可能降低患病风险的行为，如改善不良饮食习惯，以及影响疾病状态的行为，如坚持服药。

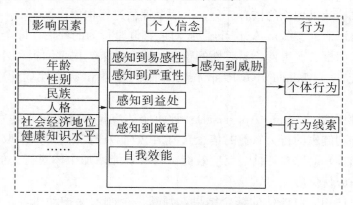

**图 3-2　健康信念模式示意图**

资料来源：GLANZ K，RIMER B K，VISWANATH K，2015. Health Behavior：Theory，Research，and Practice [M]. 5th edition. San Francisco：Jossey-Bass.

### （四）健康信念模式的发展——保护动机理论

社会心理学家 Rogers 等发现，健康信念模式是对持续时间短暂、一次性的健康相关行为的研究。而目前与慢性非传染性疾病有关的多数行为危险因素的作用缓慢、持续时间长且常与个体自身的某种需要有关，多能为行为者带来某种内部或外部的"收益"，对于这样的情况，健康信念模式常常不能给予充分的解释和预测。因此，Rogers 等人认为，影响健康相关行为的因素除了感知到易感性、感知到严重性、感知到障碍、感知到益处和自我效能外，还受个体对内部回报、外部回报的感知的影响，由此提出了该理论的两个重要的基本因素：

其一，内部回报（Intrinsic Rewards）：实施有害行为所带来的主观愉快感受，如吸烟所致快感。

其二，外部回报（Extrinsic Rewards）：实施有害行为所带来的客观好处，如吸烟者的社交便利。

保护动机理论（Protection Motivation Theory，PMT）就是在健康信念模式的基础上考虑内外部"收益"，由此可以更好地解释和预测健康相关行为。可见，保护动机理论即通过认知调节过程的威胁评估和应对评估，解释行为改变的过程，从影响动机的因素角度探讨健康相关行为。保护动机理论充分考虑到环境和社会准则等因素对个人行为的影响，综合、深入地分析行为转变的内在机制和过程。其基本假设：保护个体远离疾病威胁而采纳有利健康的行为的动机主要基于不健康行为的威胁很大、个体对此威胁的认知与感受、个体对采纳或放弃行为是否使自身远离威胁的认知、个体对所作反应是否有效果的认知。近年来，该理论被用于吸烟、长期锻炼、艾滋病预防等健康教育项目中。

按照行为形成的模式，保护动机理论的框架分为三个部分：信息源、认知中介过程及应对模式。信息源是指个体从自身以往经验和知识以及外界环境因素所获得的信息，

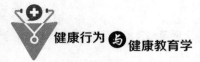
健康行为与健康教育学

只有当个体收获到信息源后，保护动机理论的第二部分——认知中介过程才会启动。认知中介过程是保护动机理论的核心部分，由两个评估过程构成。

其一，威胁评估（Threat Appraisal）：对危害健康行为的评估，即个体对该行为的内部回报、外部回报、严重性、易感性的感知的综合结果。内部回报和外部回报会增强个体的不适应反应（Maladaptive Response），而严重性和易感性弱化个体的不适应反应。

其二，应对评估（Coping Appraisal）：评价个体应付和避免危害健康行为的能力，是反应效能（有利健康的行为有益的信念）、自我效能及行为代价（采取有利健康的行为需要克服的困难）的综合评估。反应效能、自我效能增加个体对行为的适应性反应，行为代价降低适应性反应。

根据威胁评估和应对评估的综合结果，判断是否产生保护动机，最终产生行为的变化。

此外，基于在艾滋病防治中的经验，Rogers 等学者从威胁评估中分离出一个单独的变量——恐惧（Fear）。威胁评估是建立在掌握充分信息基础上的理性思考，而恐惧是指个体感知到威胁已很严重但是不了解具体情况，不知如何应对该威胁继而产生的逃避的情绪反应。恐惧为威胁评估中严重性认知和易感性认知对行为意向作用的中介变量，同时对个体的严重性认知也会产生影响。如人们没有掌握艾滋病的传播途径知识而只知道艾滋病是一种无法治愈的致死性疾病，不知如何正确预防时，便可能产生恐惧。这种对艾滋病的恐惧可能导致艾滋病病毒感染者和艾滋病患者被排斥和歧视，使感染者和患者得不到适当的服务和关照，可能使其产生厌世或报复情绪，给社会带来十分不利的影响。所以，健康教育实践中，要帮助对象人群了解更多信息，做出正确的威胁评估并消除恐惧，从而有利于疾病防治，保护健康和权益。

保护动机所得到的最终结果为应对模式，包括适应性反应（如改变危害健康行为）和不适应反应（如继续维持危害健康行为）。同时，应对模式又可以作为信息源再次反馈、启动个体的认知中介过程，从而形成循环连续反应。保护动机理论示意图见图 3-3。

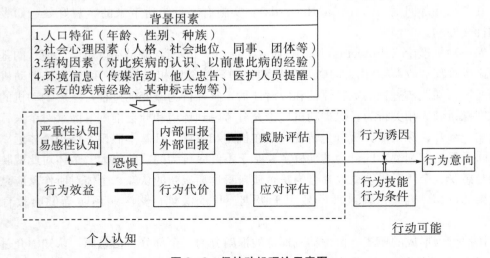

图 3-3　保护动机理论示意图

保护动机理论被提出后，广泛应用于健康相关行为的解释、预测和干预，更好地解释了健康相关行为的形成和改变过程，使健康相关行为理论得到了进一步的充实和完善。另一方面，保护动机理论也存在缺陷，有学者在减少个体吸烟意愿的试验中，发现个体在进行威胁评估和应对评估时并不完全是理性的。保护动机理论过于注重认知的作用，而事实上有些健康相关行为发生与否并不需要如此复杂的考虑。

### （五）健康信念模式应用案例

> **案例1　基于健康信念模式，促进妇女乳腺癌早期筛查**

为探索提高乳腺癌早期筛查参与率的干预方法，在上海市选取4个社区调查739名妇女，其中干预组360名，对照组379名。

问卷设计以健康信念模式的核心要素为基础，包括4个维度38个条目。其中，感知到易感性4条，感知到严重性7条，感知到益处7条，感知到障碍20条，同时还包括调查对象的基本情况调查，如年龄、职业、文化程度、婚姻状况等。健康信念模式相关条目采用Likert量表法5分制，"非常同意"计5分，"同意"计4分，"中立"计3分，"不同意"计2分，"非常不同意"计1分。4个维度在预试验中测得内部一致性Cronbach's α值分别为0.91、0.87、0.89、0.85，问卷信度较高。干预前，所有调查对象总得分最高的因素是"感知到严重性"，最低的是"感知到易感性"，提示调查对象对乳腺癌的危害性有足够的认识，而对乳腺癌的威胁的现实性估计较低。这提示可以以感知到易感性为重点，以感知到益处和感知到障碍辅助进行干预，以提高调查对象的乳腺癌早期筛查参与率。干预组接受为期一年的护理干预，内容包括：①1次乳腺癌及其早期筛查的健康教育讲座和技能训练；②接受每3个月1次的随访和第6个月邮寄的宣传资料。对照组进行1次有关饮食、运动等健康生活方式的讲座（不涉及乳腺癌的预防）。出于伦理考虑，在研究结束后，进行1次相同的乳腺癌早期筛查健康教育讲座和技能训练并派发乳房保健宣传资料。分别以干预后感知到易感性、感知到严重性、感知到益处、感知到障碍作为因变量，进行多重线性回归分析。结果显示，调整其他影响因素后，相对于对照组，干预组妇女的感知到易感性和感知到益处增加明显，感知到障碍明显减少，而干预对于妇女感知到严重性的改变没有统计学意义。该项目建议，在妇女人群中开展预防乳腺癌早期筛查的行为干预时应着重于：①提高目标人群对乳腺癌易感性和严重性的认知，尤其是易感性认知；②给目标人群提供有利于乳腺癌早期筛查的社会环境，例如可以建立咨询热线和门诊咨询，对其进行随访以提高依从性等，减少感知到障碍；③使目标人群对早期筛查等预防乳腺癌措施有进一步的正确评估，了解到早期筛查的价值，并给予肯定和接纳；④提高目标人群接受乳腺癌早期筛查的自我效能。

> **案例2　高血压患者遵医服药行为影响因素分析**

为了探讨高血压患者遵医服药行为的主要影响因素，为有针对性地开展健康教育干预活动提供依据，对武汉市6个社区卫生服务中心的448名高血压患者进行问卷调查。

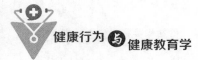

问卷设计以健康信念模式为基础，分别从高血压的感知到易感性（2个条目）、感知到严重性（3个条目）、感知到益处（4个条目）、感知到障碍（3个条目）和自我效能（2个条目）5个维度进行设计。同时还包括一般情况调查，如年龄、性别、文化程度、患病年限等。结果变量为遵医服药行为。采用结构方程模型（Structure Equation Model，SEM）分析结果，见图3-4（图示数字为标准化系数）。自我效能作为感知到易感性、感知到益处、感知到障碍影响行为的中介变量，在行为的改善中起着决定性作用。自我效能对行为有直接的影响，影响系数为0.77，说明自我效能每增加一个标准单位，高血压患者的遵医服药行为随之会增加0.77个标准单位。感知到益处增加遵医服药行为的效应比较小，总效应为0.08（0.27×0.77-0.12），但有统计学意义。感知到障碍会削弱遵医服药行为，效应为-0.66（-0.54×0.77-0.24）。感知到易感性间接增强遵医服药行为，其总间接效应为0.22（0.25×0.77+0.34×0.27×0.77-0.34×0.12）。感知到严重性仅影响感知到易感性，与其他核心要素没有直接关系，间接影响遵医服药行为的效应为0.19（0.85×0.22）。

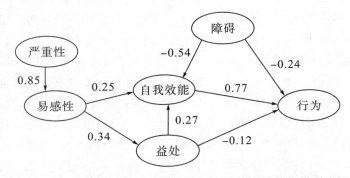

图3-4　高血压患者遵医服药行为影响因素的结构方程模型分析

　　有学者提出在HBM框架中，感知到益处应该减去感知到障碍，获得一个新变量。从概念上讲，存在一种成本效益分析，个体会权衡行为的预期效益与障碍之间的关系，即"改变行为可能会对我有益，但它可能是昂贵的、痛苦的、不愉快或不方便的"。这种感知到益处和感知到障碍的组合类似于跨理论模型的利弊权衡，形成一个单一的决策平衡评分。然而，有学者认为感知到益处和感知到障碍在性质上是不同的，应该被视为不同的要素，可能存在某种路径将这两个要素与HBM其他要素和行为联系起来。目前多个研究特别是使用了结构方程模型方法的研究已经证明了这个观点，即感知到益处和感知到障碍是相互独立的要素。此外，将HBM的要素与其他理论相结合，是一个新的研究方向。

## 二、理性行为理论和计划行为理论

### （一）理性行为理论和计划行为理论的定义

1. 理性行为理论（the Theory of Reasoned Action，TRA）：由美国学者Fishbein M于

1967 年首次提出。该理论的假设前提是人们对行为的实施是以"合理的"思考为基础，人们实施行为的动机来自一些合理的推断，特别关注影响人们行为的动机因素。理性行为理论认为行为意向（Behavioral Intention）是行为最直接和最重要的决定因素，行为意向受个体实施行为的态度（Attitude）和与行为有关的主观规范（Subjective Norm）的影响。

态度是由个人对预期行为结果的相信程度和对这种结果的价值判断来决定的。当个人对行为结果有正向评价时，对这种行为就会产生积极的态度。Fishbein M 特别区分了对"事物"的态度和对"行为"的态度，认为对"行为"的态度是改善行为的最佳预测因素。例如为预防宫颈癌而注射人乳头状瘤病毒（Human Papilloma Virus，HPV）疫苗，宫颈癌疾病是"事物"，而注射 HPV 疫苗是"行为"，对注射 HPV 疫苗的态度相比于对宫颈癌的态度能够更好地预测注射疫苗的行为。

主观规范是指他人的期望使个人做出特定行为的倾向程度，例如根据某些个体周围的重要他人对这件事是赞成还是反对，再结合个体对这些重要他人的依从性来决定。当在一个人心目中占有非常重要位置的人希望他实施某种行为，而他又愿意听从这个人的意见时，他对实施这一行为就有了正向的看法。

2. 计划行为理论：理性行为理论能更好地帮助人们理解信念、态度、主观规范、行为意图和个体行为之间的关系。但是由于理性行为理论假定行为完全受个体意志控制，没有考虑到在缺乏技能或在环境限制的条件下，个人意志无法控制而难以实施行为。例如，一个准备戒酒的人，在重要社交场合下可能难以坚持戒酒行为，一个未经培训的糖尿病患者，无法坚持在家中自行测量血糖等。所以，针对非意志因素（行为的客观条件，如机会、技术、与他人合作等）影响较强的行为，Ajzen I 在 TRA 的基础上进一步完善，于 1991 年提出了计划行为理论（the Theory of Planned Behavior，TPB）。该理论增加了知觉行为控制（Perceived Behavioral Control）因素，即个人对于完成某行为的困难或容易程度的信念。知觉行为控制由控制力信念和洞察力共同决定。

目前，理性行为理论和计划行为理论已被成功应用于危害健康的生活方式（如吸烟、饮酒、缺乏运动等）、促进健康的生活方式（如防晒、使用安全带、母乳喂养等）、医疗服务利用（如乳房 X 线检查、癌症筛查等）、疾病预防（如艾滋病/性病的预防）等多种行为干预项目当中。

## （二）理性行为理论和计划行为理论的核心要素

理性行为理论和计划行为理论框架图见图 3-5。

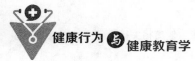

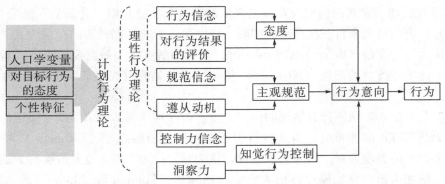

图 3－5　理性行为理论和计划行为理论框架图

资料来源：GLANZ K，RIMER B K，VISWANATH K，2015. Health Behavior：Theory，Research，and Practice［M］. 5th edition. San Francisco：Jossey－Bass. 周欢修订

行为信念（Behavioral Beliefs）：个体对目标行为结果或者特性的信念，也即个体认为采取某种行为可能会产生什么相应的结果。

对行为结果的评价（Evaluations of Behavioral Outcomes）：个体对某种行为发生后可能产生的结果或属性的价值判断。

态度（Attitude）：个体对特定行为所持有的总体上的正面（支持或赞成）或负面（不支持或反对）的评价。由个人对某特定行为的评价经过概念化之后所形成的态度，对行为具有稳定的立场和倾向。一个人如果坚信实施某行为会得到积极的结果，则会对该行为抱有积极的态度；相反，一个人如果认为某行为会产生负面的结果，则会对该行为持消极的态度。

规范信念（Normative Beliefs）：个体感受到有重要影响的他人支持或不支持某行为的信念。

遵从动机（Motivation to Comply）：个体对重要他人的规范意见的依从性，也即个体是否愿意遵从重要他人的期望而实施行为的动机。

主观规范（Subjective Norm）：个体在决定是否执行某一特定行为时所感知到的对社会规范的看法和是否愿意遵从规范。它反映的是重要他人（如家人、朋友、医生和领导等）或团体对个体决策的影响。如果个体相信某些重要他人认为其应该实施某种行为，并且个体愿意遵从这些重要他人的期望，那么他将持有积极的主观规范；相反，如果个体认为重要他人不支持实施该行为，并且愿意遵从重要他人的反对期望，则他将具有消极的主观规范；如果个体自身不遵从重要他人的期望，即重要他人的规范意见对其影响不大，则个体对实施行为将会保持相对中立的态度。

控制力信念（Control Belief）：了解实施行为过程中各种有利或不利条件产生的可能性。个体对行为控制可能性的知觉，也即个体感知到各种有利或不利于行为实施的因素存在的可能性。

洞察力（Perceived Power）：个体对行为控制难易程度的感知，是一个人对遇到各种影响行为的可能因素的克服能力或执行能力。

知觉行为控制（Perceived Behavior Control）：个体对某特定行为容易或困难的感知

程度，反映个体过去的经验和预期的阻碍。个体认为自己所掌握的资源与机会越多，所预期的阻碍越少，则知觉行为控制就越强，越容易实施行为。其概念上接近于自我效能，也即个体对自己是否能克服困难而去实施某行为的信心。知觉行为控制影响行为的方式有两种，一是影响行为意向，二是直接影响行为。当个体意志控制不强，知觉行为控制可精确评价时，知觉行为控制和行为意向共同影响行为，知觉行为控制也可以调节行为意向对行为的作用。

行为意向（Behavior Intention）：个体采取某项特定行为的可能性或打算，是个体发生行为的意愿。它反映了个体对某项特定行为的主观概率的判定、思想倾向和行为动机，是行为发生最重要、最直接的决定因素。

在理性行为理论中，行为意向主要受态度和主观规范的影响。计划行为理论在理性行为理论的基础上增加了知觉行为控制，即行为意向主要由三个因素决定：态度、主观规范和知觉行为控制。计划行为理论有以下几个主要观点：

其一，非个人意志完全控制的行为不仅受行为意向的影响，还受到实施行为的个人能力、机会以及资源等实际控制条件的制约，在实际控制条件充分的情况下，行为意向直接决定行为。

其二，准确的知觉行为控制反映了实际控制条件的状况，因此它可作为实际控制条件的替代测量指标，直接预测行为发生的可能性。预测的准确性依赖于知觉行为控制的实际程度。

其三，态度、主观规范和知觉行为控制是决定行为意向的三个主要变量。态度越积极，重要他人支持越大，知觉行为控制越强，行为意向就越大，反之就越小。

其四，个体拥有大量有关行为的信念，但在特定的时间和环境下只有相当少量的行为信念能被获取，这些可获取的信念也叫突显信念。突显信念是态度、主观规范和知觉行为控制的认知与情绪基础。

其五，个人以及社会文化等因素（如人格、智力、经验、年龄、性别、文化背景等）通过影响行为信念间接影响态度、主观规范和知觉行为控制，并最终影响行为意向和行为。

其六，态度、主观规范和知觉行为控制从概念上可完全区分开来，但有时它们可能拥有共同的信念基础，因此它们既彼此独立，又两两相关。

行为意向由态度、主观规范及知觉行为控制三个独立因素共同决定，在特定行为中，这三个变量可能仅仅是其中一个或两个起作用。此外，这两个理论还纳入社会人口学因素、环境因素以及个体差异等外部因素，使得理论框架更合理有效。但是这些外部因素不独立作用于行为，而是通过这些核心要素间接作用于行为意向和行为。

## （三）理性行为理论和计划行为理论的测量

TRA 和 TPB 的测量可采用 Likert 量表法 5 分或 7 分制。个体对行为将导致特定结果的可能性的行为信念用"不太可能"—"可能"或"不同意"—"同意"这种双极选项量表来衡量。各项对行为结果的评价通过"好"和"坏"量表分值进行评估。例如，采用 7 分制时，行为信念和对行为结果的评价从－3 到+3 分进行评分（双极选项）。遵

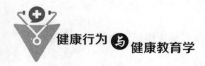

从动机（常常为单级选项，如遵从朋友建议的可能性为 0、10％、30％、50％、70％、90％、100％）从＋1 到＋7 分进行评分。表 3－1 以吃早餐行为的干预研究为例，来说明变量的等级设置和测量。

表 3－1　以计划行为理论为基础的吃早餐行为干预的变量测量

| 要素 | | 定义 | 测量 |
| --- | --- | --- | --- |
| 行为意向 | | 个体发生行为的意愿。 | 我愿意增加吃早餐机会：<br>①完全不赞同 ②不赞同 ③有点不赞同 ④中立 ⑤有点赞同 ⑥赞同 ⑦完全赞同<br>（用－3 分到＋3 分来表达完全不赞同到完全赞同） |
| 态度 | 行为信念 | 个体对目标行为结果或者特性的信念。 | 不吃早餐会降低你的体重：<br>①完全不可能 ②不可能 ③不太可能 ④中立 ⑤比较可能 ⑥可能 ⑦完全可能<br>（－3 分～＋3 分） |
| | 对行为结果的评价 | 个体对某种行为发生后可能产生的结果或属性的价值判断。 | 降低体重，对于我来说：<br>①非常不好 ②不好 ③不太好 ④中立 ⑤比较好 ⑥好 ⑦非常好<br>（－3 分～＋3 分） |
| 主观规范 | 规范信念 | 个体感受到重要他人支持或不支持某行为的信念。 | 你的家人、朋友和周围的人认为不吃早餐行为：<br>①完全没有必要禁止②很没有必要禁止③不太必要禁止 ④ 中立⑤有些必要禁止 ⑥很有必要禁止 ⑦绝对有必要禁止<br>（－3 分～＋3 分） |
| | 遵从动机 | 个体对重要他人的规范意见的依从性，也即个体是否愿意遵从重要他人的期望而实施行为的动机。 | 你对家人、朋友和周围的人给你吃早餐的建议：<br>①完全不想采纳 ②很不想采纳 ③不太想采纳 ④中立 ⑤有些想采纳 ⑥很想采纳 ⑦绝对想采纳<br>（常常为单级选项，如遵从朋友建议的可能性为 0、10％、30％、50％、70％、90％、100％）<br>（从＋1 到＋7 分进行评分） |
| 知觉行为控制 | 控制力信念 | 了解实施行为过程中各种有利或不利条件产生的可能性。个体对行为控制可能性的知觉，也即个体感知到各种有利或不利于行为实施的因素存在的可能性。 | 我能够掌握我每天吃早餐的时间：<br>①完全不可能 ②不可能 ③不太可能 ④中立 ⑤有时可能 ⑥可能 ⑦完全可能<br>（－3 分～＋3 分）或者（＋1 分～＋7 分） |
| | 洞察力 | 个体对行为控制难易程度的感知，是一个人对遇到各种影响行为的可能因素的克服能力。 | 每天保证充足的吃早餐时间：<br>①非常困难 ②困难 ③有点困难 ④中立 ⑤有点容易 ⑥容易 ⑦非常容易<br>（＋1 分～＋7 分） |

　　1. 对态度的测量：态度可以直接测量，也可以间接测量。直接测量其对行为所致后果的价值判断，如上述不吃早餐会降低体重，用－3 分到＋3 分来表达完全不可能到完全可能。间接测量有以下两个步骤：①行为信念乘以相应的行为结果评价的评分；②

多个相乘结果分值相加。例如：坚定地相信不吃早餐会降低体重的可能性完全存在，获得+3分，而降低体重对于个人是"好的"，完全赞同的，获得+3分，则对于不吃早餐就产生了积极结果（+9分），相当于对吃早餐的行为产生消极结果（-9分）。若对于吃早餐的信念有多个，评价也有多个，则把相应的测量得分相乘后再相加，获得对态度总的测量。

2. 对主观规范的测量：主观规范可以直接测量，也可以间接测量。主观规范的直接测量方法是使用一个单项问题，要求受试者对"大多数对我重要的人认为我是否应该进行某行为"进行评分。在"不太可能"—"可能"、"不同意"—"同意"或"不允许"—"允许"量表上进行评分。间接测量时，个体感受到重要他人支持或不支持某行为的信念，分值用-3分到+3分衡量。如家人认为个体不吃早餐行为应该绝对禁止得+3分，而个体有些想采纳+5分，则该主观规范为+15分；如果重要朋友认为个体不吃早餐行为不太必要禁止（-1分），而个体仍然是有些想采纳（+5分），则该主观规范为-5分。将多个角色的重要他人的规范信念乘以自身对该角色人的遵从动机，将多个分数相加获得总的主观规范得分。

3. 对知觉行为控制的测量：知觉行为控制可以直接测量，也可以间接测量。直接测量的时候，知觉行为控制的选项常使用"在我的控制下"—"不在我的控制下"和"容易"—"困难"来表达。间接测量的时候，控制力的信念是指个体多个因素的可能性，用分值-3分至+3分来衡量。如每天保证充足的吃早餐的时间，从完全不可能（-3分）到完全可能（+3分）。每个因素的感知能力通过"容易"—"困难"量表的分值进行测量。例如，一个人可能认为"充足的吃早餐时间"是影响自己吃早餐行为控制的一个因素，此时的控制力信念"我能够掌握我每天吃早餐时间"则通过个体有"充足的吃早餐时间"进行感知衡量。知觉行为控制通过将每个控制力的信念乘以相应的感知力等级，并将所有控制因素的得分相加，计算出一个人知觉行为控制的间接测量值。

## （四）综合行为模式

综合行为模式（Integrated Behavioral Model，IBM）是 Fishbein 等在艾滋病预防干预项目中应用理性行为理论和计划行为理论后，进行深化研究形成的一个理论框架。该理论是由理性行为理论要素、计划行为理论要素、环境因素以及行为特点等整合后形成的。综合行为模式框架图见图3-6。

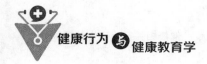健康行为 与 健康教育学

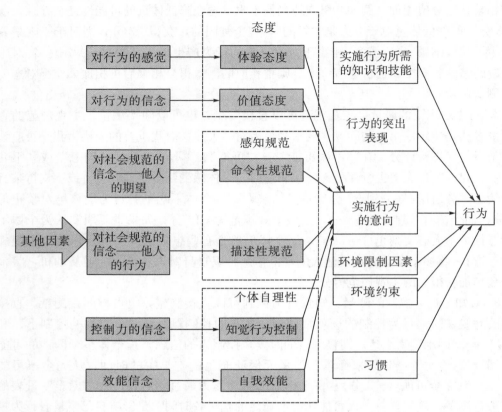

图3-6 综合行为模式框架图

资料来源：GLANZ K，RIMER B K，VISWANATH K，2015. Health Behavior：Theory，Research，and Practice ［M］. 5th edition. San Francisco：Jossey-Bass.

在这个理论框架里，行为意向仍然是行为重要的直接决定因素，行为意向由个体的态度、感知规范、个体自理性来决定。其中，感知规范（Perceived Norms）反映了一个人所感受到的实施或不实施某一特定行为的社会压力。主观规范在计划行为理论中被定义为一种强制性规范（关于他人认为自己应该做什么的规范性信念以及遵从动机）。对个人外部社会或网络中其他人正在做什么的感知（描述性规范）也可能是感知规范的重要组成部分。这种构建抓住了特定社会文化中强烈的社会认同，描述性规范是社会规范性影响的一个指标。此外，个体的行为还受到实施行为所需的知识和技能、行为的特点、环境约束和习惯的影响。

综合行为模式指出，一种特定行为的发生需要具备：①一个人对实施某种行为有很强的行为意图并具备相关知识和技能；②环境中不存在严重影响行为实施的阻碍因素；③行为对个体来说应该是重要的；④个体预先实施过这种行为或过去有类似的经验。在设计健康相关行为干预措施时，考虑所有这些组成部分及其相互作用非常重要。行为意向的强弱，技能或环境是否限制，都将影响行为的实现。例如，一个人有很强的意愿接受肺部X线检查，要确保他有足够的健康知识，且卫生保健系统在此行为意图和行为中没有严重的环境约束，如附近社区卫生服务中心可以提供便利和便宜的X线检查，

52

否则，即使有行为意图，行为也难以实施。对于其他可能在习惯性控制下更频繁实施的行为（如体育锻炼），必须消除环境约束以促进行为实施。

在综合行为模式中，感知规范影响有以下几个方面：其一，周围人的期望或示范行为是明确的、可见的。假设年轻女性想要求其伴侣使用安全套来预防艾滋病，又担心伴侣怀疑自己感染了艾滋病病毒，此时可以动员其他同伴谈论安全性行为，使得使用安全套的规范更加明显。其二，通过建立对社会压力的抵抗力来影响遵从动机。当伴侣不想使用安全套时，女性可以学习有效的拒绝技巧。其三，如果无法改变感知规范或遵从动机，可以隐藏行为或转移对行为的注意力。如让女性学会通过告诉伴侣想用安全套来避孕，将注意力从使用安全套来预防艾滋病转移开来。

影响行为意向的个体自理性由两个部分组成：自我效能和知觉行为控制。如前所述，自我效能是一个人在面对各种障碍或挑战时表现出的自信程度，在行为意向中是一个重要影响因素；知觉行为控制是由一个人对各种因素在多大程度上使行为变得容易和困难的感知决定的。与理性行为理论或计划行为理论不同的是，综合行为模式中没有指定遵从个人或团体的动机，因为与对行为结果的评估一样，这些度量通常很少有差异。

### （五）理论拓展

对于 TRA、TPB、IBM，不少学者进行了其他拓展研究。比如 2010 年 Fishbein 和 Ajzen 在原来 TRA 的基础上提出了新理性行为理论（TRA2）。两位学者在早期 TRA 的合作研究之后，各自深入自己的理论研究，产生了新的理论想法，经过讨论发现他们的想法是类似的，于是联合提出了 TRA2。在 TRA2 中，只要人们对自己的行为有实际的控制，那么行为意图便可决定行为。而实际控制是由环境因素和处理这些因素的技能决定的。行为意向由态度、感知规范和知觉行为控制决定，而这些都是由信念决定的。这里的信念包括行为信念、规范信念和控制信念。与 TPB 相比：TRA2 更关注情感，而非认知态度；更关注描述性规范，而非命令性规范；更关注自我效能，而非知觉行为控制。行为改变被看作一个有计划的过程，分为三个阶段：①激发相关的信念；②通过改变显著的信念来改变意图；③通过改变意图和增加技能或减少环境约束来改变行为。选择任何潜在的行为改变方法背后的基本思想都是要改变相关的信念。

还有一些学者认为，TPB 除了三个决定因素外，还应考虑其他因素。如增加个人"道德规范"，即人们认为自己应该或不应该实施某种行为的判断，例如，对于预防艾滋病的"我个人认为我应该一直使用安全套"；也可以增加"预期的后悔"，即让个体想象当他们做出与自己意图相反的冒险行为后会有什么感觉，例如"如果你发生了无保护措施的性行为，事后你会有什么感觉？"当然，"预期的后悔"也可以作为使个体态度改变的一种方法，让个体想象他们在以一种冒险的方式行事后的感受可以帮助他们克制这种行为。上述因素可以用"自我表现"的概念来进行整合。自我表现是指一个人实施某种行为的原则，这些原则可能基于道德价值观和个人的责任感，也可能与个人的自我认同密切相关。

由于理性行为理论和计划行为理论的简洁性及开放性，许多学者认为可以进一步深化研究或加入其他预测变量，例如，在 TPB 内加入过往行为，对未来行为有显著的影

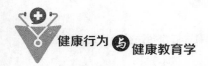

响。过往行为是未来行为的最强预测因素。人们相信，当一种特定的行为在类似的情况下频繁而持续地重复时，它最终会成为自动的或习惯性的行为。这种行为需要较少的有意识的注意力和努力来实施。基于行为频繁重复会形成习惯的解释，习惯强度通常由过去行为的自我报告频率来评估。习惯很可能是由环境反复出现的特征所暗示。另外的学者持不同观点，如 Azjen 和 Fishbein 认为，过往行为并不具有与其他预测因子相同的地位，过往行为的频率不能解释未来行为的表现，频繁的行为并不一定会导致习惯，低频率的行为也可能是强烈习惯的表现。尽管研究结果表明，最强的行为模型包括过往行为，但在研究健康相关行为时，过往行为可能更适合被视为一个控制变量，而不是一个决定行为的变量。这些观点还需要更多的研究证实。

## 三、行为转变阶段模式

### （一）行为转变阶段模式的产生背景

20 世纪 80 年代，Prochaska 和 DiClemente 对前人的研究进行梳理时发现，很多行为改变理论关注行为为什么改变，而很少关注行为怎样变化。他们通过对吸烟者戒烟过程的研究发现人的行为改变必须经过一系列的变化过程，在行为变化的不同阶段需要综合应用不同的心理学理论进行相应的干预，总结出了行为转变阶段模式（Stages of Change Model，SCM）。该模式的重点在于认为行为变化不是一次性的事件，而是一种连续的、动态的、逐渐推进的变化，可概括为 5 个阶段、10 个过程。该模式最初适用于戒烟行为的探讨，其后被广泛应用于酗酒及物质滥用、饮食失调及肥胖、艾滋病预防、体育锻炼、遵从医嘱等健康相关行为和心理健康的干预中。由于行为变化的不同阶段和变化过程连接了许多理论，学者又将该理论称为跨理论模型（Transtheoretical Model，TTM）。

### （二）行为转变阶段模式的核心要素

行为转变阶段模式认为，行为转变包括变化阶段（Stage of Change）、变化过程（Processes of Change）、决策平衡（Decision Balance）、自我效能等核心要素。

1. 变化阶段：个体的行为转变通常包括以下几个阶段。

（1）无意图阶段（Pre-contemplation）：又称"无改变打算阶段"，处于此阶段的个体尚无在未来半年内改变自己行为的想法，或意欲坚持不改。处于这一阶段可能的原因是个体对自身行为存在的问题尚无了解；也可能由于曾经尝试过改变但未成功，因而觉得自己没有改变行为的能力。在这两种情况下，个体可能会有意识地避免了解、谈论或思考自身的健康行为问题，甚至否认自己存在危害健康行为，不关注与健康行为相关的任何信息，总会提出各种理由来抵触预防行为，不愿意参加健康教育项目或医学治疗。通常这样的个体被视为抗拒、缺乏动力或者还未准备好接受健康教育计划。也可能是传统的健康教育计划尚不足以满足他们的需求。

（2）意图阶段（Contemplation）：或称"打算改变阶段"，个体打算在未来（6 个月内）改变危害健康行为。在此阶段中，个体已经意识到自身行为的问题及行为改变后所带来的好处，但同时也意识到行为改变过程中存在的困难与可能付出的代价，在益处与代价之间难以权衡，犹豫不决。处于此阶段的个体常常还没有准备好参与健康促进计划，处于长期的选择矛盾之中，这导致个体常常很长时间停滞在这个阶段而不再继续前进，这种特征称为慢性意图或行为拖延现象。

（3）准备阶段（Preparation）：个体将在未来一个月内改变行为。在此阶段中，个体已经开始计划、准备改变自己的行为，如请教医生等专业人士，进行医学咨询，购买对自己身体有益的书籍，参加健康教育课程，寻求自我改变的方法等。一些间断性行为改变已经开始出现。

（4）行动阶段（Action）：个体在过去 6 个月中行为已经有所改变，可以明确地观察到行为的明显变化。在此阶段中，因为行动是可以被观察到的，故行动常被等同于行为改变。但在行为转变阶段模式中，不是所有的行动都可以视为行为改变，必须根据专业人员规定的判断标准，确定已达到足以降低疾病风险的程度方可确定为行为改变。以吸烟为例，仅仅减少吸烟量，并不能被认定为行为改变；只有完全不吸烟，确实能够减少疾病威胁，才被认为是行为改变。

（5）维持阶段（Maintenance）：个体维持新行为状态 6 个月以上，且已达到预期目的，即处于维持阶段。在此阶段中，个体努力防止旧行为复发。与处于行动阶段的个体不同，此时的个体不需要再频繁地进行行为改变，他们已有信心维持行为改变，所以不再受到诱惑而不会复发旧行为。

（6）终止阶段（Termination Stage）：可并入维持阶段。在此阶段中，个体已有足够的自我效能，不再受到诱惑，即使处于沮丧、焦虑、孤独、愤怒的情绪中，个体也能确保不再回到过去不健康的行为习惯，并且不再质疑新行为。

行为转变阶段模式认为，不同个体的行为变化以不同的速度发展，但不完全是在这五个阶段间单向移动（图 3-7）。个体在实现目标之前，需要进行多次尝试，在这个过程中可能存在某一阶段停滞不前，或退回前一行为转变阶段的现象，甚至能从任一阶段退回到最初的无意图阶段。

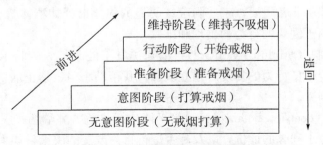

**图 3-7  行为转变阶段模式示意图**

2. 变化过程：个体的行为转变通常包括以下 10 个过程。

（1）意识提高（Consciousness Raising）：提高个体对不良行为的原因、结果等问题的认识，促使人们健康意识的觉醒，从而使其察觉到行为需要调整。在实际工作中常应用健康咨询、媒体宣传等方法来达到此目的。

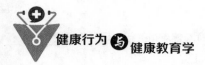

（2）情感唤起（Emotional Arousal）或痛苦减轻（Dramatic Relief）：行为改变初期采取的某些措施会增加情绪波动，比如出现积极情绪或消极情绪，若干预行为适宜，则会减轻消极情绪并增加积极情绪，能促使人们改变行为。角色扮演、心理剧等都是可行的技术。

（3）自我再评估（Self－reevaluation）：个体从认知和情感两方面来评估自己是否具有某种不良行为习惯，认识到行为改变的重要性。健康角色模型、自我意象技术等能够帮助人们进行自我再评估。

（4）环境再评估（Environmental Reevaluation）：个体从认知和情感两方面评估保持某些行为习惯或缺乏某些行为习惯对社会环境的影响，即个体感知自身行为对他人所起到的正面或负面示范作用，如合理膳食对他人的示范作用、评估吸烟对他人健康的不利影响等。移情训练、提供证据和家庭干预等可以用来进行环境再评估。

（5）自我解放（Self－liberation）：个体在建立行为改变信念的同时做出行为改变的承诺和再承诺。生日愿望、新年决心、当众宣誓等方式能强化这种决心和意志。

（6）社会解放（Social Liberation）：使行为者意识到有一个尊重和支持有利健康行为的社会环境。在实际工作中可通过改变社会政策和环境来减少束缚人们行为的事件，并增加人们改变行为、促进健康的机会，尤其对于生活在隐蔽环境或经济贫困的人。如可设立禁烟区、安全套易得区等支持有利健康行为的社会环境。

（7）反思习惯（Counterconditioning）：个体通过学习，认识到不健康行为习惯的危害，用有利健康的行为取代不健康的行为。

（8）求助关系（Helping Relationships）：个体在有利健康行为的形成过程中，通过社会支持网络寻求支持，以帮助自己改变不健康行为。社会的关心、信任、接受和支持能够帮助人们的行为向健康方向转变。同伴帮助、建立治疗联盟、设置咨询电话等能够给行为改变提供社会支持。

（9）强化管理（Reinforcement Management）：在行为发生过程中提供结果强化，对有利健康的行为进行奖励，对危害健康的行为进行惩罚。实际研究发现，自我行为改变主要依赖奖励而不是惩罚。行为转变阶段模式强调行为的协调、自然改变，故结果强化在行为转变过程中非常重要。一些隐蔽或明显的强化措施如群体赞誉、行动契约等，能够促使人们有利于健康的行为的出现和维持。

（10）刺激控制（Stimulus Control）：消除诱发不健康行为的暗示，增加有利健康行为的提示，减少不良行为的复发。建立戒烟自我帮助小组、禁止烟草广告等可以改善环境，避免环境刺激。

3. 决策平衡（decision balance）：决策平衡包括收益、弊端两个子因素，是个体在行为改变过程中对于利弊的评价，以及是否进行行为改变的决策。如果行为改变的收益大于弊端，将产生正面效应；相反，将产生负面效应。行为改变的结果显示了个体对于行为改变过程中正面信息、负面信息的处理结果。

4. 自我效能：自我效能包括信心、诱惑两个子因素，指个体处于一种特定情境下实施某行为的自信（信心），认为自身可以应对高风险情境（诱惑）。自我效能是促使个体进行高阶段行为转变的重要因素之一。

　　行为转变阶段模式源于心理治疗和咨询的主要理论。实际工作中，对于行为转变阶段模式的变化阶段、变化过程、决策平衡以及自我效能的正确认知有助于帮助个体成功地进行阶段过渡，产生有利健康的行为。阶段和过程之间的系统关系表明，在早期阶段，个体的行为转变依赖认知、情感和评估过程。在采纳行动的阶段，个体更多地利用承诺、环境控制以及其他相关的支持维护或终止进展的因素。行为转变阶段和行为转变过程见表3-2。行为转变阶段模式用变化发展的观点看待健康相关行为，对健康相关行为的干预有非常好的指导作用。干预者在调查研究的基础上，充分了解干预对象的目标行为所处的阶段，基于不同的阶段采用不同的策略，可获得事半功倍的效果。

表 3-2　行为转变阶段和行为转变过程

| | 变化阶段 | | | | |
|---|---|---|---|---|---|
| | 无意图阶段 | 意图阶段 | 准备阶段 | 行动阶段 | 维持阶段/终止阶段 |
| 变化过程 | 意识提高 | | | | |
| | 情感唤起 | | | | |
| | 环境再评估 | | | | |
| | | 自我再评估 | | | |
| | | | | 自我解放 | |
| | | | | 社会解放 | |
| | | | | | 反思习惯 |
| | | | | | 求助关系 |
| | | | | | 强化管理 |
| | | | | | 刺激控制 |

### （三）行为转变阶段模式各阶段的特点和干预策略

　　行为转变阶段模式认为，个体不同的行为转变阶段有不同的需要和动机，采取不同的干预策略，才能更好地促使其转向下一阶段，产生促进健康的行为。

　　1. 无意图阶段的特点和干预策略。

　　（1）特点："无知无畏"，如"我身体很健康，不可能会有问题""吸烟不会引发冠心病"等。

　　（2）干预策略：应用健康咨询、媒体宣传等方法，提供不良行为相关信息，帮助个体提高认识；采用角色扮演、心理剧等技术方法，进行情感唤起，降低个体不良行为的负面影响；采取移情训练、提供证据和家庭干预等措施，帮助个体进行环境再评估，感知自己对他人、社会产生的影响。

　　2. 意图阶段的特点和干预策略。

　　（1）特点："犹豫未决"，如"知道体育锻炼对身体有好处，但目前没有时间和精力去锻炼""知道吸烟对身体不好，也打算戒烟，但近期（一个月内）不会考虑戒烟"等。

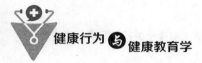

（2）干预策略：利用健康角色模型、自我意象技术等方法，促使个体自发对当前行为进行再评估，加强对行为改变重要性的认知，同时帮助个体产生改变动机，刺激其对改变不良行为的正向作用产生期待。

3. 准备阶段的特点和干预策略。

（1）特点："跃跃欲试"，如"已经购买了运动健身的相关书籍，并打算在接下来的1个月之内进行体育锻炼""已经向他人询问了戒烟时期的注意事项，下一个月计划开始戒烟"等。

（2）干预策略：给个体提供克服行为转变过程中困难、障碍的方法，鼓励个体创造支持行为转变的有利环境，加强行为改变的信念。

4. 行动阶段的特点和干预策略。

（1）特点："开始行动"，如"每天坚持锻炼半小时左右""正在戒烟，他人给的烟也不要"等。

（2）干预策略：运用新年决心、制订行动改变计划、请他人监督等多种方式，要求个体做出承诺，并对其行为进行有效的监督；通过改变社会政策和环境，减少对个体行为改变有阻碍的因素，增加个体行为改变的机会；反复强调行为改变的长期效应，强化个体内心对行为转变正向效应的认知。

5. 维持阶段/终止阶段的特点和干预策略。

（1）特点："坚持不懈"，如"坚持运动半年了""戒烟已经半年多了"等。

（2）干预策略：通过放松疗法、脱敏疗法等，帮助个体进行不良行为转变；建立治疗联盟、给予同伴帮助等，为个体提供行为改变的社会支持；通过集体赞誉、行动契约等强化个体的行为改变管理，使其不断重复有利健康的行为；建立自我帮助小组，继续提供有利新行为形成的社会支持环境，防止不良行为的复发。

### （四）行为转变阶段模式的优缺点与发展

行为转变阶段模式是健康教育与健康促进最重要的理论模式之一，其应用领域涉及多个方面，如健康管理、疾病治疗、生活方式改善、成瘾行为干预等，适用于各种环境，如社区卫生服务中心、医院、家庭、学校等。

其优点是明显的：①该模式综合吸取了其他一些理论模式的要素，如从社会认知理论中引入"自我效能""强化"等概念；②强调了个体的健康相关行为改变是动力性特征，而不是一种"全有全无"的状态，弥补了连续性模型的缺陷，能有效地针对不同阶段的人群提出不同的干预策略，相应的干预措施与行为阶段变化及个体需求相匹配；③充分考虑到社会心理因素对行为的影响，尊重目标人群的实际情况，实事求是；④对个人与人群、高危人群与重点人群的行为干预同样适用。

此模式也存在局限性：①个体行为的发生是多因素（社会、经济、文化、教育等）共同影响的结果，在实际干预中，该模式对环境的影响考虑较少；②制订实施个体化的干预措施难度较大，对于处于同一阶段的个体，常采取相同的干预措施，而实际上可能有亚人群存在，往往不能做到干预措施因人而异；③实践中各阶段间的划分和相互关系不易明确；④操作性较差，容易出现人群失访以及在随机化和盲法中出现信息遗漏。

行为转变阶段模式在应用于横断面调查研究时，主要描述不同行为阶段的特点和影响因素。在应用于纵向干预研究时，可以获得行为信念与动机的变化及行为改变的方向和程度。在此过程中，与其他理论模型结合是很好的发展方向，如与计划行为理论结合，在不同阶段研究态度、主观规范等。

### （五）行为转变阶段模式应用案例

两项以美国家庭为基础的戒烟健康教育项目将行为转变阶段模式应用于吸烟人群的戒烟干预，形成了系统的方法。通过拨打电话或发送私人信件两种方式招募参与者，同时向参与者表示，无论准备好、正在准备还是不准备戒烟，此项目都可以提供相应帮助，最终两项研究均招募 5000 名参与者。参与者通过邮件或电话完成 40 个问题，将答案输入计算机生成反馈报告。从报告中参与者能获知自身处于戒烟改变的哪个阶段、戒烟改变的优缺点以及与他们自己所处阶段相适应的改变过程的方法。同时参与者在五个阶段（无意图阶段、意图阶段、准备阶段、行动阶段、维持阶段/终止阶段）的每一个阶段中，干预措施都包括：①阶段性的自助手册；②提高对戒烟利弊的认识，形成戒烟过程、自我效能和诱惑评估的个性化计算机反馈报告；③健康教育专业人员根据电脑报告衡量参与者的需要，评估他们的进步情况，并提出建议方案。

处于不同阶段的参与者在进行目标行为改变之前，将会得到采取正确行为的积极反馈，以及采用哪些原则和流程来推进戒烟的指导。处于无意图阶段的参与者，将接受吸烟危害健康的相关知识的健康教育，以帮助其提高对吸烟危害的严重性的认知，使其对自身的吸烟行为进行再评估，从而意识到抽烟对自身及他人健康存在危害，且在周围人群中不受欢迎。处于意图阶段的参与者，可采取一些措施逐渐降低对香烟的依赖程度，如逐渐推迟早上抽第一根烟的时间或减少每日吸烟数量等。这些措施相较于戒断香烟更简单易行，可提高参与者戒烟的自我效能，有利于戒烟行为的循序渐进。尤其是意志消沉、自我保护的参与者可以逐步开始行动，不必一开始就彻底戒断。处于准备阶段的参与者，需要做出开始戒烟的承诺，并营造支持戒烟的环境。处于行动阶段的参与者，计算机与健康教育专业人员进行辅助，对其所面临的困难、阻碍提供相应的应对措施，并对参与者为戒烟所做的任何努力给予积极反馈。对处于维持阶段/终止阶段的参与者，发放阶段性自助手册，建立支持戒烟的社会网络，对参与者的戒烟行为进行鼓励。

项目采用主动招募的方法，实施与阶段相匹配的干预措施，获得较好的效果，两个项目的戒烟率分别达到 80% 和 85%。研究提示，健康教育干预应：①明确研究对象所处行为转变的具体阶段；②根据研究对象的需求制订与行为转变阶段相匹配的、个性化的、相互作用的干预措施；③重视研究对象在行为改变过程中的任何行为改进，给予积极反馈；④给予研究对象足够的社会支持与控制。

## 四、预防行动采用过程模型

### （一）预防行动采用过程模型的形成与发展

预防行动采用过程模型（the Precaution Adoption Process Model，PAPM）是由

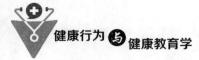

Weinstein 和 Sandman 于 1992 年在总结前人研究的基础上提出的阶段理论。前文介绍的个体行为改变理论如健康信念模式、理性行为理论，均强调个体对行为害处和益处的信念和评价，构建模型预测行为改变，行为干预项目的主要任务是提高对行为改变有预测价值的变量，如感知到易感性、行为信念等，其前提条件是在行为干预之前已对行为改变有了一定的信念。但对于某些行为，如在艾滋病发现之初，人们可能只知道艾滋病是一种严重疾病，对使用安全套能够预防艾滋病一无所知，即使用安全套行为的信念还未形成，在此种情况下，人们现有的行为或行为改变并不能被信念所解释。阶段理论研究者认为，个体间各变量和行为不仅在量上存在差异，在质上也不尽相同，仅用一个公式来预测行为改变是不合理的，应该在每个行为转变阶段均建立一个可以解释的公式，这样对行为改变的理解更为准确，干预更有效，效率更高。

为此，Weinstein 等学者在 1998 年提出阶段理论的 4 个核心要素。其一，确定行为转变阶段的类别系统。行为转变阶段的划分必须基于理论框架，即使阶段之间实际界限不像理论那样清晰，很少有人与划分的阶段完全吻合，阶段划分仍是有意义的，必须给每个阶段一个明确的定义。其二，确定各个阶段的顺序。行为发生之前，必然经历一系列转变阶段，尽管行为的某些阶段变化可能很快，不易察觉，但其仍是客观存在的，如医生建议患者做 X 线胸片检查，患者可能毫不犹豫地采纳。若决定不采纳行动，便无后续行为转变过程。其三，不同个体在同一个阶段里可能面临相同的障碍。这为干预项目的设计提供依据，可以找到某种方法对同一个阶段的共性因素进行干预。其四，不同个体可能在不同阶段遇到不同障碍。根据行为转变阶段的不同影响因素，设计个性化的干预措施，可以获得更有效的结果。

在此基础上，Weinstein 对 PAPM 框架的各个行为阶段的变化进行了更详细的阐述，将行为变化分为 7 个不同阶段（图 3-8）。PAPM 将行为变化描述为一系列的心理过程，这些过程是个体内在的心理状态，而非外在因素。PAPM 过程不是以健康专业标准来划分的，而是根据对象人群的实际情况进行划分。比如询问对象人群食肉习惯时，询问其吃红肉的频率是怎样的，而不是按照专业标准定义来询问个体饮食中的脂肪百分比。

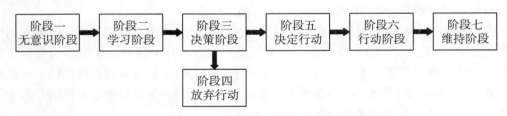

图 3-8 预防行动采用过程模型的各阶段

资料来源：WEINSTEIN N D，1998. The precaution adoption process［J］. Health Psychology，7 (4)：170-180.

## （二）预防行动采用过程模型的阶段描述

1. 无意识阶段：在此阶段人们对于某些健康相关行为无任何信念或看法。以注射

HPV 疫苗行为为例，在 HPV 疫苗问世之初，很多女性对其没有任何认识，不清楚 HPV 疫苗的疾病预防相关知识，就不会对注射 HPV 疫苗这一行为形成任何信念或看法。若通过调查问卷询问，一般回答为"不知道"或"没有看法"，提示人们处于无意识阶段。在此阶段，人们一般不愿意回答自己不熟悉的问题，调查者不能迫使调查对象强行陈述立场，应允许"不知道"情况存在，也不能将"不知道"情况归为缺失或合并至另一类答案中，因为此为真实情况，即人们处于无意识阶段。

2. 学习阶段：人们通过媒体和交流等各种渠道了解或学习到某健康问题的相关知识，形成了健康以及健康相关行为的最初看法，但尚未采取任何行动，此阶段为学习阶段。现实中，多数人处于这一阶段，比如多数女性获知 HPV 的危害，也听到过 HPV 疫苗，但是尚未想到自己要注射 HPV 疫苗。

3. 决策阶段：进入决策阶段的人已经开始对相关问题给予关注并开始思考采取行动。这一决策过程可能导致以下三种结果：第一，犹豫不决，并不再继续前进，暂时停留在此阶段；第二，决定不再采取任何行动；第三，决定采取行动。

需要说明的是，媒体信息对无意识阶段到学习阶段转变的个体和从学习阶段到决策阶段转变的个体产生影响较大，而此后阶段的影响要小得多。此外，判断个体是否从学习阶段进入决策阶段，要对从未考虑过行动和考虑过行动但尚未决定行动进行区分。区分的意义在于，考虑过行动的人对于该类行为可能具有更多的知识，这两种群体需要不同类型的交流策略。

4. 放弃行动：在决策阶段中，若人们决定不再继续行动，放弃采纳有利健康的行为，则进入放弃行动这一阶段，即无后续行为，结束了行为的采纳过程。这类人群特别难以改变，对健康信息会提出异议或忽视。

5. 决定行动：在决策阶段中，当人们决定继续采纳行动时，则进入决定行动阶段。

6. 行动阶段：当人们决定采纳有利健康的行为后，开始计划行动细节，发起行动，并成功克服障碍，将该种有利健康的行为逐渐转变为自身行为，此阶段为行动阶段。

7. 维持阶段：需要长期维持有利健康的行为，如定期进行 X 线胸片检查、维持良好的饮食习惯、戒烟等。人们在行动阶段采取有利健康的行为之后一直维持该行为，则处于维持阶段。

从 PAPM 阶段的划分来看，似乎与前述的行为转变阶段模式（SCM）类似，都有阶段划分，有相同的行动阶段和维持阶段。但二者的阶段划分标准不同，PAPM 的不同阶段是以心理过程为依据进行划分，而 SCM 常常以一个月或六个月这样的时间长度节点来划分。在 PAPM 中，从一个阶段到下一个阶段的转变中，心理过程受到各种因素影响，表 3-3 列出了阶段转变的影响因素。

表 3-3　阶段转变的影响因素

| 阶段转变 | 影响因素 |
| --- | --- |
| 无意识阶段到学习阶段（阶段一到阶段二） | 有关健康问题及预防措施的媒体信息 |
| 学习阶段到决策阶段 | 媒体信息、个人经历、与重要人物的沟通 |

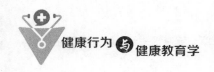

| 阶段转变 | 影响因素 |
|---|---|
| 决策阶段到放弃行动或决定行动 | 对不良健康后果易感性和严重性的感知、对有利健康的行为益处和障碍的感知、他人的建议、社会规范、恐惧与担忧 |
| 决定行动到行动阶段 | 行动所需的时间、努力和资源，实施行为的详细信息，他人的支持与帮助，行动线索 |

## （三）应用预防行动采用过程模型进行干预设计

Blalock 等学者于 1994—2000 年在预防骨质疏松的研究中使用了 PAPM。骨质疏松是一种代谢性骨疾病，导致骨密度降低和骨折易感性增加。降低骨质疏松风险的预防措施虽然在不同的年龄层中有所不同，然而，建议所有年龄段的人群摄入足够的钙和进行适当运动是十分有效的。这项研究旨在获得以下信息：①在不同行为阶段的妇女中，钙摄入量和运动在降低骨质疏松风险方面是否有区别；②预测不同类型的妇女在各阶段的行为转变。将这些信息用于设计阶段性行为转变的干预措施。该研究提供了使用 PAPM 制订和评估行为改变干预措施的必要步骤示例，这些步骤概述如下：

1. 识别和明确目标人群感兴趣的行为。钙摄入被视为一种行为类别，通过各种特定行为（如用营养补充剂或增加乳制品摄入量）可以达到适当的摄入量。如果是直接的"使用钙补充剂"行为，则不需要执行此识别步骤。

2. 建立一个分类系统，根据个人目前的阶段对其进行分类。一般用二分法进行分类，即个体要么在某个行为阶段中，要么不在。表 3-4 提供了简单的二分法例子。

表 3-4　PAPM 二分法例子

| 1. 你曾经听说过"钙补充剂"可以预防骨质疏松吗？ | |
|---|---|
| 没有 | 无意识阶段 |
| 是（继续问题2） | |
| 2. 你使用过"钙补充剂"吗？ | |
| 是 | 行动阶段 |
| 没有（继续问题3） | |
| 3. 下列哪一个选项表明你对于"钙补充剂"的态度？ | |
| 我从没有想过使用"钙补充剂" | 学习阶段 |
| 我从未决定使用"钙补充剂" | 决策阶段 |
| 我已经决定不使用"钙补充剂" | 放弃行动 |
| 我已经决定使用"钙补充剂" | 决定行动 |

阶段分类系统使卫生专业人员可以在特定时间点评估目标人群行为的阶段分布，指导个人和社区层面的干预设计。如果对健康威胁的认识随着时间的推移而改变，不同类型干预的有效性也可能改变。因此，通过监测不同阶段人群分布的时间变化，可以设计

动态干预措施，以适应行为变化过程的动态性质。

3. 初步了解影响不同类型阶段间过渡的因素，然后针对影响因素制订干预措施。通过横断面和前瞻性研究寻找阶段间变量的差异，并在研究早期纳入干预措施。要将人群从无意识阶段和学习阶段推动进入决策阶段，干预措施应集中在提供信息、提高相关问题的认识上，如感兴趣的健康问题、风险最小化的行为建议以及改善行为的潜在利益。信息的呈现方式与目标群体的个人相关性必须最大，即让其认识到信息与自身息息相关，否则，对某健康问题的认识可能会增加，但目标群体的参与度可能仍然较低。此外，如果缺乏技能或资源，采取行动会存在困难。

4. 干预策略需要针对不同阶段的相关变量。例如，媒体宣传活动和信息材料可以提高人们对健康问题、行为建议以及与行动相关的益处的认识。然而，往往需要密集的干预措施来帮助个人获得支持行为改变所需的技能和资源。所需干预的强度取决于行为益处和需要克服的障碍。Blalock 和他的同事使用书面材料和电话咨询相结合的方法，重点是帮助女性识别潜在的行动障碍，并制订克服这些障碍的策略。这种方法使基线调查时考虑或试图增加钙摄入量的妇女的钙摄入量显著增加。然而，类似的干预方法对运动水平没有影响，可能是因为增加钙的摄入量比提高运动水平更容易。尽管如此，调查结果强调了认真考虑采取建议行为所需的技能和资源的重要性，以及满足这些需要的干预措施的重要性。显然，干预措施应强调与行为阶段相适应。例如，在已经戒烟感兴趣的吸烟者中，PAPM 的早期阶段可以忽略。而当一种新的健康问题出现时，如西尼罗河病毒或禽流感，人们还不熟悉该健康问题的时候，很少有人愿意采取行动。在这种情况下，干预应集中在模型的早期阶段。

5. 必须具体说明如何确定干预的有效性。如果行动阶段和维持阶段的人员比例保持不变，但是干预确实促进了前期阶段的进展，那干预是否可被认为是有效的？或者，成功是否取决于目标群体的行为改变？如果一种行为很难改变，而且人们处于早期阶段，PAPM 建议，一次性干预不应该仅仅通过它是否改变行为来判断是否有效，尤其是该干预只专注于行为向下一阶段转变。即对于一些难以改变的行为，只要在早期（如知识改变或认知改变阶段），促使个体心理从一个阶段向下一个阶段转变，不论行为是否改变，都可以认为干预是有效的。

PAPM 和其他阶段理论表明行为改变过程是动态的，所以健康教育工作者和评估者必须确定后续评估的时间表。干预引起的信念和行为的变化可能是短暂的，因此，如果只使用长期的随访评估，干预效果可能会被忽略。虽然长期的行为改变通常是需要的，但是阶段模型的观点提出了这样一种可能性，即使是短暂的改变也可能是朝着正确的方向迈出的一步，这有助于健康教育工作者理解不同阶段的障碍，并促进对象人群提高随后的行为改变尝试的成功率。

## （四）预防行动采用过程模型的挑战

PAPM 是一种理论框架，由于行为变化的复杂性，目前多数研究局限于横断面研究，很难总结出对各种行为都有效的 PAPM。PAPM 只提供行为转变的阶段，未提供影响行为各阶段转变的因素，在实际应用的时候，仍然需要结合其他理论分析各阶段转

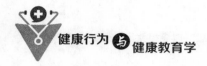

变的影响因素。不同健康问题和不同行为其行为转变阶段的划分不尽相同，阶段划分标准虽然复杂，但仍必须考虑。此外，PAPM 与其他个体行为改变理论一样，只考虑了个体因素对行为变化的影响，而未考虑环境因素对行为变化的影响。

### （五）理论拓展

为了弥补连续性理论模型和阶段性理论模型的缺陷，许多学者陆续提出了衍生模型或其他新理论模型，其中较为杰出的一个行为改变模型为 Schwazer R 于 1992 年提出的健康行动过程取向（Health Action Process Approach，HAPA）模型。该模型主要是在 Bandura 自我效能理论的基础上，通过将连续性理论模型和阶段性理论模型的优势相结合，进而更好地解释行为改变的机制，并能更好地制订行为干预计划。HAPA 模型整体分为两个部分，分别是动机（Motivation）阶段和意志（Volition）阶段。动机阶段是指个体的认知对行为意向的预测；而意志阶段是指当个体形成行为意向后，行为意向是如何对行为进行预测的。在实际研究中，为了使采取的措施更具针对性，学者将整个 HAPA 模型转化为三个阶段，动机阶段成为前意向阶段，而意志阶段分解为意向阶段和行动阶段。此三阶段对应的人群分别为无意图者（Preintenders）、意图者（Intenders）和行动者（Actors）。HAPA 模型不仅能体现行为改变的阶段性，同时也可反映行为改变的连续性。第一，在前意向阶段，行为意向的预测变量，即结果预期、自我效能和危险感知的改变都会使个体的行为意向发生改变。因此，在前意向阶段中个体行为意向的形成是连续的。第二，在意志阶段，个体的行为转变是一个连续的过程，个体在形成行为意向后，会开始制订行为计划，继而实施行为，并继续出现行为维持或行为消退。

Schwarzer 认为 HAPA 模型相比于既往的健康理论模型最为突出的贡献有两点。一是更为细致地划分了行为改变的过程和每个过程的内容，尤其是不同阶段的不同自我效能；二是该模型更为清楚地解释了行为变化过程中的特征变化，即阶段转变。相较于传统连续性理论模型，其优点在于克服了行为意向与行为之间的间隙（Gap），认为多数情况下，个体即便产生行为意向也不一定能够引起行为变化，两者之间仍存在许多变数。而 HAPA 模型在行为意向和行为之间添加的行为计划、应对计划和维持自我效能这几个变量能有效地解释这一问题。

HAPA 模型自提出后，已被广泛应用于国内外的行为改变研究中，如青年的戒烟、流感高危人群注射流感疫苗、促进成人的体育锻炼、指导膀胱癌造口患者增强自我效能等，另外，还在青少年口腔保健、安全带使用、膳食干预等方面有所应用。健康行动过程取向模型框架见图 3-9。

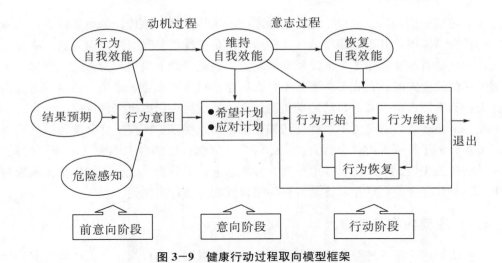

图 3-9　健康行动过程取向模型框架

# 第二节　应用于人际水平的理论

个体生活在由一定社会关系结合而成的社会群体之中。无论是处于学习群体、生活群体还是工作群体，个体总要同他人产生或多或少的情感联系，形成不同的人际关系和社会网络，从而获得各种各样的支持。应用于人际水平的行为改变理论强调人和社会环境的关系，主要针对对象在社会环境中的感知和习得性来理解健康相关行为，是一类在设计行为改变干预措施时广泛使用的理论。

## 一、社会认知理论

### （一）发展背景

社会认知理论（Social Cognitive Theory，SCT）源于社会学习理论。社会学习理论（Social Learning Theory，SLT）是指通过观察学习和替代性强化形成行为的过程。观察学习（Observational Learning）是指个体通过模仿他人而形成自己的行为。替代性强化（vicarious reinforcement）是指个体感受到他人的行动结果是正向的且令人喜悦的，从而决定也采用相同行为的过程。例如，某儿童看到同学通过参加足球社团锻炼了身体，结交了朋友，并逐渐养成了一种爱好及生活方式，希望自己也有这样积极且有趣的行为和生活方式，所以也去参加足球社团。社会学习理论把学习行为从个体直接体验或亲身体验扩展为观察学习他人的间接体验，强调互相学习。20 世纪中期，Miller、Dollard 等逐渐完善了社会学习理论并建立起了较为系统的理论体系。随着研究的深入，以 Bandura 和 Michel 为代表的学者提出的社会学习理论更强调人类认知因素在学习中的作用，更重视人类通过经验、观察和模仿学习的过程。1986 年，Bandura 和 Michel

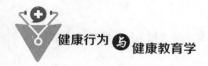

在社会学习理论的基础上完成了社会认知理论的主体框架。该理论的主要观点：个体在特定的社会情境中，并不是简单地接受刺激，而是把外界刺激组织成简要的、有意义的形式，并把已有经验运用于要加以解释的对象，在此基础上决定行为方式。例如，个体在结识一位陌生人时，首先要确定处于什么场合，对方的职业、地位、性格，对方当下的行为，其意图、动机及对自己的期望是什么，然后再决定做出何种反应。

在 Bandura 等人的努力下，社会认知理论不断发展。它不仅从社会学和政治学里吸收了很多有利于解释人类社会行为、集体行为的概念，也结合人本主义心理学的概念，对人类的自我决策、利他主义、道德行为等概念进行了分析。社会认知理论在演进与发展中不断与其他理论相联系，逐渐发展为综合性的人类行为理论。

### （二）主要内容及关键因素

社会认知理论是一种综合性的人类行为理论，强调人的行为、个人认知因素和社会环境影响之间的相互作用的动态性。根据社会认知的观点，个人的行为既不是单由个人内部心理因素驱动，也不是单由外部刺激控制，而是"行为因素、个人认知因素、环境因素"三者之间的动态相互作用所决定的，因此，社会认知理论又被称为交互决定论（Reciprocal Determinism）（图 3-10）。社会认知理论的核心思想主要体现在其展示出的交互性特征。交互作用因素包括人的思想、情绪、期望、信念、自我知觉、目标和意向、生物学特性（如性别、种族、气质和遗传易感性）与人的行为等。例如人决定自己的行为方式，反过来所采取的行为又会影响自己的思想和情绪。在健康教育与健康促进的实践中，交互决定论的优势更加突出。例如，依据社会学习理论，儿童的主要学习环境是家庭，所以家庭及家庭成员对儿童的很多行为都会产生深远影响。但是将社会学习理论应用于研究健康相关行为时就会遇到阻碍。因为健康相关行为不仅受家庭的影响，更受社会环境的影响。通过个体特征（如认知、动机、能力等）无法充分地解释健康相关行为，也不能有效地开展行为改变干预，而需要应用交互决定论强调个人认知、行为和环境三者之间的相互作用。

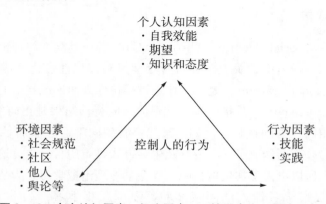

**图 3-10 个人认知因素、行为因素、环境因素交互影响示意图**

1. 个人认知因素：个人认知因素包括个体自我决定或自我调节行为的能力，以及反思和分析经验的能力。认知因素对行为的影响包括三个主要因素：对行为的理解水平

（知识）、参与行为的信心（自我效能）和预见特定行为模式的结果的能力（结果预期）。

（1）知识（Knowledge）：Bandura认为知识是行为改变的前提条件。但知识和态度只是行为改变的"起点"。譬如，一个人对性行为活动所持的信念、态度及性实践间的关系是复杂的。增加了艾滋病有关知识，增强了对风险的认知是否一定会改变相应的行为？国外实践证明，渠道广泛的公共健康信息虽有助于增加人们对艾滋病防治的有关知识，但远不能有效地改变多样化的高危人群的性实践。事实上，个体间艾滋病病毒的传播是在社会关系网络的环境下发生的。因此，拥有相应知识仅为行为改变的一个前提条件，知识让人们具备一定的常识、意识或警醒，但行为改变还需要考虑信念、动机与技能，以及社会环境等因素。

（2）自我效能：自我效能是健康相关行为研究领域最常用的概念之一，由Bandura最早提出并做了系统的研究。目前自我效能已被广泛应用于多个领域。自我效能是一种信念，是对能力的自我认识，即是否相信自己能在特定环境中恰当而有效地实施行为。自我效能以多种方式影响着人们的知觉、动机、行动及其效果，也影响着环境。个体对某项行为的自我效能越高，其尝试或实施该行为的意愿就越强，反之，较低的自我效能则意味着个体对实施该行为可能缺乏信心或感到恐惧不安，因此其实施该行为的意愿不强，该个体会犹豫不决，从而进一步阻碍其学习或实施该行为。自我效能不是与生俱来的，其可在行为实践、能力训练和强化刺激下逐渐增强。因此，在健康相关行为干预中，自我效能作为一个可被干预的因素成为重点关注对象。一般认为，自我效能与个人经历、说服（他人劝说）和从观察他人学到的替代经验有关。

（3）结果预期（Outcome Expectations）：根据社会认知理论，只有较高水平的自我效能尚不足以改变行为，个体必须同时拥有一定的结果预期才会有改变行为的意愿和动力。结果预期是个体对实施某项行为可能产生的结果所形成的一种感知。具体而言，它是人们对于实施某项行为可能产生的所有结果逐一给予评估，并推测实施该项行为"可能得到的利益"或"必须付出的代价"各有多少，以此作为决定是否实施该行为的依据。结果预期有正向和负向之分。若个体认为特定行为"可能得到的利益"高于"必须付出的代价"，其差值越大，则想要实施该行为的动机就越强，反之则会减少个体实施该行为的动机。另外，结果预期是个人的感知，有一定的主观性，也会因人而异。如果个体对实施某行为的结果预期与其兴趣相近，或者符合其希望得到的结果，则实施行为的可能性也会增加。

2. 社会环境因素：社会环境因素指在个人能力控制之外能够影响行动或行为的多个因素的集合，可分为物质因素和文化因素。物质因素包括居住地、设施、经济等，文化因素主要包括政策、教育、社会习俗、规范、舆论等。社会环境因素在人们健康相关行为的形成中起着非常重要的作用，但这些因素主要通过人的主观意识（情境）产生影响。当人们意识到环境提供了某类行为的机会时，人们可能克服障碍而实施该行为。如当工作场所禁止吸烟，员工戒烟成为风尚时，其中的吸烟者就容易克服种种困难而戒烟。当人们没有察觉到环境提供的机会时，环境的影响力就会受到限制。人的认知活动决定了多种外部因素中的哪些部分可以被观察到，并能进而影响个体应对环境的方式。没有对象认知的参与，就没有真正意义上的对教育影响的接受。社会环境因素也通常是

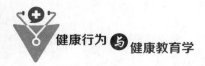

个人和人际行为互动的结果。家庭成员间相互影响形成的习惯性行为是重要实例，例如儿童喜好吃某些食品的行为就受到家长喜欢吃哪些食品、在家里能得到哪些食品以及在当地或在当时能够得到哪些食品等综合因素的影响。

社会认知理论对个体通过观察来学习、了解社会环境，进而形成行为做了系统的说明。例如通过模仿可形成自己的行为，大量心理学研究结果表明，人类的大多数行为都是通过观察习得的。模仿学习甚至可以在既没有示范也没有奖励的情况下发生，个体仅仅通过观察其他人的行为反应，就可以达到模仿学习的目的。人的不良行为也常常是通过这一途径形成的，如模仿电视明星的吸烟行为。健康教育也可以通过榜样的示范作用，诱导人们建立有利健康的行为。行为一旦形成，便由三个方面的因素调节与维持：①刺激，特定刺激可以决定某些特定行为在适宜的时间出现；②强化，在对象以特定方式活动时予以奖励；③认知，把行为同个体的内在标准进行比较，提供自我强化或惩罚，从而指引行为。

观察学习需要以下条件：①必须引起对象的注意，才能使其接受有关的外界情境刺激并加以学习；②对象要将观察到的行为保持在记忆中，以便在一定的情境中加以模仿；③对象需具有言语和动作能力，才能模仿一定的行为；④对象要有适当的动机，才会提高行为学习的效率；⑤应在实施正确行为之后加以强化。

3. 行为因素：行为因素直接影响健康。健康相关行为是指个人采取的行动，这些行为会增强健康（健康正向发展或改善健康问题）或危害健康（导致不健康结果或加剧健康问题）。行为因素包括一个人现有的健康相关行为能力或应对技能（行为技能）、增加或改变行为的目标（意图），以及他们实施事健康相关行为而受到的奖励（强化）或惩罚。

行为的强化是指使有利健康行为的频率增加，有助于正面行为的巩固或负面行为的中断。强化理论（Reinforcement Theory，RT）认为行为发生（或再发生）与否及其发生频度与行为前件和行为后件相关。行为前件是指能引发某行为的提示性事件，如摆在桌上的烟盒引发了吸烟者的吸烟行为，"桌上的烟盒"即为行为前件。行为后件指紧接着某行为的结果而发生的，能对该行为的再次发生与否和发生频度、强度产生影响的事件。如参加锻炼后受到父母鼓励，有可能促使孩子今后更多地开展体育活动，"父母鼓励"即为行为后件。能够提高行为反应频度的条件性事件（行为后件）称为强化因素。强化可分为外部强化和内部强化。外部强化一般通过他人的反应或其他环境因素来实现。人们通过观察了解到周围的人对某些行为的正面或负面反应，因而自己的行为受到强化（正向或负向）。这些行为既可能是自己的行为，也可能是他人的行为。例如儿童可以观察其父母的饮食习惯、饮酒或吸烟行为是否得到周围人的赞赏或批评。个体在学习过程中可以体会到周围环境对行为价值的判断，有助于产生效果期望。内部强化来自个人的经验或自身的价值观。在内部强化中，结果预期是重要成分。结果预期是个体对实施某项行为之后可能产生的结果所形成的一种感知。当个体相信"如果我实施这项行为就会有相应的（好）结果"时，才会有意愿采取行动。例如，如果个体相信自己使用安全套就可以避免感染 HIV，那么他就可能会实施该行为。结果预期具有"价值如何""是否值得""有多少意义"等含义，能进一步加强内部强化的作用。例如，认为运动可带来减肥效果以及健美的体型，调整饮食之后血压得到控制从而减少对高血压药物的依赖等。

惩罚与强化相反，可以降低特定行为在个体受到惩罚的情境下再次实施的可能性。其中Ⅰ型惩罚是在行为发生后通过呈现厌恶刺激来减少今后行为的发生频率，如在纠正一些不良行为时常用的厌恶疗法。Ⅱ型惩罚是通过消除使人愉悦的刺激来减少今后类似行为的发生频率，如家长通过禁止过度游戏来减少孩子不做作业的行为。

表3-5对社会认知理论的关键因素进行了定义和说明。

**表3-5　社会认知理论的概念及其在健康教育中的应用**

| 概　念 | 定　义 | 应用举例 |
|---|---|---|
| 交互决定论 | 环境因素影响个人和团体，但是个人和群体也可以影响环境和规范自己的行为 | 通过改变影响健康和行为的环境因素，有计划地保护和促进公众健康 |
| 结果预期 | 关于行为选择结果的可能性和价值的信念 | 改变与使用安全套有关的愉悦感的预期 |
| 自我效能 | 行为者对能成功实施某特定行为并克服困难的信心 | 增强妇女对自己能够说服性伴使用安全套的信心 |
| 集体效能 | 行为者对所在组群能成功实施某特定行为并克服困难的信心 | 鼓励父母组织少酒聚会并倡导改善相关环境以减少未成年人饮酒 |
| 观察学习 | 通过参与人际活动或媒体展示，尤其是通过同伴模式，学习形成新的行为 | 通过同伴教育课程促进大学生安全性行为的采纳 |
| 激励动机 | 矫正行为的奖励和惩罚的使用与滥用 | 将青少年吸烟者诉诸法律可能有难以预料的结果，而高税收能够阻止其开始吸烟 |
| 行为条件 | 形成有助于新的行为形成的环境条件，如工具、资源或环境改变 | 免费提供安全套，提供经济帮助以使妇女远离商业性活动 |
| 自我调节 | 通过自省、树立目标、自我反馈、自我奖励、自我教育、寻求社会支持等控制自我 | 对哮喘患者的计算机化自我管理培训，对戒烟者的电话咨询 |
| 道德分离 | 思考有害健康的行为以及一些因违背自我调节的行为规范标准而遭受疼痛的惩罚 | 对危及消费者或公众的违规行为的定性分析 |

临床医学中应用强化理论来实施行为矫正治疗已有很长历史，在健康教育中，强化理论也是解释健康相关行为和指导干预工作的有力工具。

总之，社会认知理论为解释、预测健康相关行为和制订健康教育干预策略提供了有用的理论工具。该理论被广泛应用于健康教育项目的设计中。但因内容较广泛和结构复杂，应用该理论需要丰富的知识、经验和训练。

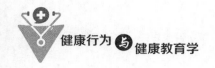

## （三）在健康教育领域的应用

社会认知理论在健康教育领域中应用较为广泛，主要的应用方式有两种：一是通过提高自我效能来改变健康相关行为，二是以交互决定论为理论框架来设计与指导健康促进项目。

具体而言，社会认知理论在健康促进实践中的意义包括以下几个方面：①阐述了人们的信念、价值观和自信心对健康相关行为的作用，这与健康信念模式有一定的共性。②解释了社会规范及社会模式等环境因素如何影响人们的健康相关行为。③为健康促进实践提供了实用指南，提供了如何将影响健康相关行为的因素综合起来并建立模型的方法。④改变了健康教育与健康促进实践者的角色与功能。健康教育与健康促进实践者应用社会认知理论时，其工作重心不仅在于改变行为，还在于通过改变环境、个体自我效能等来进行健康相关行为的干预。⑤在社会认知理论框架下，可以将健康教育与健康促进项目和改变物质环境、社会环境等措施结合起来。

## （四）应用案例

自 1970 年以来，随着慢性病在西方发达国家的流行，西方发达国家实施了多个慢性病干预项目，其中最有影响的即芬兰 1972 年实施的北卡雷利亚项目（Northkarelia Project）（以下简称"北卡项目"）。北卡项目是以社会认知理论为核心的健康促进实践的经典案例。其主要目标是降低当地人群主要慢性病（尤其是心脏病和中风）的死亡率和发病率，促进当地人群的健康。在社会认知理论的指导下，项目采取的主要策略和措施包括：

1. 通过电视媒介进行大众传媒活动。除了印刷大量的宣传资料，新闻界还对项目活动做了数以千计的报道。项目组与电视台合作录制并播出了有关戒烟和健康秘诀的全国性大型电视系列节目。项目设计了同伴模型，以电视"真人秀"的方式播放。人们通过电视跟随新闻及公益节目学习戒烟、减肥或保持健康体重、控制高血压等的行为活动。同伴模型可以起到提高个体及群体的自我效能、结果预期以及增加替代性学习的机会等作用。

2. 重视健康相关行为背后的社会环境因素。这是该项目成功使得该地区人群长期保持有利健康的行为的关键。具体的策略和措施包括：①重视建立社会支持环境。鼓励工作场所、学校、家庭等创立无烟区。早期的"禁止吸烟"（No Smoking）标语已经转变为更为正面的说法——"无烟场所"（Smoke－free）。②提供健康监测的便利设施，如为居民提供监测体重、血压等的设施与场所。③保证健康的饮食来源，包括为健康食品的生产商和餐饮商提供优惠政策，为生产乳制品、蔬菜、水果等健康食物的农民提供贷款保障等，保证健康食品的可获得性。

1997 年，北卡项目结束，经过 25 年的努力，该地区人群的心血管疾病发病率降低了 70%，肺部疾病发病率降低了 65%，人群寿命延长 6～7 年。该案例成功的根本原因在于使用了合理的理论框架，尤其是干预实践中的社会认知理论，基于此设计行为改变的具体活动和干预目标。

## 二、社会支持

个体的各种人际关系构成了社会交往的关系网络，社会关系网络的大小、强弱与人们有某种需要时能够获得的物质和精神的帮助密切相关。在医学实践中，人们早已认识到社会关系对健康相关行为及健康本身起着重要作用，对于这种作用的认识已经对健康教育工作有所帮助。

### （一）主要概念

社会支持（Social Support）是指一个人从社会网络中所获得的情感、物质和生活上的帮助。社会网络结构健全或合理是人们获取社会支持的基本条件。

社会支持从性质上可以分为主观社会支持和客观社会支持两类。客观社会支持是可见的或实际的，包括物质上的直接援助、团体关系的参与等；主观社会支持是个体体验到的或情感上感受到的支持，是指个体在社会中受尊重、信任、关爱与理解的情感体验和满意程度，与个体的主观感受密切相关。

社会支持从内容上可以分为以下四类：

1. 情感支持（Emotional Support）：在社会网络中，成员之间相互提供同情心、爱心、信任和关怀的情感帮助，使人在情感上获得满足。例如，家庭成员通过彼此的关爱和支持满足爱和被爱的需要。

2. 物质支持（Instrumental Support）：在社会网络中，成员之间相互提供具体的实际帮助或服务，使个体在物质上或技术上获得满足。例如，朋友生活困难时，提供金钱支持帮助其渡过难关。

3. 信息支持（Information Support）：在社会网络中，成员之间相互提供信息、建议、咨询、忠告等。例如，当朋友遇到无法解决的问题时，给予建议或忠告，帮助其解决问题。

4. 评价支持（Appraisal Support）：在社会网络中，成员之间相互提供有助于提高自我评价的反馈和行动意见，包括肯定其价值、强化其主观感受、正向的社会比较等。例如，当一个人对自己失去信心时，老师告诉他看到了他的优点和潜力，使其得到鼓励和支持，进而肯定自己，提高自我效能。

### （二）社会支持对健康的影响

1. 社会支持影响健康的相关理论。

（1）社会原因假设理论：该理论认为社会支持会直接或间接影响健康，无论是身体健康还是精神健康，尤其是情感支持会显著减少抑郁的可能性。因此，缺少社会支持会带来健康风险。例如妇女妊娠期间的社会支持和陪伴可减少妊娠并发症，分娩的情绪也更好；反之则会增加分娩风险和产后抑郁症的发生率。

（2）社会选择假设理论：该理论认为社会支持与健康之间的关系是不显著的，不良健康结局可能是心理因素（如性格因素导致的抑郁）所导致，同样该种心理因素也限制

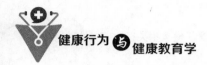

了其获得和维持支持性社会关系的能力。因此，一个人的性格因素（非社会环境因素）可能导致其对社会支持的获得和感知不同。该理论在一定程度上显示了社会支持对健康作用的间接性，心理因素、行为因素等均可作为社会支持影响健康的中介变量。

（3）压力理论：1988年，詹姆斯·豪斯团队在 *Science* 杂志上发表了一篇题为"社会关系与健康"的论文。作者审查了现有前瞻性研究的证据，他们认为，这些影响与血压、吸烟和体力活动的影响相似。此发现激发了对社会支持更具体方面和健康结果之间的联系的进一步研究。21世纪以来，人们开展的系统研究更加关注社会支持与健康的相关性，研究提出社会支持可以通过影响心理和行为过程来促进健康。其中最为重要的理论即为压力理论，其经常被视为研究健康的有效途径。压力理论认为，当生活事件对个人的作用超出其能力之外时，压力就出现了。压力反应是指机体对威胁自身平衡的因素所产生的连锁反应，个人在面对外来干扰时变得脆弱。长期维持高压力将使个体的新陈代谢紊乱，并将因此导致慢性病风险增高。这一理论关注个人对压力事件做出的反应，以及分析社会压力对某些疾病可能造成的影响。社会支持对于社会压力具有缓冲作用，而社会环境中的压力往往与健康问题相联系。社会支持在个人面临紧张的情况下能起到减压作用。在压力模型中，社会支持对压力有缓解功能，这表明社会支持是减轻压力负面影响的关键资源。

2. 社会支持影响健康的作用路径：大量的研究证实，社会支持不仅可以直接影响健康相关行为、压力、身体健康、心理健康和社会健康，而且与影响健康的个体及社区因素有关联，从而形成复杂的相互作用，具体见图3-11。

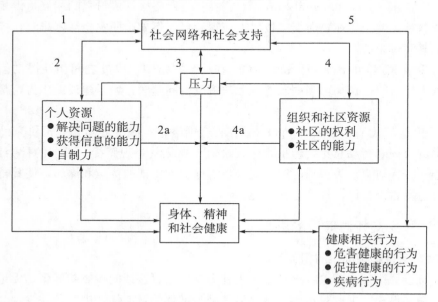

图3-11　社会网络和社会支持与健康的关系

资料来源：马骁，2012.健康教育学［M］.2版.北京：人民卫生出版社.

根据该模型图，路径1表示社会网络、社会支持与健康的直接联系。人都是生活在一定的社会网络之中，需要他人的陪伴、归属感和亲密感，也希望确认个人存在的价

72

值。而拥有良好的社会网络和社会支持，有助于人们获得陪伴、归属感和安全感，即使存在压力，这些支持也可以促进健康。反之，一个拥有健康的人，不仅可以维持原有的社会网络，还可以通过各种活动建立新的社会网络，从而获得更多的社会支持。

路径 2 表示社会网络、社会支持与个人资源的直接联系。个人资源主要指人在面临压力事件时所具备的应变能力，包括解决问题的能力、获得信息的能力以及自制力。在社会网络中，成员之间可以提供各种帮助，给予情感支持或评价支持，提高自我效能、解决问题的能力，从而减少压力带来的不确定性和不安全性。反之，当一个人有较强的解决问题能力时，可以通过信息支持反馈给社会网络中的其他成员，并提升社会网络的质量和数量。

路径 3 表示社会网络、社会支持与压力的直接联系。当一个人处于有积极效应的社会网络之中，并且拥有较多的社会支持时，可以减少暴露于压力源的频率，或缩短暴露的时间。反之，当一个人处于压力状态时，可能会减少与网络成员的接触，从而减少社会网络和社会支持的获取。例如，对经历重大生活事件（如丧偶或小孩出生）的人，社会网络和社会支持可以增强其对压力的应对能力或缓冲其压力，从而有利于健康。

路径 4 表示社会网络、社会支持与组织和社区资源的直接联系。当一个组织或社区内的成员之间联系较为紧密时，彼此之间形成的互惠、信任的社会资本也会比较高，从而增加组织或社区的资源，使得组织或社区在面临问题时有解决问题的能力。当组织或社区拥有较多资源时，则可帮助巩固现有的社会资源或建立新的社会网络，并增加成员之间相互提供社会支持的程度。

路径 2a 和 4a 表示个人资源、组织和社区资源可以降低压力源给个人健康带来的负面效应，即前文所提的压力缓冲。当人感受到压力时，若在个人和社区方面拥有较多的资源，则可将其用于面对压力，并且有足够的能力和信心应对所遭遇的挫折，从而减小压力给健康带来的影响。

路径 5 表示社会网络、社会支持对健康相关行为具有直接影响。一个人的行为不但受到自制力的影响，也常常受到其所处的社会网络的影响。例如，某人不仅与其所属的社会网络内的其他成员互动密切，而且经常得到他们的支持，则其所表现的行为（包括危害健康的行为、促进健康的行为以及疾病行为等）可能受到正面或负面的社会影响。戒烟行为的研究表明，来自家庭成员的社会支持有助于提高戒烟者的个人控制行为。

## （三）在健康教育与健康促进领域的应用

目前社会网络和社会支持的干预形式有五种类型：①增强现存社会网络的联系；②发展新的社会网络联系；③通过自然助人者（社会网络中可为网络成员提供建议、支持或其他帮助的人）和社区卫生服务人员增强社会网络；④通过分享社区能力建设和问题解决过程，在社区水平增强网络；⑤前四种干预形式的综合运用。干预形式不一样，干预的质和量也就不同。在选择干预形式时，应当对每种干预形式的功效以及每种形式的干预在什么情况下最有效进行评估。

社会支持的干预策略及活动详见表 3-6。

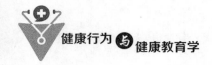

健康行为与健康教育学

表3-6　社会支持的干预策略及活动

| 干预策略 | 干预活动 |
|---|---|
| 加强现有社会网络的联系 | 培训网络成员提供社会支持的技能 |
| | 培训核心成员动员和维持社会网络的技能 |
| | 系统方法（婚姻咨询、家庭治疗） |
| 发展新的社会网络联系 | 与"导师"和"顾问"建立新的联系 |
| | 建立伙伴系统 |
| | 建立互助小组 |
| 通过社区自然助人者和卫生服务人员增强社会网络 | 确认社区内的自然助人者 |
| | 分析自然助人者拥有的社会网络 |
| | 为自然助人者提供健康和解决问题的技能培训 |
| 通过分享社区能力建设和问题解决过程来增强社会网络 | 确认社区中存在交叉或重叠的社会网络 |
| | 分析各个社会网络的特点及在拟解决问题中的作用 |
| | 建立持续发现和解决社区问题的机制 |

资料来源：傅华，2017. 健康教育学［M］.3 版.北京：人民卫生出版社.

## （四）应用案例

美国北卡罗来纳州在 5 个农业县实施一个帮助非洲裔老年妇女提高乳腺癌 X 光筛查率的项目（NC-BCSP）。前期调查了解到：①非洲裔老年妇女在处理自己的妇女健康问题时倾向于向本社区的其他妇女寻求帮助；②她们中的许多人属于某些活跃的社会组群。这种情况提示可以利用社会网络和社会支持，发动非正式网络（又称普通网络或自然网络）成员担任"健康咨询者"，通过信息交流、情感支持和技术指导来提高妇女乳腺癌筛查率。非洲裔人群社区的健康咨询者人选是较为年轻、活跃的社区组织成员，其具有良好的判断力，乐于助人。研究者对她们进行 10～12 小时的培训：增加健康咨询者关于乳腺癌和乳腺癌 X 光筛查的知识，提高其人际交流和小组活动的技能，使其了解卫生保健系统的基本情况。健康咨询者向社区其他妇女（每周 1～3 人）提供信息咨询和情感支持。由当地长期生活于项目县的卫生机构工作人员（同样为非洲裔妇女）指导健康咨询者工作。这些专业人员除指导和培训健康咨询者外，还在健康咨询者和卫生保健机构间建立联系，并参与制作专门的健康教育材料等。

过程评价和效果评价：鼓励健康咨询者向专业人员递交活动报告，每三个月由专业人员通过健康咨询者小组的一位代表掌握工作情况，专业人员访谈接受过健康咨询者帮助的妇女了解效果。结果显示，健康咨询者为社区妇女提供了很好的信息与情感支持，并在社区和卫生服务机构间起到桥梁作用。与对照县相比，项目地区有更多妇女参加了乳腺癌 X 光筛查，差异有统计学意义。

但健康咨询者较多与早已是自己的社区组群成员的妇女和家庭收入较高的妇女接触，而较少与未参与那些社区组群的、较孤立的妇女接触。这种情况提示健康咨询者应来自各种现存的社区网络。

## 三、社会资本

### (一) 主要概念

社会资本 (Social Capital) 是在 20 世纪中期社会科学提出的一个新术语,相对于社会支持,社会资本更强调集体属性。目前社会资本及其定义仍然处于发展阶段,不同的学者对社会资本有不同的定义。其中,Pierre Bourdieu、James Coleman 和 Robert D. Putnam 等人分别给出了具有典型代表意义的定义。

1. Pierre Bourdieu 的社会资本网络观:1980 年,Pierre Bourdieu 在《社会资本随笔》中将社会资本定义为:"基于共同熟识和认知的、或多或少制度化的关系网络而获得的实际的或潜在的资源集合体。"根据这一定义,社会资本是个人在社会结构中的社会关系网络联系以及成员资格 (身份),这一网络联系和成员资格有助于个人目标的达成。Pierre Bourdieu 还强调,特定行动者占有的社会资本的数量,取决于行动者可以有效加以运用的联系网络的规模大小,以及和他有联系的每个人以自己的权力所占有 (经济的、文化的、象征的) 资本数量的多少。

2. James Coleman 的社会资本功能观:1990 年,在《社会理论的基础》一书中,James Coleman 将社会资本定义为:"个体及共同体拥有的、表现为社会结构资源的资本资产,由构成社会结构的各个要素组成,主要存在于人际关系和社会结构之中,并为结构内部的个人行为提供便利。"James Coleman 从功能的角度对社会资本进行定义,他认为社会资本是属于个人,同时存在于人与人的关系之中的社会结构资源。社会资本属于公共物品,表现为人与人之间的义务与期望关系、信任关系与权威关系,也表现为一个社会的信息网络、规范和有效惩罚、各种有意创建的多功能组织。

3. Robert D. Putnam 的社会资本集体观:1993 年,Robert D. Putnam 在《使民主运转起来——现代意大利的公民传统》一书中,将社会资本定义为"社会组织的特征",例如社会参与网络、互惠的规范和普遍的社会信任感等,它们能够通过促进协调的行动来提高社会效率。Robert D. Putnam 的贡献在于将社会资本从个人层面上升到集体层面,并将其引入政治学研究领域,阐明了一个组织、地区乃至国家所拥有的社会资本的数量和质量与制度绩效的关系,把社会资本视为解决"集体行动困境"的有效机制。值得注意的是,Robert D. Putnam 运用社会资本的范式解释社会政治发展,从而使社会资本成为一种解释社会发展的新的分析框架。

社会资本是一个多维度的概念,很难说哪一种定义更为贴切,因为这完全取决于研究者的分析角度和分析目的。而从社会资本的定义,可以发现学者对社会资本具有一定的共识:社会资本是嵌入社会网络关系中的可以带来回报的资源投资。这个共识体现了三个基本含义:其一,社会资本植根于社会网络或社会关系之中,不能离开社会关系谈论社会资本;其二,社会资本是一种可以增值的资源,这种资源不仅包含货币、财产等物质资本,而且包含声望、信任、规范等文化资本以及个人的知识与技术等人力资本;

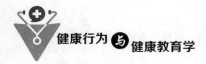

其三，社会资本不仅是嵌入社会关系中的资源，而且也是人们为了获取各种效益的投资活动。社会资本强调的是公民之间的关系网络以及这些网络中体现的规范，包括人们相互之间的信任、情感、互惠、利益、合作等。加拿大政策研究基金会在征求了全球若干社会资本研究者意见的基础上，对社会资本给出的定义是："社会资本是建立在信任、互惠、互助基础之上的社会关系网络，借助于这样的社会关系网络，个人或团体能够获得各种资源和支持。"

## （二）社会资本的层次、类型及对健康的影响

1. 社会资本的层次及类型：社会资本覆盖了微观（个体、家庭、邻里）、中观（社区及组织机构）和宏观（地区、国家）三个层次。在微观层次上，研究者考虑的是个人通过其嵌入的社会网络动员资源的潜在能力；在中观层次上，考虑的是一个具体网络的构架、网络中各要素的纽带关系模式以及网络中资源的流动方式；在宏观层次上，关注较为广泛的结构体系中的社会资本问题，如经济体系、社会文化、政策环境等，它对社会网络的构建、人们观念的形成、行为的约束等起着制度化和非制度化的作用。

有的学者根据社会资本的性质将其分为认知型社会资本（Cognitive Social Capital）和结构型社会资本（Structural Social Capital）。认知型社会资本主要指价值、信念、态度、行为和社会规范等抽象的部分，评价的是人们对人际信任、分享和互惠水平的感受。而结构型社会资本指社会组织外在的可以观察到的部分（例如社会网络的密度以及公共参与的方式等）。认知型社会资本和结构型社会资本互为补充。有的学者还把社会资本分为纽带型社会资本（Bonding Social Capital）、桥梁型社会资本（Bridging Social Capital）和链接型社会资本（Linking Social Capital）三种。纽带型社会资本源自背景相似的人的互相交往（如人口学和社会经济特征比较相似的人），是一种联系较为紧密的社会关系，具有较强的认同感。桥梁型社会资本指地位和权力相差不大，但是在其他方面迥然不同的人之间的相互联系（例如同事、朋友等）。与纽带型社会资本相比，人们之间关系相对疏远，但可能具有共同的利益。链接型社会资本源于不同等级和权力阶层的人的互相往来，由于人们处于不同的社会网络和组织，具有不同的经济和社会背景，所以链接型社会资本是一种比较弱的社会关系，它有助于人们超越既有网络和层次，通过与其他网络和层次进行连接来获得信息和资源。对健康领域而言，纽带型社会资本在信息传播、健康规范构建、控制偏离行为、促进互助以及保护脆弱人群方面具有重要意义，而桥梁型社会资本和链接型社会资本也对信息传播、服务提供和实施以及控制偏离行为具有一定的意义。

2. 社会资本影响健康的途径。

（1）宏观社会资本集中体现在社会制度上，社会制度中的社会规范和道德标准对人们的行为起着强制性的约束作用，文化理念对健康观念的形成起着潜移默化的作用，社会制度通过信息渠道和有效支持途径对健康产生影响。例如，不同层次的教育、各种新闻媒体广泛传播健康信息，促使人们自觉抵制吸烟、酗酒等不健康的行为和生活方式，形成健康的思想观念和生活习惯。民主的社会制度可以营造出公民团结、互惠合作、共同参与的良好社会氛围；居民享有平等的政治参与权利，对社会事务关注程度高，社会

凝聚力强大。在这样的社会当中，关注社会成员健康利益的卫生政策和法律更有可能得以通过，全民参与的公共卫生运动更有可能有效实施，"人人享有健康"的目标更有可能实现。

（2）中观社会资本的核心是社区参与。社区水平的社会资本对健康有三个作用途径：①直接影响健康相关行为。社会资本会通过健康信息的传播，增加采纳有利健康的行为（如锻炼身体）的可能性以及对不健康的行为施加社会控制来影响社区居民的有利健康的行为。②通过服务和设施的可及性影响健康。富有凝聚力的社区更具团结力量以确保当地卫生服务不受政府预算削减的影响。此类社区的居民更有可能聚集起来创立适当的社会组织以确保服务的可及性，例如交通运输、社区卫生机构、娱乐设施等一些与健康相关的服务。③通过社会心理作用过程影响健康。这些社会心理作用过程为居民提供情感支持，并且是自尊和相互尊重的来源。

（3）在微观社会资本中，信任和家庭支持对健康的影响更大。大量研究证实，以信任作为社会融合的指标与更好的生理健康之间存在一定的关联。而从家庭角度讲，家庭结构的破坏（如离婚、丧偶、子女或同胞死亡等）、家庭功能的失调（如儿童或老年人缺乏家庭支持）、家庭关系的失调（如夫妻关系失调）都会影响家庭支持，从而对家庭成员的健康产生不良影响。日本的一项关于离婚家庭与正常家庭的比较研究发现，男性离婚者平均期望寿命较非离婚者短 12 年。

### （三）在健康教育与健康促进领域的应用

从社会资本的概念讲，社会资本是个体在行动中获取和使用的嵌入社会网络的资源。这些资源可以来自人际互动，也可以来自社区网络，以及更为宏观的社会环境因素。因此，社会资本在健康教育与健康促进领域中的应用主要在于，它作为一种社会力量，可以促使个人、社区和机构的力量凝聚在一起，进而实现共同行动，以帮助居民改善身体健康、精神健康、照顾、教育、生活质量等。由此通过分析影响特定人群的健康及健康相关行为的社会资本，进而有针对性地开展健康促进项目。具体而言，社会资本可以通过以下途径对健康及健康相关行为产生影响：①影响健康相关行为的规范、态度和价值观；②通过影响自尊、自信、自制力，进而影响健康相关行为；③通过社会网络，影响人们对卫生保健和便利设施的利用。

### （四）应用案例

在当前的社会背景下，单纯用政策或者制度推进社区居家养老服务，缺少社会支持，无论在效果上还是资源与财力的耗费上，都不能达到很好的效果，这在世界各国的社区实践研究中已经达成共识。以社区为基础，强调通过邻居、亲属、朋友的支持，创造良好的社会环境、传播有益的健康信息以及培养社会责任感来影响健康。社会资本还可以通过参与社区组织、社会支持、社区情感联系、社会网络、非正式互动以及志愿活动等，增加社区社会资本存量和社区可利用资源，增加老年人长期照护服务内容，提高服务质量。

日本建立了长期照护保险制度，旨在为需要长期照护以提高生活质量的人提供服

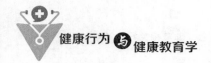

务。这种护理保险为失能老年人提供了良好的保障，进入老年期之后，人们不必担忧无人无钱照顾的问题。长期照护保险是日本解决老年人问题的一个重要制度，但随着老年人口压力逐渐增加，长期照护保险的运行压力也日渐增加，日本各地也开始探索一些解决问题的出路。大牟田市（Omuta）为失智症老年人建立了社会资本干预的服务模式。这种服务模式主要基于社会资本制订一系列措施保障失智症老年人得到关照，主要的做法包括建立照顾圈和失智症老年人走失 SOS 网络培训（包括相互支持小组和每月茶话会讨论，基于网络寻找支持）、对儿童青少年进行老年失智症的教育（包括为学龄儿童印发失智症说明书）、对失智症老年人照看者的培训（包括对为家庭和老年人提供服务的人员培训失智症相关知识和照顾技巧）等。从该地区的做法上可以看到，社会资本的应用和构建已经被纳入长期的照护体系中。对需要长期照护的老年人进行直接干预，通过增加社会资本的支持，为老年人和家属提供服务，使其进一步了解失智症，沟通家庭关系，以及为失智症老年人安排适当的生活也是其提高老年人生活质量的内容之一。此外，还增加了对社会资本的构建部分，该地区从增进社会对老年失智症的理解入手，对全社会开展全面教育，使社会氛围和社会环境支持等均得到提升，使得减少对老年人的歧视成为可能。

# 第三节　应用于人群和社区水平的理论

应用于人群和社区水平的理论，不同于应用于个体和人际水平的理论，这类理论以某一人群或社区水平为基础，不局限于某个人或某几个人，研究群体层面上的行为改变。其中创新扩散理论、社区组织理论、社区动员是较为成熟和完善的理论，下文将为大家介绍这三个理论。

## 一、创新扩散理论

创新扩散理论是从群体层面分析和解释新事物被传播和采纳的过程的一种理论模式，该理论属于人群和社区水平的健康相关行为理论，已在不同学科得到广泛应用。从创新扩散的视角来分析、解释新观念及新事物在社会系统中扩散与采纳的过程和规律，并将其应用于健康教育与健康促进中，能够更加快速有效地提升健康教育与健康促进的传播及其效果。

### （一）创新扩散的概念

创新扩散（Diffusion of Innovation，DI）指一种新的思想、事物、技术与方法在一定的时间内经过相应的渠道或媒介在某个社会系统中传播，并逐渐为该系统成员所了解和采纳的整个过程。在创新扩散的过程中，一种创新的普及往往需要一定的时间，而进行创新扩散研究正是为了找出缩短这一时间的方式与方法。创新扩散研究的发展可以追溯到早期的乡村社会学研究，Ryan 和 Gross 从 20 世纪 30 年代杂交玉米在美国艾奥瓦州农民中普及应用的实例中受到启发，对这一新技术的传播现象进行了一系列相关研究，最终形成了创新扩散的经典模式。

## （二）创新扩散的要素

1. 创新（Innovation）：创新可被认为是一种新的思想、事物或新方法，其新颖性可由三个方面表达，即所含知识、本身的说服力，以及人们采纳它的决定。创新是当今世界的一个潮流，各种新思想和新事物每时每刻都在涌现，这些创新不断推动着社会的发展和进步。在健康和行为研究领域的创新也十分活跃，健康的新思想、新方法和新技术在不断问世。经典的创新扩散理论主要研究新事物的传播与特性，涉及新事物在一个社会系统内的传播过程、传播渠道和社会系统成员对新事物的采纳状况等。

2. 传播渠道（Communication Channels）：传播是为了相互理解而制作、传递和分享创新信息的过程，包括确定对目标人群和创新而言最佳的传播系统和渠道。与其他传播过程有所不同，创新扩散所传的事物对于采纳创新的个人和单位而言具有新奇性和不确定性。创新扩散的传播渠道主要包括大众传媒和人际关系渠道。大众传媒主要包括电视、报纸、广播、书籍等，是比较高效快捷的传播手段。人际关系渠道则是指两个或多个个体面对面地交换信息的方式。在创新扩散的过程中，大众传媒能够有效地传播创新相关的知识和信息，让受众了解创新的存在。同时，人际关系渠道在说服他人接受和使用新事物方面也显示出更为直接的作用。因此，大众传媒渠道在知识传播、广而告之方面最为有力，而人际关系渠道在改变受众态度和行为决策方面效果更佳，两者结合是传播和说服大众利用创新的最有效途径。

3. 时间（Time）：时间作为创新扩散中的另一要素，影响着个体创新的决策过程，它不仅被用来衡量社会系统成员的创新性，也直接影响着创新扩散的速度和模式。其中，扩散速度指的是社会系统中一定比例成员采纳该项创新所需要的时间，受到创新本身和社会系统等多种因素影响。而扩散模式指的是累计采纳创新的成员比例随时间变化的过程。创新扩散是一个过程，可以用时间进行衡量。因此，采纳创新的时间早晚常被用来评价社会系统成员的创新性。

4. 社会系统（Social System）：社会系统是一组相互联系的、有着共同问题和同一目标的单位，社会系统可以是个体、非正式或正式的群体，以及相互关联并致力于解决共同问题以实现相应目标的组织。社会系统界定了创新扩散的范围。社会系统的结构、规则及其中的舆论领袖在创新扩散中起重要作用。社会结构是社会系统中各个单位的规则排列，社会结构中个体的行为具有一定的规律性。等级制是一种较为正式的社会结构，而人际网络则是一种非正式的社会结构。创新传播总是在人际网络中进行，这种非正式的结构将网络内成员连接起来，决定在何种情况下人们如何互相影响。不同的结构意味着对新事物有不同的采纳行为。

## （三）创新扩散的过程

身处某个社会系统中的人采纳新事物一般需要历经五个连续的阶段。

1. 了解阶段：个体刚刚接触新事物，开始意识到创新的存在，但对创新相关的知

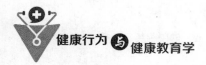

识、技能及原理知之甚少。一般而言，教育程度较高、社会经济地位较高、暴露于较多大众媒体者，更容易接触到或意识到创新的存在。创新决策的过程也始于该阶段。

2. 兴趣阶段：采纳创新要了解相关知识，而态度的转变也非常重要。目标人群对新事物产生兴趣，并寻求更多的信息，基于各种信息综合评估采纳创新的可能结果，此为使其形成坚定而积极态度的重要环节。

3. 评估阶段：在态度形成的基础上，目标人群根据自身需求，考虑是否采纳创新。此时如有舆论领袖的支持，个体通常采纳意愿较强，采纳所需的时间也较短。获取试验机会有助于个体尽快做出是否采纳该创新的决定。

4. 试验阶段：也称初步采纳或尝试创新阶段。处于该阶段的目标人群观察新事物是否适合自身情况并进行尝试。在尝试创新时采纳者可适当调整和改进创新使其更加符合自身需要及实际情况。本阶段的关键在于提高人群的自我效能，积极推行创新试验。

5. 采纳阶段：在该阶段创新得以持续且大范围地应用或实施。此阶段的关键在于强化，那些在使用新产品或采纳新实践中能够获得积极强化的采纳者往往更能维持这一创新。强化可以是物质强化或精神强化，可为采纳者自身的内在强化，也可为外在强化。因此，此阶段的关键在于强化，健康教育者应为采纳者提供支持性的信息。

不同学科的研究表明，几乎大部分新思想、新事物在一个系统内扩散的过程通常呈"S"形曲线：在接触创新伊始，采纳的人数较少，扩散的进程也较为缓慢。当采纳创新的人数增加到人群的一定比例时，曲线呈迅速上升趋势，而在接近于最大饱和点时再次放缓（图 3-12）。

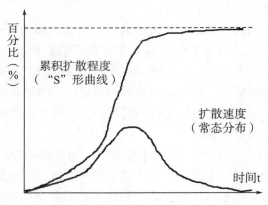

图 3-12　创新扩散理论（Rogers，1995）

图 3-12 的曲线轨迹表明，新事物的扩散过程要经过引导期、增长期、成熟期、衰退期。Rogers 指出，新事物在一个社会系统中要能继续扩散下去，首先必须有一定数量的人采纳这种新事物，通常这个数量是该系统人口总数的 10%～20%，创新扩散的比例一旦达到临界数量，就进入迅速上升期。饱和点（Saturated Point）指的是创新在社会系统中一般不能达到百分之百扩散，很多创新在社会系统中最终只能扩散到某个百分比。

## （四）采纳者的类型

根据人群接受新事物时间的早晚，采纳者可分为五种不同的类型（图 3—13）。

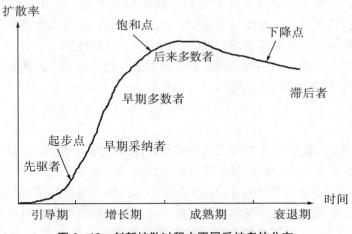

图 3—13　创新扩散过程中不同采纳者的分布

1. 先驱者（Innovators）：社会系统中最早采纳新事物的人，约占人群总数的 2.5%，是愿意率先使用新技术、新产品等新事物并甘愿为之承担风险的那部分人群。此类人群一般见多识广，承担风险能力强，善于创新和冒险。他们不仅自己能够接受新事物，还经常通过口头传播和劝说，使他们所处群体的"领袖人物"相信并且采纳新事物。之后，"领袖人物"又向处在他们人际传播范围中的接受者扩散影响，于是更多的人采纳新事物。新事物开始的传播常局限于小圈子，是"领袖人物"突破这种限制使新事物向更大范围传播，因此他们是新事物融入社会系统的把关人。

2. 早期采纳者（Early Adopters）：在先驱者之后接受创新的人，约占人群总数的 13.5%。他们往往是公众舆论领袖，有更高的社会经济地位，与当地社会系统联系紧密。作为行动楷模，早期采纳者对他人起着角色示范的作用，他们对周围人传达自己对新事物的主观评价，以减少创新扩散过程中的不确定性，对后续采纳者的接受行为产生决定性的影响。

3. 早期多数者（Early Majority）：社会系统中在早期采纳者之后接受创新的 34% 的人。该群体在完全采纳一个新事物之前，往往需要深思熟虑，他们比先驱者和早期采纳者需要更长的时间来评估新事物并做出采纳决策，较易受到意见领袖和大众媒体的影响。早期多数者在播散过程中起着承前启后的作用。

4. 后来多数者（Late Majority）：相对较晚的大多数接受者，比系统内普通成员还稍晚采纳创新，约占人群总数的 34%。这些人相对慎思多疑，比较传统和保守，多为社会地位或经济状况较差者，容易受到同伴的影响。他们在感到新事物是安全的后才会尝试采纳，群体规范的力量对他们的采纳起很大作用。

5. 滞后者（Laggards）：社会系统内最后采纳创新的群体，约占人群总数的 16%。该群体是社会系统中的少数保守者，观念相对传统，对新事物和推动创新扩散的人持怀

疑态度，较孤立，且由于教育程度、财力、物力受限，多数情况下甚至会对创新持反对意见。只有当确信创新计划不会失败，新的发展将成为主流时，他们才会被动接受。

相关研究表明，早期采纳者与滞后者之间有着以下显著的区别：①经济地位因素。与滞后者相比，早期采纳者往往社会地位、教育程度更高，且具有更强的社会支持网络。②个性及价值观因素。与滞后者相比，早期采纳者往往具有更高的智商和逻辑思维能力，对科学和创新也有着积极的态度。③传播行为及方式因素。与滞后者相比，早期采纳者的人际关系网络更加广泛，接触媒体的渠道也较为多元，因此易于获得更多的创新知识，且具有更强的舆论导向能力。

### （五）应用范畴

创新扩散理论的优势在于可将大众传播与人际传播紧密结合，针对不同类型的人群可采取不同的扩散策略组合。但目前该理论也存在一定的不足之处，如影响扩散的各类因素较为繁杂，特别是一些新生事物在发展中国家的使用及采纳所付出的代价也不容忽视。同时，无论新事物的科学性和价值如何，个体和组织总是按照自己的体验和环境来决定是否采纳。如尼古丁口香糖和贴片是在西方国家被认为有效和广泛采用的戒烟产品，国内也曾按照西方的传播策略在上海推行，采纳者却很少，原因在于该新事物不甚符合国内的文化背景，人们缺乏较强的戒烟动机。由此看来，文化差异对创新扩散至关重要。因此，因地制宜地采用该理论，根据不同国家、民族的文化背景和实际情况不断丰富和完善理论模型和实践经验是实现创新扩散科学性和有效性的必由之路。

自 20 世纪 60 年代后，创新扩散理论被应用到各学科领域，如教育学、公共卫生、通信、市场、社会学和经济学等，当今的创新扩散研究已涉及更为广泛的方面。但鉴于传统的创新扩散理论所存在的一些缺陷和所研究问题的特殊性，需要对其进行不断的创新与完善。

1. 饱和点的突破：Rogers 提出的创新扩散正态分布理论简单、易于理解，但其本身存在着固有的缺陷。这个正态分布理论的前提条件是社会系统内所有成员迟早都会接受该种新事物，这种对新事物采纳者的分类只有应用在特殊的新事物或成功的革新成果上才有意义。以往的研究也一直把注意力放在成功的革新成果上。但在实际中，新事物在社会系统中形成的扩散曲线饱和点并非总能达到 100%，很多新事物在社会系统中最终只能扩散到某个小于 100% 的百分比。当系统中的新事物采纳者再也没有增加时，系统中的创新采纳者数量（绝对数量表示）或创新采纳者比例（相对数量表示），就是该创新扩散的饱和点。

2. 新事物属性区分：新事物有不同属性。现有的创新扩散理论将所有的新事物看作等同的单元，而在实际应用中所遇到的情况却要更加复杂。同一种新事物可能具有不同的属性，不同属性的亚类别事物具有不同的扩散特性。因此，在使用该理论解决实际问题时还需根据事物特有的属性，做到"因材施教"。

3. 行为源：应用创新扩散理论可在社会系统和组织层面上来阐明危险性行为的传播和扩散。在以往的扩散研究中，虽已充分掌握了新事物被采纳的过程与方式，然而，背后的原因我们却知之甚少。人的行为是由个人与环境相互作用而产生，创新扩散理论在社会系统层面上来阐明现象的传播规律，但究竟是什么动机、何种需求以及什么社会环境影响着人们决定采纳或使用一项新事物，目前的研究还不能科学客观地回答此类问题。

4. 环境情境作用：除行为源的问题外，以往的扩散理论研究也忽略了环境变量对传播的影响。但实际上，环境变量对传播的影响无处不在。如在我国传统文化背景下，人的思维方式相对缺乏独立性，易于受暗示，这些因素均会影响新事物的采纳。此外，各民族不同的风俗习惯也直接影响新事物的采纳与实施。

5. 采纳后续行为分析：创新扩散理论以解释和预测扩散规律为主，评价指标为"采纳状况"。但如同很多新生事物的出现与消亡一样，实际研究中不但需要重视对新事物采纳与否，还应重视如何采用新事物及采用新事物后所产生的相关效应，通过"采纳状况的有效性"来评价创新扩散的最终效果。

6. 扩散因果连环实证策略：以往的创新扩散研究多采用横断面研究的思路与方法，描述性地揭示了各个变量与行为采纳之间的关系。尽管证实了这种关系的存在，但并不能有效解释创新扩散理论在解决实际问题中的可行性与有效性。较好的做法应该是采用纵向研究设计，通过扩散因果连环的分析策略进行研究，如通过揭示"行为源→传播→行为采纳→采纳后续行为"的关系来验证这一理论对解释危险性行为的可行性与有效性。

（六）实践案例

创新扩散理论近年来在国际上已广泛应用于健康研究和实践领域。国内对于该理论的应用也日趋成熟，其在不同领域均取得理想效果。

预防性创新是指为避免某一时刻发生某种不希望的结果而需要在当前及时采取行动的一种新想法，体育锻炼行为属于预防性创新。预防性创新中的行为后果很难或者较难被事先感知，所以不易被人们采纳。因此，国内某研究团队将创新扩散理论应用于"城镇居民体育健身行为项目"，利用该理论进行相应的健康教育和干预。

研究者分层随机抽取四川、重庆区域城镇社区居民作为研究对象，通过问卷调查和访谈，采集了该人群的基线数据和追踪调查数据，应用大众传播媒体、人际传播方式、意见领袖和变革者等手段进行干预。具体干预手段包括：①大众传播媒体，对干预人群分发含有健康信息的报纸和杂志，鼓励其阅读。②人际传播方式，发放研究小组设计制作的健身行为宣传材料及体育锻炼所用的纪念品，如运动毛巾、运动护腕等。③意见领袖和变革者，请社区医院的医务工作者和社区体育健身指导员对干预人群进行健康宣讲和锻炼方式的指导及咨询等。

该项研究发现，在认知、态度、意向等方面，随着个体体育锻炼的深入，创新行为的相关知识更加丰富，认知更为明确，有利健康的行为的认同感更强烈，行为障碍更少。大众传播媒体方面，"电视广播""报纸杂志中的健康信息"等，对体育锻炼前期阶段者效果更明显。人际传播方面，"家人的劝告""朋友的劝告""家人或朋友的疾病经验"等，对于体育锻炼早期者向行为实施者过渡有一定的巩固效果。而在意见领袖和变革者方面（主要涉及医生的建议），在个体形成体育锻炼行为规律之前，对体育锻炼者

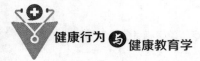

行为的引导和信心的建立尤为重要。但是，外界干预手段虽然能够在短期改变个体的行为，但并不能在行为的长期维持上起决定性的作用，而个体内部的锻炼动力是其锻炼行为改变和维持的重要因素。

## 二、社区组织理论

社区组织理论（Community Organization Theory）来源于生态学、社会系统论、社会网络和社会支持等理论，强调社区组织对识别、评估和解决人群健康问题的作用，动员区域内资源实现目标。社区组织理论在国外应用较多，且利用其实施的健康行动均取得了良好成效，而在国内该理论的研究与应用则相对有限。随着研究的不断深入，社区组织的相关概念与理论在实践中逐步完善，这对于健康教育和健康促进的有效实施具有重要意义。

### （一）社区组织的概念

社区（Community）是根据地理分布和行政关系划定的具有明显界限的局部区域。社区有地域范围，其空间没有特别规定，或大或小。社区是人的组合，也是制度的组合。社区的健康促进不只限于一个人、一个家庭，而强调促成组织活动，实现"化民为俗"。社区开展健康教育与健康促进活动需要科学的理论支撑和规范的组织过程，做到"有物有则"。

社区组织（Community Organization）指协助社区中的群体或成员共同解决所面临问题的过程。社区组织所隐含的意义是增权，透过个人或组织的力量去控制他们的生活和环境。社区组织既是一种解决问题的方法，也是一个解决问题的过程，其任务就是围绕社区的需要和问题，组织社区内成员共同解决自己的问题。组织机构是社区组织的重点对象之一。组织机构（Organization）是一个复杂、多层的社会系统，由人员、其他资源和特定的文化等要素构成。在社区内，既有本社区自己的组织，也有外部组织向社区的延伸，如居民委员会、社区卫生服务中心、学校、妇联和残联等机构。为了有利于健康促进，提高政策和环境的支持，往往要求进行必要的组织改变（Organizational Change），这种改变可能在组织内部和组织之间的多个层面上进行。

### （二）社区组织理论模型的分类

社区组织理论由若干个理论模型构成，按 Rothman 的分类，主要包括区域发展（Locality Development）、社会计划（Social Planning）和社会行动（Social Action）三部分，且这些部分在应用中相互交叉结合。

1. 区域发展（Locality Development）：区域发展是一个过程导向性模型，鼓励社区居民通过自助及互助，积极参与识别和解决他们自己所面临的问题。只要社区内的多数人参与决策与社区活动，就能实现社区发展。该模型通常建立在社区居民与相关组织对等的关系上，注重挖掘与培养领导人物，强调共识和协作、发展舆论、能力建设和较强的任务取向，在此基础上外部力量的支持也是必要的。

2. 社会计划（Social Planning）：社会计划是一个问题导向性模型，要求不同层级的人员和组织参与其中，包括社区内部成员和外部专家，共同处理复杂的社会问题，除了提供技术帮助外，主要提出任务目标和实质性问题的解决方案。模型强调根据实证经验的手段来解决社区问题，通过有关人员的调研与论证，提出切实可行的解决方案，进而实施与推行。

3. 社会行动（Social Action）：社会行动是兼顾问题导向和过程导向的模型，主要针对解决问题能力的提升和对社会困难群体的救助，强调目标是实现具体制度的某种变化，使权利、资源及决策权得到再分配，并影响社会政策的改变。其问题的有效解决涉及居民的集体意识和行为能力，同时传播的信息和技巧也是重要影响因素。社会行动的主要方法是辩论、磋商和倡导等。

Rothman 三模型的广泛应用对实践产生了较大影响，但它的假设前提存在一定局限性。这些在健康教育和健康促进实践中需要注意避免。①对社区范围设定限制，如区域发展不鼓励跨越地理界限；②社会计划模式容易过度依赖外部专家的知识和技术，忽视社区本身解决问题能力的提升；③体现了"以问题为基础，以组织者为中心"，而不是"以提升社区解决问题能力为基础，以社区成员为中心"；④忽略了影响社区的一些重要方面，如社区的长期发展和意识形态。

## （三）社区组织理论的核心

社区组织理论的核心是增权（Empowerment）。世界卫生组织将增权定义为"人们获得自己控制、决定及行动去影响自己健康过程的自主能力"，并强调建立个人潜能。增权涵盖了个体、人际关系、社会参与三个层面的社会行动。通过增权，个人和社会组织在复杂的社会背景下，挖掘与激发自身及社区潜能，掌握社区的命运，真正成为社区的主人。这种权利是通过各层面"助人自助"的社会行动获得的。

个人增权强调个体在增权过程中的决定作用，表现在人们对社区活动的积极参与。社区增权强调在增权过程中社区发挥外力助推和保障作用，表现在社区的意见得以被重视，自身的能力得以增强，政策和支持条件得以改善和资源得以增加等。体现增权的关键是忧患意识（Critical Consciousness），指社区成员认识到所处社区的不利因素，希望改变现实并付诸行动。社区成员的参与意识也是增权的表现，主要指社区成员以主人翁的态度主动了解本社区存在的问题和需求，提出合理化建议，并投身解决问题的行动中去。社区能力与增权紧密相关，包括凝聚共识、主动参与、领导协调、网络架构和整合资源等。在社区能力建设中最重要的是社区中各种力量的联合，其次是开发领导层，再次是建立和利用有效的社会网络。

人们采取良好行为或放弃有害行为往往取决于三种认知，即对危险处境的预期、对行为改变而降低威胁的预期以及对采取积极行动或抑制危险习惯的预期。风险知觉（R）、情境（S）及结果预期（O）间的关系可表述为：

$R$（Risk Perception）$=S$（Situation Expectancies）$-O$（Outcome Expectancies）

社区组织理论以此为出发点，利用忧患意识、参与意识、集体意识及有效的社会网络，鼓励个人和组织在复杂的社会背景下，围绕自身需要和问题，通过个体努力及有效

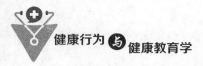

联合，培养共同兴趣，提升各方能力，改善现有条件，合理利用资源，最终实现共同目标。

### （四）社区组织理论的实施步骤

社区组织理论在各类健康教育与健康促进活动中的实施目前尚无固定范式，以McKenzie等人提出的步骤为例，其主要步骤如下。

1. 发现问题：部分人员率先察觉到社区所存在的问题，我们将首先发现并提出问题的人员称为创始者。如果创始者是社区内部成员，其所发起的社区行动属于"由下而上的（Bottom-up）行动"。若创始者为社区外部人员，其所发起的社区行动属于"由上而下（Top-down）的行动"。

2. 进入社区：该步骤为社区组织能否成功的关键。一般而言，进入社区需要首先找到该社区的"守门人"（Gatekeeper），即该社区的负责人或极具影响力的社区人物。"守门人"可以是有正式职务的人员，也可以是没有行政职务的人员。在进入社区及接触社区"守门人"之前，必须了解该社区特有的文化习俗与政治氛围，以降低遭遇阻力或被拒绝的可能性。

3. 组织居民：该步骤的主要目标是争取社区成员的支持，从而同社区核心成员一同解决社区内的相关问题。组织的步骤一般是从对解决社区问题高度关注且愿意率先参与的成员开始，进而逐步扩大范围，吸纳更多的成员来参与社区组织。

4. 社区评估：社区评估是社区组织与社区建设的重要步骤，其中，社区组织强调以社区需求为侧重点，而社区建设则是以社区能力为侧重点。社区需求评估指通过资料收集与分析过程，找出并界定社区亟待解决的问题。社区能力评估多指对社区资源的分析。

5. 决定优先顺序并设定目标：通常在社区资源有限的情况下，无法同时解决社区面临的所有问题，这就要求对现有问题进行梳理、排序，确定优先解决的问题，即解决亟须解决的、改变易于改变的。

6. 寻求解决方案并确定策略组合：社区问题的解决并非"一把钥匙只能开一把锁"，而是拥有多种解决途径。根据所面临的问题，找出各类解决途径的优劣点，选择最优策略组合是该阶段的核心所在。

7. 执行计划、评估成效、维持效果和不断循环：解决社区问题的过程通常是一个周而复始、不断循环的过程。当计划目标与策略组合均确定后，计划的执行、成效的评价和效果的维持便按照既定顺序推进。同时，该阶段的结果反馈将为下一个阶段或循环的开始提供基础与借鉴。

### （五）应用范畴

社区组织理论在国外应用较多，且利用其实施的健康行动均取得了良好成效，而国内对该理论的研究与应用则相对有限。美国斯坦福三社区进行了以社区为基础的心血管疾病预防研究，其目的在于通过健康教育改变人们的行为习惯，最终使心血管疾病的发病和死亡减少。9个月后，采用社区组织理论的干预组改变危险行为的效果显著高于对照组。在该项目结束后，涉及五个城市的大规模干预计划也在进行中。Edward V 也较早通过运用社区组织理论，分析和探讨自我认知和集体效能的概念及它们在个人和群体行为中如何影响组织，证明该理论可将存在无助感或丧失自我效能的个体转变为抱有希望和动机的个体。同时，社区组织理论作为组织理论的一部分，在公共卫生、行为干预、疾病预防等领域也被广泛应用。Brown ER 借鉴社区组织理论，提出社区组织对当地公共卫生保健政策的影响模型，并将该模型应用于加利福尼亚州的七个县区，经比较研究证明了社区组织理论对促进公共卫生的重要价值。Embry RA 分析了社区组织实践的成功案例，即通过建立广泛的联盟为残疾儿童提供服务和帮助，降低残疾儿童受虐待的风险，并运用社区组织理论对虐待儿童的犯罪行为进行了有效干预。Blanchard AK 通过对印度有关艾滋病预防的调查与分析，证明了社区组织理论在预防艾滋病工作中的成效。

此外，社会计划、区域发展、社会行动等作为社区组织理论的不同理论模型，也被国外学者广泛应用。Goldie RL 通过对加拿大部分家庭进行深入访谈，分析和探讨了携带艾滋病病毒的家庭所存在的各类问题，并利用社会计划提出了促进和支持家庭健康的管理策略。Maton KI 对区域发展、社会变革、人口健康中有关社区设置的问题进行深入研究，并基于社区组织理论提出了相关政策建议。Marzana D 采用问卷调查法对 706 名 19～29 岁的意大利人开展有关行动意愿的调查，并对社会行动理论的作用进行了验证。

### （六）实践案例

国内学者基于社区组织理论所构建的老年人"SMG"健康管理模式便是对该理论的应用与创新。该项研究依据健康管理的概念及社区组织理论的内涵，结合老年人群体的实际情况，从自我管理（Self－management）、互助管理（Mutual－management）、团体管理（Group－management）的多级整合管理视角实施健康管理。三类管理虽涵盖范围有所不同，但核心目的均聚焦于提升被管理者的自我效能，这恰是社区组织理论与健康管理的关键所在。该模式确定健康管理的核心为提升老年人自我效能，目的为改善老年人健康状况，管理主体包括老年人自身及社区组织，管理实施场所以家庭与社区为主。

由于老年人群体的特殊性，单纯的管理方式很难达到预期效果。该研究结合社区组织理论将健康管理分为三个层次递进实施，从而实现"SMG"健康管理模式，发挥最佳健康管理效果。

第一层，针对老年人个体，培养其自我健康管理意识与管理能力，如自我保健意识、主动就医意识、自我健康评估能力、自助医疗设备使用能力等。第二层，在前一层的基础上，培养老年人互助健康管理意识与管理能力，将同社区内的老年人按社会网络关系配对结伴，结合点可根据情感亲疏、居家距离、年龄、性别等进行选择，必要时可引入志愿者或社会工作服务人员参与配对，形成互助管理。第三层，在前两层的基础上，实施团体健康管理。团体可按病种或社区划分，由于其成员常面临着共同的健康问题，因此对达成某些特定目标也会有着共同的兴趣，这也为团体健康管理的实施奠定了

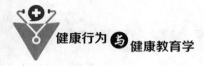

良好基础。

在整个"SMG"健康管理过程中，社区组织发挥重要作用，而研究人员主要扮演健康管理指导者的角色，辅助三类管理的实施与开展。社区老年人得到充分"授权"，以主人翁的态度了解并解决自身及社区健康问题，实现自我效能的最大化。

## 三、社区动员

动员是通过调动人们的热情和兴趣，促使其主动识别和解决所面对问题的一种策略。社区动员不仅能够有效解决社区所面临的问题，而且还可以增强社区能力的建设。社区通过制订、实施和评价健康计划等一系列的活动，不但可以改善个体或群体健康状况，还可以提高其健康认识和解决问题的能力。

### （一）社区动员的概念

社区动员就是把满足社区居民需求的社会目标转化成社区成员广泛参与的社区行动的过程。针对健康促进的社区动员自然是指将社会和经济协调发展所包含的健康目标转化为社区行动的过程。个体是自身健康的第一责任人，个体和群体的健康问题最终要靠其自身的努力来解决。人们已普遍认识到对社区人群的教育、咨询工作比被动的治疗更为有效。然而，再好的健康管理或健康教育方案也唯有社区人群广泛参与其中，方具备实施的前提和基础，社区动员的价值也就不言而喻了。

### （二）社区动员的主要内容

社区动员涉及多方面的工作，概括起来包括以下几方面：①确定社区在某一方面所存在的问题，集中反映社区成员的呼声；②帮助建立或改造现有的针对存在问题所设立的服务组织或相关机构；③协助创造解决该问题所需的必要的社区环境；④鼓励社区成员积极地参与解决相关问题的活动；⑤探索及发展社区成员解决相关问题的适宜方法；⑥提出改善社区问题的综合策略；⑦帮助联系外部资源（组织、资金和技术等）。

社区动员项目在实施中往往只涉及以上内容的某些方面。部分研究者应用格林模式设计了针对年轻人群的社区 HIV 感染预防项目，采取了经验交流、能力建设和基层组织发展策略，并进行了一些社会动员和行为改变的活动，告知他们 HIV 感染的危险性并鼓励采取行动进行预防。追踪访问结果表明，被干预人群中具有预防意识的人由之前的 5.4% 增加到 6.7%，做出预防行动的人也显著增加。国内开展的慢性非传染性疾病综合防治的社区动员项目，包含知识讲座、小组活动、家庭辅导活动、外部组织联系和建立同盟组织等，是社区动员的有效实践。

### （三）社区动员的设计

社区动员是一种全面和连续的活动，良好的社区动员应该建立在周密的计划和方案设计之上，必须强调社区动员项目要有良好的保障条件。社区动员方案主要涉及：①精准确定社区，即根据项目特点、目标和社区条件来选择适宜的社区；②得到社区内外主要机构对项目实施的支持与协助；③协调及优化社区资源；④通过多种渠道与社区人群实现良好的沟通；⑤建立有效的项目管理的流程和工作程序。

### (四) 社区动员的策略和方法

社区动员已经被证实是解决社区问题的一种有效的方法。

1. 社区动员不是一种运动，而是一种社区个体和群体目标的实现过程。如果作为一种运动，就会走向追求表面形式和轰动效应的泥潭。社区作为一种组织形式，不像目前的"单位"体制，"单位"是一个严密的机构，它牢牢控制着每个成员所需的一切或绝大部分资源。社区作为一种群众性自治组织，是一个相对松散的组织，这就决定了社区动员不可能靠发"红头"文件、层层传达的方式来实施。

我国目前的社区发展虽日趋成熟，但社区居民仅有共同的生活区域，互动相对有限，联系程度较低，缺乏对社区的认同和归属感，社区意识较为淡薄。社区组织建设的相对滞后或发展不平衡，导致部分社区难以承担起社会和社区居民所赋予的责任。社区动员成功的关键在于目标能反映社区人群的利益和需求。获得社区领导的支持是非常关键的，但这并非决定性因素。在某种情况下，单靠行政命令即使行得通，也未必能获得最佳效果。社区动员需要的是耐心细致、持之以恒的动员行动，动机启动、热情激发、兴趣培养和自由活泼、引人入胜的活动形式等均是良好社区动员的基础和保障。

2. 获得外部组织的支持。社区动员实则为社区与外部组织的合作行动，在许多情况下，外部组织是社区动员的催化剂。外部组织可能是地方性组织，也可能是国家或国际性组织；可能是私人组织，也可能是政府或第三方组织。外部组织可帮助社区成员意识到所面临的问题并协助其寻求解决的办法，社区动员所需要的资源，如技术、资金等常常可以从外部组织获得。由此可见，社区与外部组织的合作行动至关重要。要做好该工作需要做到以下几个方面：①积极与相关领导沟通，通过多种方式和途径向各级政府领导提出倡导，争取将项目列入政府工作的议事日程，统筹规划，以促使其制订正确的方针政策。②加强与有关部门之间的合作，很多社区健康动员项目涉及社会生活的各个方面，单靠卫生部门难以解决，需要有关部门之间的协同合作。③发挥非政府组织的作用，如工会、学会、协会、志愿者组织等，其在社区动员中都可有所作为。很多西方国家重视志愿者在社区动员中的作用，因其具有费用低、稳定性强等优势，志愿者及社会工作者在正式培训后还可完成更多的社区工作。④动员专业人员参与。专业人员是项目计划、实施和评价的基本技术力量，他们的参与对项目实施的科学性与有效性均会起到保障与促进作用。

### (五) 实践案例

凌云"绿主妇"的个案研究：20 世纪 90 年代以来，中国社区管理体制开始了重大的变革，单位制解体，社区制逐渐建立，社区公共物品的供给机制也随之发生了重大变化。"陌生人社会"使得自主治理的集体行动难以产生，这是中国新型社区治理面临的现实困境。与此同时，中国的城市社区参与在某种意义上仍然呈现出一种国家治理需要的自上而下的制度安排，居民的行动逻辑与行动策略以及政府与居民的互动呈现出不同

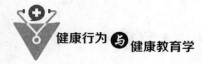

的特点。

上海作为高度现代化的城市，其新兴的商品房居住模式中，由于居民和居委会组织的相对微弱的利益关联，使得动员性参与（Mobilized Participation）在基层社区治理中成为必然。徐汇区凌云街道的梅陇三村社区位于上海市西南端，建成于 1990 年，共有 3 个自然小区、2369 户人家、6500 余居民，以动迁安置为主，小区规模较大，设施较为陈旧，人员结构繁杂，居民诉求多样。该社区曾是远近闻名的"垃圾村"。居民区党总支敏锐地捕捉到居民的兴趣点和需求点，以当今社会共同关注、人人皆可参与的"绿色、健康、低碳、环保"生活作为群众自治工作的切入点，逐步引导、培育、扶持"绿主妇"居民自治组织不断成长壮大，使其最终成为社区自治工作的中坚力量。小区面貌焕然一新，成为名副其实的"花园村"，目前正在全力营造低碳环保社区。"绿主妇"居民自治组织的孵化和发展，大致分为三个阶段：

1. 以点带面引导，培育自治意识。凌云社区学校内一张概念型的环保"世博椅"，吸引住了梅陇三村几位家庭主妇的目光，于是，她们主动请缨，为绿色环保、变废为宝而行动。2011 年年初，在党总支的推介和组织下，由十多名家庭主妇组成的"绿主妇、我当家"低碳环保自治行动小组成立，主要负责从事垃圾减量回收活动。

2. 凝聚邻里亲情，丰富自治项目。垃圾减量回收活动初见成效后，2012 年年初，一条信息传到小区：市妇联联手环保公益组织正筹划开展一项以"美好家园 绿色生活"为主题的"家庭阳台一平米小菜园"种植活动。随后以"绿色环保"为主题的一个个活动项目——"绿主妇家庭微绿地""绿主妇家庭有机芽菜种植"等也不断推出，并逐步推广开来。

3. 完善组织架构，助推小区自治。随着"家庭阳台一平米小菜园"种植活动、"爱心编结"向贫困儿童捐毛衣活动等一个个项目的推出，"小区是我家，建设靠大家"这一自治理念逐渐深入人心。党总支见时机成熟，酝酿建立了"绿主妇"议事会。以议事会为枢纽，以"绿色环保"理念为抓手，居委会通过"绿主妇，我当家"低碳环保自治行动小组旗下的老年读报组、侨联小区合唱队等，引导居民融入小区"大家庭"。

（刘巧兰　高博　张持晨）

**【思考题】**

1. 健康信念模式的核心要素有哪些？
2. 理性行为理论的假设前提是什么？
3. 试述社会支持影响健康的作用路径。
4. 应用社会资本理论开展行为干预的原理是什么？
5. 如何针对不同类型人群或社区制订创新扩散组合策略？
6. 在社区组织理论实施过程中，如何有效激发"授权"效果？

# 第四章　健康相关行为应用型理论

**【本章提要】**

科学合理地选择并应用相关理论在一定程度上关系到健康教育项目的成败。在后面章节介绍的健康教育项目诊断、设计、实施与评价中，健康教育工作者不仅可以借鉴第三章所介绍的不同水平的研究性理论，还可以借鉴本章所介绍的健康相关行为应用型理论。所谓的应用型理论，实际上已经完整包括了健康教育实践应用的全过程。其中，格林模式为健康教育实践提供了基本的逻辑框架，而社会营销借助市场营销的理论框架能够在健康教育项目实践中有效助推人群健康相关行为的改善。本章将对格林模式及社会营销进行详细介绍，使读者在掌握其基本内容的基础上，能够将其灵活应用于健康教育实践中。

本章将介绍以下内容：
- 格林模式：概况、基本步骤、特征、研究进展以及在健康教育实践中的应用；
- 社会营销：概况、操作流程、在健康相关行为改变中的作用以及应用实例。

## 第一节　格林模式

19世纪70年代，格林与其同事提出并完善了诊断评估模型（Precede－proceed Model），又称格林模式。与前面章节描述的理论不同，格林模式可以被看作一份实践应用的路线图。这份路线图呈现了所有可行的道路，其主要目的不是预测和解释行为的影响因素之间的关系，而是为健康教育与健康促进项目提供应用理论和概念框架，包括健康教育诊断、健康教育干预实施与评价两个阶段。

### 一、格林模式的概况

健康教育的特定目标是改善目标人群的行为，而行为的产生和发展受多方面因素的影响，目前尚未有一种理论可以完全解释人群的行为。因此，在健康教育实践中须结合实际，灵活应用相关理论或模式，采用适宜的策略和措施，从不同角度对多个关键的、可改变的因素实施干预，从而取得干预的最佳效果。

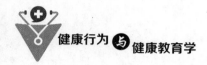
目前最具有代表性、使用最为广泛的应用型理论是格林模式。这一模式的上半部分，即 PRECEDE（Predisposing, Reinforcing and Enabling Constructs in Educational/Environmental Diagnosis and Evaluation），指"在教育/环境诊断和评价中的倾向因素、促成因素和强化因素"，属于健康教育诊断阶段；下半部分，即 PROCEED（Policy, Regulatory and Organizational Constructions in Educational and Environmental Development），指"在实施教育和环境发展中运用政策、法规和组织手段"，属于健康教育干预实施及评估阶段。

格林模式的两个阶段有不同的侧重点。在健康教育诊断阶段，强调对目标行为的影响因素进行调查研究，并将影响因素整合为倾向因素、促成因素和强化因素；在健康教育干预实施及评估阶段，强调在健康教育干预过程中给予政策、环境等支持，并科学评价干预对目标人群的健康问题和生活质量的影响。从广义角度来看，格林模式为健康促进项目提供了基本的逻辑框架。具体框架思路见图4-1。

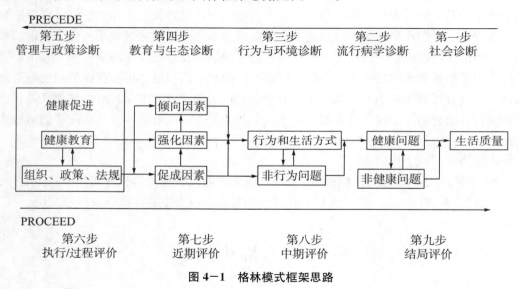

图4-1 格林模式框架思路

应用格林模式的过程中，需要有清晰的分析思路。健康教育诊断阶段包含图4-1中的前5个步骤：社会诊断、流行病学诊断、行为与环境诊断、教育与生态诊断、管理与政策诊断。该阶段的思路为由果溯因，即从最终的结果追溯到最初的起因。以对象人群的生活质量和健康问题为起点开始调查研究，通过流行病学调查分析哪种健康问题对生活质量影响最大，从而明确目标健康问题，进而确定影响健康问题的行为及非行为问题。由于影响人群行为及非行为问题的因素是多水平、多维度的，因此，还需要通过系统地收集信息，归纳影响行为及非行为问题的倾向因素、强化因素和促成因素，并分析哪些因素对行为及非行为问题的影响最大，从而帮助健康教育工作者明确干预目标因素。此阶段的重点在于，对目标因素干预之前，首先问"为什么干预"，然后再思考"干预哪些目标因素"，从而得出健康教育诊断的结论，为形成一个有针对性的、多层次的健康教育干预和评估框架提供基础。

第二阶段又称为健康教育干预实施及评估阶段，包含图4-1中的后四个步骤：执行/过程评价、近期评价、中期评价和结局评价。在该阶段，根据健康教育诊断的结果设计并实施健康教育干预策略，以此为基础指导目标人群改善行为。此外，评价也是健康教育项目管理的重要内容，其内涵较为丰富。根据格林模式的思路，评价过程应当是贯穿项目始末的，在项目开展之前，对健康教育计划以及可行性进行评估，在项目开展之后，对健康教育干预实施过程进行督导和评估，并对干预后的效果进行评价。

作为一种清晰的思路，格林模式不仅强调了调查研究的重要作用，还强调了结合健康相关行为理论进行诊断的重要性，由果溯因的诊断思路有利于制订有针对性的干预措施。在格林模式中，教育与生态诊断（第四步）是核心步骤，是第一阶段的关键点，即对行为的倾向因素、强化因素和促成因素进行分析，同样作为第二阶段干预的重要依据。例如，在乳腺癌早期筛检项目中，基于理性行为理论开展调查研究，分析妇女的乳腺癌早期筛检行为，结果表明妇女周围重要人群对筛检的态度以及妇女对周围重要人群的依从性，是其筛检的促成因素，也是干预中的关键因素。可以看出，在运用格林模式的过程中，需要基于健康相关行为理论，科学客观地评估行为的影响因素，从而制订并实施干预计划，保证干预计划的逻辑性及实用性。

## 二、格林模式的基本步骤

格林模式不仅是一种应用型理论，更像是一种健康教育诊断与评估的框架图与实施计划思路。格林模式两大阶段的 9 个步骤环环相扣、前后呼应，形成一个动态的连续过程。每个步骤有不同的内容和侧重点。

### （一）社会诊断

社会诊断将健康教育的最终目标即提高人群生活质量作为出发点，应用多渠道的主客观资料来制订健康教育的目标。具体而言，社会诊断从评估目标社区或对象人群的生活质量入手，探寻影响其生活质量的健康问题。基于目标社区或对象人群的社会环境，进行健康教育项目的社会动员。

1. 社区评估。

社区是指边界清晰的地理区域，也可以用来描述具有共同特征、兴趣、价值观和准则的群体。随着时代的变化，除了传统的社区，现在出现了网络中的虚拟社区。Demiris 将虚拟社区描述为"使用现代通信技术进行互动的社会单元，这个单元中包含了相互关联的一组或一群成员，该社区缩短了成员之间的物理距离"。在虚拟社区中，有共同兴趣的个体可以通过网络分享自己的生活体验并互相给予社会支持。这就使网络成为健康教育的有力工具，使得虚拟社区成为健康教育实践的重要场所。通过对社区情况进行评估，确定影响生活质量的健康问题，分析健康问题和健康相关行为问题发生发展的原因，了解社区可供健康教育项目利用的资源情况，并为设计健康教育干预方案提供基本信息。

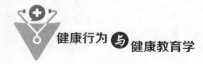
2. 生活质量。

WHO 在 1993 年提出生活质量的概念，它是指不同文化和价值体系中的个体的实际生活状况，以及对他们的目标、期望、标准以及所关心的事情的体验。生活质量的测量指标包括客观指标和主观指标。

客观指标用以反映目标社区和对象人群生活环境的物理、经济、文化和疾病等状况。具体指标包括居民收入和消费水平、生活用品的种类和质量、就业情况、居住条件、环境状况、教育程度、卫生设备和条件、社区团体种类和参与率、社会安全或社会保障、人口出生率和死亡率等。通过比较这些客观指标，可以了解人群生活质量的情况。客观指标的数据主要通过查阅政府及卫生机构统计资料、文献复习、专家咨询等方式获取，同时还可以通过现场的实地观察来了解具体情况。

主观指标用以反映对象人群对生活质量满意程度的主观感受。具体指标主要包括人们的生活满意度和幸福感。这些指标是由某些人口条件、人际关系、社会结构、心理状况等因素决定的。对满意度的测定通常分为生活整体的满意度和具体方面的满意度两种。主观指标主要通过问卷调查或访谈、座谈会、小组讨论等半定量和定性方法获取。

3. 社区组织。

在健康教育项目中，社会诊断的过程应被视为项目社会动员工作的一部分。在社会诊断中，第三章所介绍的社区组织和社区动员等理论具有指导意义。社区动员涉及社区成员积极参与一系列相关活动，包括从明确项目需求（问题定位、需求诊断、项目设计）到配合与支持社区项目。

因此，在开展社会诊断时应进行充分宣传，鼓励社区各类成员参与其中，健康教育工作者与社区成员共同制订并实施诊断计划，且成立有关的项目组织等。例如，有学者分析居民家庭医生签约的影响因素，在社会诊断中，通过焦点组访谈与社区各类成员进行了有效沟通和协调，明确当地居民的需求及个人意愿，并据此与社区成员共同设计干预方案，对当地居民进行宣传，使居民深入了解家庭医生签约服务的意义，提高了居民的家庭医生签约率。这充分体现了社会诊断过程中社区成员参与的重要性。

## （二）流行病学诊断

流行病学诊断是在社会诊断已经确定了影响生活质量的众多健康问题之后，运用流行病学方法，进一步明确健康问题的严重性与危害性，从而明确社区的主要健康问题、健康问题的分布特征以及主要危险因素，并最终确定优先干预的健康问题的一个分析过程。

诊断的主要内容包括：①描述主要健康问题在时间、空间和人群的分布情况及特点；②在目标社区或对象中，了解哪些健康问题对人群生活质量构成较大威胁，明确目标健康问题和高危人群；③结合文献资料与实际情况，分析目标健康问题的影响因素，包括行为及非行为因素；④将目标健康问题及影响因素纳入健康教育项目的规划目标中，整合现有条件和资源，将有限的资源优先运用到重要健康问题中。

在流行病学诊断中，健康教育工作者可以利用现有的政府和卫生机构统计资料（疾病统计资料、国家健康调查、医疗和行政记录等）提炼出可供分析的二手数据资料。除了纸质材料外，还应充分利用全国、各省市健康相关的在线数据库进行流行病学诊断。需要注意的是，有时根据全国性数据推断较小范围地区的情况并不可取。例如，全国的家庭抽样调查，在某个地区可能不具有足够的应答率来提供可靠的、稳定的数据资料。因此，在这种情况下，有必要开展流行病学调查收集原始数据资料。此外，在流行病学诊断过程中可以将二手数据和抽样调查联合起来进行资料分析。例如，在一项大学生生活方式健康教育干预的研究中，通过查阅文献资料和校医院相关档案资料，了解到本校大学生常见疾病的发病率、治愈率，因病请假及转诊情况。在此基础上，依据目标健康问题设计调查问卷并进行现场调查。该方式收集到的资料能够提供更加有效和可靠的行为指标。由此结合本校大学生自身的特点来制订健康教育干预的计划和目标将更具有针对性。

根据目标人群的健康问题的资料，健康教育工作者可以明确社区主要健康问题及其分布，以及有关的影响因素，从而有效确定健康教育干预计划的目标。此外，以社区居民的需求为导向，了解社区居民最关心的健康问题，从而确定优先关注的健康问题也是流行病学诊断的重点。

### （三）行为与环境诊断

健康教育的目标是行为改善，在影响人类健康与疾病的四大因素中，除了环境、遗传和医疗卫生服务因素，行为和生活方式因素是相对容易改变且个体可控的因素，而健康相关行为的改变需要环境的支持和配合。本阶段首先在流行病学诊断的基础上，在健康促进的环境支持下合理地开展行为诊断。行为诊断首先就是要明确上一阶段调查所得的健康问题影响因素的优先次序，即需要明确以下问题：

1. 区分引起健康问题的行为与非行为因素。

2. 区别重要行为与相对不重要行为，重要行为就是与健康问题关系密切的行为、影响健康问题发生频率的行为。

3. 区别高可变性行为与低可变性行为，即评估目标行为的干预可行性与干预效果。

在健康教育设计规划时，可以参考两个指标来确定优先干预的目标行为，即重要性和可变性。例如，吸烟、心情焦虑紧张均与心血管病相关。在心血管疾病健康教育中，劝阻吸烟（重要且易于改变）是最值得做的事情之一，因为不吸烟比戒烟相对更加容易一些。而对心情焦虑紧张进行干预（重要但不宜控制）并不是最优措施，虽然这也是心血管疾病的重要危险因素，但压力往往来源于生活与环境等外部因素，改变难度较大。而在预防儿童吸入异物的健康教育项目中，家长注意小颗粒食物的存放，防止儿童拿到该类食物（不重要但可以改变）是较为有效的预防措施。而给儿童讲道理，禁止儿童吃糖果等小颗粒食物（不重要且不易改变）是干预效果相对较差的措施。

此外，该阶段还需要在流行病学诊断的基础上进行环境诊断。行为危险因素往往源自导致目标健康问题发生或恶化的行为和生活方式，是个体可控的因素。而环境因素涉及社会与物质条件，个体常常不能控制，但可以采取健康促进措施创造良好环境，为行为改善提供环境支持。例如，在中国农村安全供水与环境卫生项目中，健康教育活动提倡儿童喝开水，但一些贫困山区的小学没有提供开水的条件，该地区学校儿童依然喝生

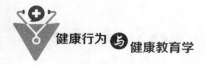

水,因此需要采取促进学校提供开水的健康教育干预措施。此外,在预防儿童意外伤害的项目中,由于儿童的生活环境大多由父母控制,因此儿童的父母在该项目中承担了重要责任,是儿童意外伤害预防措施干预项目的重要目标人群。具体见知识拓展 4-1。

【知识拓展 4-1】

意外伤害是儿童和青少年死亡的最大原因之一,也是可预防的主要死因之一。根据既往相关研究的结果,"儿童防护行为"是一系列与家庭意外事故相关、重要性高、可变性强的行为因素。为了防止儿童坠落、烧伤及中毒,防护行为包括以下安全建议:使用楼梯门、不用婴儿扶车、安装烟雾警报、将热水温度调至 52℃ 以下、确保有毒物体被上锁等。

汽车事故也是导致意外死亡的主要原因。目前的研究主要集中在道路的保养、交通容量和车流量的安全标准等方面,但这些因素并不是个体所能控制和影响的。如果从干预因素的可变性考虑,规定汽车在高速公路上的行驶速度在每小时 90 公里以内,要求司机系安全带,安排儿童坐在安全的、固定好的安全座椅上,这些针对行为因素采取的措施对减少汽车事故具有重要意义,且是个体能够自由采取和坚持的行为。

然而,要使人们严格执行这些安全措施是很困难的。尽管人们常常认识到个人行为与交通事故的联系,但是这对人们的驾驶行为并没有多大的影响。在现实生活中,仍然有很多人在驾驶摩托车时不戴头盔,也有儿童并未坐在安全座椅上。

讨论:

1. 在干预活动中,理想的目标行为是高可变的重要行为,那么在交通意外事故干预项目中,哪类健康相关行为符合目标行为的特点?

2. 目标行为确定后,促使目标行为改善是健康教育干预的工作重点。从汽车驾驶员系安全带的行为入手,如何有效地改善驾驶行为呢?我们可以从下一阶段的分析中受到一些启发。

### (四)教育与生态诊断

教育与生态诊断是格林模式的核心,每种行为的形成和发展受到多种条件的影响和制约,对目标行为的各种影响因素进行系统全面的调查和分析是教育与生态诊断的重点,能够为制订健康教育干预策略提供依据。行为的影响因素涵盖范围较广,格林模式将其主要分为倾向因素、强化因素、促成因素三类,大致分别相当于个体心理因素、微观环境因素和宏观环境因素,这些因素共同影响着行为和环境。

1. 倾向因素(Predisposing Factors)。

倾向因素是为行为改变提供理论基础和动机的部分,包括个体的知识、态度、信念、意向、动机、已掌握的技巧以及自我效能。可将倾向因素看作个人或群体的偏好,在健康教育过程中可能出现在某个人或某一组人身上,可能是个人特性,也可能是群体共性。这种偏好与健康问题息息相关。例如，有的青少年看到别人吸烟，自己也想尝试吸烟，这种想法就是吸烟行为的倾向因素。

2. 强化因素（Reinforcing Factors）。

强化因素是指那些持续激励目标对象坚持或重复某种行为的因素，通常发生在行为之后，包括父母、同伴、保健人员和领导的赞扬和劝告等社会支持、社会影响，也包括自己对行为后果的感受，如生理收益、心理收益、社会和经济效益等。例如，戒烟行为是一种促进健康行为，相关强化因素包括社会和周围重要人群的支持、戒烟后精神状态的好转、烟草开支减少以及自控力增强等。

3. 促成因素（Enabling Factors）。

促成因素发生在行为变化之前，指实现或形成某种行为所必需的技能、资源和社会条件，是直接或间接影响行为的宏观环境因素，例如在戒烟时，在公共场所放置烟灰缸、医疗机构有戒烟门诊服务、实施禁烟政策及条例。又比如相关人员提倡儿童安全座椅，市面上则需要提供儿童安全座椅的售卖及使用技能的专业指导。促成因素也包括影响行为实现的物理因素，如交通运输、气候条件等。

教育与生态诊断通过在目标人群中开展定量和定性现场调查，同时辅以文献复习、专家咨询等方法获取资料，再经过深入细致的分析来完成这一阶段的诊断工作。在设计调查问卷和访谈提纲时，可以结合上一章介绍的健康相关行为理论，有针对性地为下一阶段提供更为丰富和更具科学性的参考依据。通常，个体层面上的健康相关行为理论最适用于分析倾向因素，它们帮助健康教育工作者更有效地对公众进行健康教育，为个体量身定制电子健康咨询方案。人际层面上的理论最适用于分析强化因素，这些理论可以提供交流渠道（如通过重要他人、社会关系网络）及途径（如增强社会支持）的丰富信息。人群和社区层面上的理论最适用于分析促成因素，如服务组织、产品的可获得性、政策和法律的规定、社会动员等。结合不同健康相关行为理论，可以为健康教育干预策略的制订提供参考依据。理论与原则在格林模式中的应用见表4-1。

表4-1 理论与原则在格林模式中的应用

| 理论和原则 | | 格林模式的不同阶段 | | | |
| --- | --- | --- | --- | --- | --- |
| | | 阶段1 社会诊断 | 阶段2 流行病学诊断、行为与环境诊断 | 阶段3 教育与生态诊断 | 阶段4 管理与政策诊断 |
| 社会水平 | 参与及相关性原则：利益相关者理论、权利理论、联盟理论 | √ | √ | √ | √ |
| | 社区评估原则：系统理论、社会资本理论、社区能力 | √ | √ | √ | √ |
| | 干预原则：社区组织、社区动员、组织改变、创新扩散 | | √ | | √ |

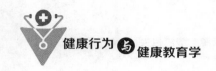

续表4-1

| 理论和原则 | | 格林模式的不同阶段 | | | |
|---|---|---|---|---|---|
| | | 阶段 1 | 阶段 2 | 阶段 3 | 阶段 4 |
| | | 社会诊断 | 流行病学诊断、行为与环境诊断 | 教育与生态诊断 | 管理与政策诊断 |
| 人际水平 | 社会认知理论 | | √ | √ | √ |
| | 成人学习 | | √ | √ | |
| | 人际交流 | | | √ | |
| | 社会网络和社会支持 | | | √ | |
| 个体水平 | 社会认知理论 | | √ | √ | |
| | 自我管理理论 | | √ | √ | |
| | 目标设置和计划 | | | √ | |
| | 健康信念模式 | | | √ | |
| | 跨理论模型 | | | √ | |
| | 理性行为理论 | | | √ | |
| | 计划行为理论 | | | √ | |
| | 信息加工理论 | | | √ | |

资料来源：GLAZNZ K，2008. Health Behavior and Health Education Theory，Research，and Practice［M］. 4th edition. San Francisco：Jossey-B.

　　例如，某社区的早孕率和性传播疾病的发病率均较高，性行为是目标干预行为。基于相关理论进行的教育与生态诊断结果表明，社区居民和青少年自身都比较支持安全套的使用，但是青少年在利用生殖健康服务时，可能由于担心个人隐私问题，在一定程度上排斥安全套使用行为。在这种情况下，组织转变理论能够提供较好的指导。依据该理论，建议当地相关部门或组织转变安全套销售服务方式，从而提高目标群体安全套的可及性，改善其安全套使用行为，这是较为有效的干预措施。在另一项预防儿童意外伤害的研究中，目标干预行为是儿童骑自行车时佩戴头盔，教育与生态诊断结果表明，儿童觉得佩戴头盔很不舒服，还可能会被别人笑话，而且认为自己不会在骑车时受伤，这些因素影响了儿童骑自行车时佩戴头盔的行为。针对这些影响因素，可以基于创新扩散理论，通过强调佩戴头盔的好处以及某些儿童佩戴头盔后获益的模范案例，改善儿童对骑自行车时佩戴头盔的态度。而针对儿童不认为自己会在骑车时受伤的错误认知，则可以基于健康信念模式进行干预，使儿童认识到骑自行车时发生意外伤害的可能性和危险性，从而改变儿童对佩戴头盔的态度。基于相关理论对一系列影响因素进行诊断和干预后，儿童骑自行车时佩戴头盔这一行为改善。

　　由此可见，在进行健康教育诊断时，依据理论指导来设计调查内容并实施调查，能够提出有针对性的策略建议和具体措施，从而保证了后期计划和干预工作的顺利展开。

### （五）管理与政策诊断

在前几个阶段的基础上，健康教育工作者已经确定了目标行为的核心影响因素，为制订干预计划提供了依据。此阶段主要评估组织与管理能力以及在干预执行中的资源、政策等，通过社区开发、组织协调、政策完善，使后期干预工作顺利进行。管理与政策诊断主要通过文献复习、专家咨询、定性访谈等方式进行。

管理诊断的主要内容包括组织评估和资源评估。组织评估分为两个方面。一方面是组织内分析，包括有无支持健康教育工作的相关机构，以及机构的经验能力和资源状况。例如，在开展大学生心理健康教育项目之前，管理诊断主要是评估校医院或相关的学生社团组织在项目中所发挥的作用。另一方面是组织间分析，主要指相关部门对健康教育项目的支持与配合情况。例如，在小学生手卫生行为健康教育项目中，管理诊断主要是指政府相关部门的重视程度及资源投入状况，社会、家庭、相关机构组织的参与度等，这些因素可能会影响小学生接受和参与项目的意愿和态度。

政策诊断的主要内容是审视当地社区以及实施健康教育项目相关部门的现有政策状况，如有无与项目计划目标相一致的支持性政策、该政策是否完善等。良好的政策是健康教育实践的重要保障条件，在该阶段对政策进行有效诊断是不可或缺的一个步骤，从而最大限度地保证健康教育项目的成功。

### （六）执行/过程评价

经过格林模式前 5 个步骤，健康教育项目已经做好了实施的准备。该阶段的目标之一是基于前期的调查和诊断结果，有针对性地提出干预措施，制订有效的、可行的干预方案，从多个层面、多个维度执行干预方案，改变目标行为。

此外，评价阶段是将项目的客观实际与预期目标进行比较，是评价健康教育项目的价值和结果，也是健康教育项目的管理阶段，内涵较为丰富。根据格林模式的思路，评价过程应当是贯穿项目始末的（阶段 6~阶段 8）。除了对干预后的效果进行评价，还应当在项目开展之前对计划以及可行性进行评估，在项目开展之后对实施过程进行督导和评估，及时发现问题并解决，以保证项目的顺利进行。在健康教育项目实施的全过程可以进行三个层次的评价。首先，可以对近期效果进行评价，如评价目标人群的行为和生活方式的影响因素是否得到改善；其次，在中期可以考察目标人群的行为和生活方式是否发生改变；最后，在项目结束时可以对目标人群的生活质量和健康状况进行结局评价。通过三个层次的评价，不断发现和解决问题，从而完善项目设计及实施方案，也为类似的其他项目提供参考依据。

## 三、格林模式的特征

格林模式通过运用多种健康相关行为改变理论，综合各种心理认知因素和外部环境因素，就某一健康问题制订干预策略并加以实施和评价。该模式是一个发展成熟、科学地将理论应用于实践、多领域广泛应用的综合性计划制订模型。格林模式主要有如下特点。

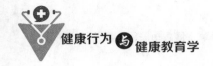

## （一）全面性

首先，诊断的全面性是格林模式的亮点。诊断包含五个阶段，涵盖了社会学、流行病学、行为环境、教育组织以及管理政策的多方面评估。格林模式提示我们，在制订健康教育干预计划前，需要进行系统全面的诊断，先从目标人群的生活质量入手，寻找影响生活质量的健康问题以及健康问题的影响因素，然后有针对性地制订并实施健康教育干预策略，并结合评价结果对健康教育项目进行完善。

此外，全面干预也是其亮点之一。随着医学模式的转变，人们逐渐接受了生理健康、心理健康和社会适应的完好状态的"整体健康观"，而格林模式正是在这种"整体健康观"的理念下被提出来的。格林模式的核心环节将影响目标行为的因素整合为倾向因素、强化因素和促成因素，相当于在行为影响因素的分析中，纳入了个体心理因素、微观环境因素和宏观环境因素。从中可以看出，格林模式考虑了影响健康的多重因素，以多维度的视角分析影响健康的各种因素，充分体现了基于该模式的健康教育干预计划的设计和视角是多层次的。格林模式从生理、心理和社会多个层面制订综合的干预措施，不仅注重传播健康知识，同时还强调个体信念的强化以及行为的微观、中观、宏观影响因素的改善，从而使干预更加有效。

## （二）系统性

格林模式指导下的健康教育干预是一个系统的、连续的过程，首先需要对干预人群进行系统评估，找到其健康问题，并分析这些健康问题的影响因素，然后基于影响因素设计干预方案。格林模式分为两个阶段九个步骤，各个步骤前后呼应，层层深入，形成一个连续循环的过程，充分体现了格林模式的系统性。

## （三）有效性

首先，格林模式强调在社会诊断中，通过社区组织和社会动员，鼓励社区成员积极加入健康问题的诊断工作中来，有效提高干预目标群体的积极性以及后期实施干预的效果。其次，传统的健康教育干预注重增加健康知识，而格林模式不仅如此，还重视对信念和行为促成因素的干预，这对健康教育及健康促进项目和临床实践有重要的指导作用。最后，格林模式的干预措施建立在系统评估的基础上，通过全面系统的诊断，明确生活质量或健康问题，充分考虑人群和环境的特征和需求，基于此制订的干预措施将更具针对性和现实意义。

格林模式不仅为我们提供了健康教育项目设计的系统思路，也为我们开展健康教育干预提供了实用框架。在诊断基础上设计出的干预措施更具有针对性，且保障健康教育干预计划更加系统和全面，进一步确保了干预的有效性。

## 四、格林模式的发展

格林模式是在 19 世纪 70 年代由格林和同事提出的诊断评估模型中发展起来的。随着环境对健康的作用逐渐受到关注，健康教育与健康促进项目在实施之前需要进一步探究范围更广的生态学因素，从而说明环境对健康相关行为的重要影响。例如吸烟和饮酒等行为除了受到个体因素的影响，还受到许多环境因素的影响，如行业、传媒、政策等。1991 年，研究者在诊断评估模型的框架中加入了教育和环境中的政策、组织管理，并将其作为识别影响行为的环境因素的重点。

2005 年，格林模式再次进行了修订。首先，将"流行病学诊断"和"行为与环境诊断"进行了合并，修订后的格林模式共分为 8 个阶段。其次，新的版本强调了在进行健康教育诊断时，除了考虑影响健康问题的行为和环境因素外，还需要考虑遗传因素。在制订干预计划时，必须将遗传因素纳入考量范围。此外，针对特定的健康目标或有一定的社区工作基础的健康教育工作者，并不一定从第一步"社会诊断"开始，根据实际情况有的阶段可以跳过。修订后的具体框架见图 4-2。

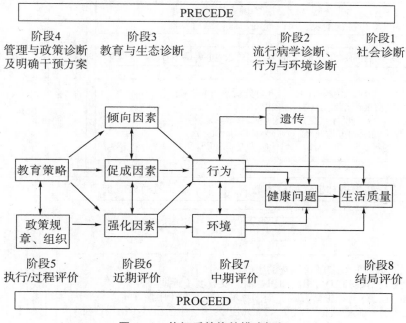

**图 4-2　修订后的格林模式框架**

资料来源：GLAZNZ K，2008. Health Behavior and Health Education Theory，Research，and Practice［M］. 4th edition. San Francisco：Jossey-B.

在格林模式的修订过程中即使加入了不同的内容或进行了调整，但基本原则并未改变，即通过诊断找出最重要的健康问题以及行为改变的关键因素，从而促使健康教育干预行之有效。

## 五、格林模式在健康教育中的运用

健康教育是预防疾病最经济有效的手段，无论在医院还是社区，医务人员和健康教育工作者在健康教育中运用格林模式，有助于解决一些临床或社区实际问题，并产生良好的效果。格林模式在健康教育中的运用是典型的数据驱动，需要结合各个步骤进行深入探究，才能较好地体现该模式在处理健康问题和健康教育中的科学性和有效性。

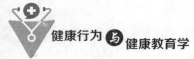

随着我国经济的快速发展以及公共卫生领域的持续投入，传染病、母婴疾病及营养性疾病导致的死亡降低了 74.1%，但心脑血管疾病、糖尿病等慢性非传染性疾病在疾病谱和死因谱排名中呈逐年上升趋势，已成为危害人类身心健康的巨大挑战。特别是 2 型糖尿病的"三高"特征，即高致残率、高致死率和高额花费已成为现阶段我国乃至全世界共同面临的公共卫生问题。由于糖尿病的患病率不断上升，且尚无有效根治方法，加强 2 型糖尿病的早期预防至关重要，尤其应加强对高危人群的管理。我们可以通过一项基于格林模式对 2 型糖尿病（T2DM）高危人群进行健康教育的案例来了解具体的操作过程（图 4-3）。

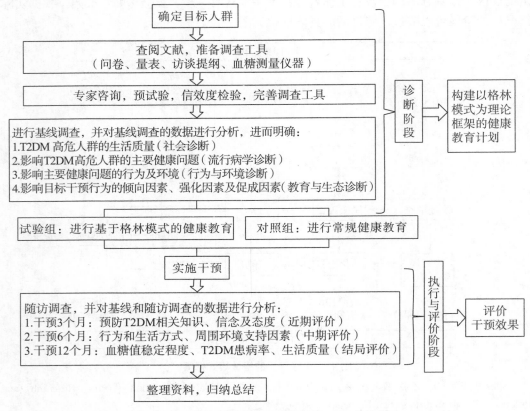

图 4-3　格林模式在糖尿病健康教育项目中的应用

## （一）社会诊断

对 T2DM 高危人群生活现状进行社会学诊断是首要步骤。通过对目标人群及所在社区的调查，明确相关社会学特征，从而为制订有针对性的健康教育干预计划提供依据。贾绍静等采用自行设计的"2 型糖尿病高危人群基本情况调查问卷"和"中文版简明健康状况量表（SF-36）"对目标人群进行调查，了解其基本情况、生活质量及当前最为主要的健康需求，并结合访谈法了解其所在社区的服务设施和卫生服务状况，如运动场地、健身器材、健康教育服务等。

## （二）流行病学诊断

在社会诊断的基础上，对 T2DM 高危人群进行流行病学诊断。此步骤的重点在于客观地发掘影响目标人群生活质量的健康问题，并定位那些迫切需要解决或居民高度关注的问题。采用自行设计的调查问卷，通过面对面访谈的形式对目标人群进行流行病学诊断。问卷的主要内容：目标人群的性别、年龄、职业、婚姻状况、文化程度、家庭人均年收入等一般人口学特征，以及既往病史、家族病史、药物服用史等疾病相关特征。

## （三）行为与环境诊断

在明确了 T2DM 高危人群的生活质量现状以及重要健康问题的基础上，对其进行行为与环境诊断。行为因素是指能够造成 T2DM 高危人群健康问题的个体行为因素，如个人的生活方式、就医行为等。环境因素是指社会与物质因素，也是非行为因素，如教育、文化等。该阶段主要基于前两步的诊断，进一步分析已获取的 T2DM 高危人群相关资料，找出影响其健康的行为因素（饮食不规律、缺乏运动、吸烟、熬夜等）和环境因素（生活环境差、生活压力大等）。

## （四）教育与生态诊断

基于前三步的诊断结果，依据格林模式理论框架进行教育与生态诊断。可将影响 T2DM 高危人群健康相关行为的诸多因素归结为三大类：倾向因素、强化因素和促成因素，这也是格林模式在此案例中的关键点，为下一步制订有针对性的健康教育干预计划提供了重要依据。另外，此案例中的一些客观生理指标也为基于格林模式的健康教育计划的制订和实施提供了参考依据。

1. 倾向因素。

（1）个体生物学特征：年龄在 40 岁以上、有糖尿病家族史、肥胖等。

（2）个体心理特征：自我感觉精神状态良好、认为自身不可能患 T2DM、认为 T2DM 不是一个严重的疾病、认为没有必要浪费时间进行体检和身体锻炼等。

（3）社会文化：受教育程度较低，对某些健康教育的内容难以理解或存在认知误区；经济状况较差，生活压力较大，除去生活必要开支，没有多余的经费用于保健活动；受地域因素的影响，饮食口味偏咸、偏油、偏辛辣。

2. 强化因素。

（1）社会支持：家人、邻居、朋友、同事对自身的健康关心极少，缺乏精神上及经济上的社会支持；身边的亲朋好友不重视疾病预防，认为 T2DM 不需要预防，即使自身在预防 T2DM 上有一些成效，也不会受到他人的鼓励或赞扬。

（2）自身对行为后果的感受：通过适当的体育锻炼、规律的饮食及作息，使自身感受到舒适、充实、愉快。

3. 促成因素。

（1）社区环境：所在社区从未或很少开展预防 T2DM 等慢性病的知识讲座，很少张贴有关预防慢性病的海报和信息，所在社区健身器材陈旧且缺少更新维护，所在社区距离健身场所、卫生机构较远。

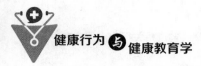

（2）卫生服务机构：所在社区卫生服务机构的健康服务设施不完善，血压计从未矫正且数值不准确；所在社区的卫生服务人员专业知识有限，缺乏对预防 T2DM 等慢性病的健康教育工作，无法引起居民的关注，也无法调动高危人群疾病预防的积极性。

（3）行政部门：相关卫生行政部门对 T2DM 高危人群的关注度不够，对健康教育的资金和人力资源投入不足。

### （五）管理与政策诊断

此步骤是对更为宽泛的宏观环境进行诊断的过程，即对 T2DM 高危人群进行管理与政策诊断。通过了解当前 T2DM 防控相关的卫生组织、卫生资源及卫生政策，以明确有利于此次健康教育干预计划实施及改进的资源及内容，从而进一步提高健康教育项目的可行性。同时，参考《中国 2 型糖尿病防治指南（2017 版）》来规范本研究的健康教育干预方案，并进一步完善《预防 2 型糖尿病健康教育手册》的内容，确保干预计划的顺利进行。

### （六）执行/过程评价

采用立意抽样的方法，以医院糖尿病健康教育门诊和体检中心就诊的 T2DM 高危人群为目标群体，根据纳入和排除标准选取符合条件的研究对象，并对其按照就诊时间编号，通过计算机随机分组，将研究对象分为试验组和对照组。

由糖尿病专科护理人员和研究组成员共同成立项目实施团队，协同进行健康教育。其中，糖尿病专科护理人员主要负责对试验组的 T2DM 高危人群进行个别指导、集体教育、随访咨询等，研究组成员主要负责所有研究对象健康教育授课内容的整理、协助试验组的干预工作、进行健康教育评价等。

1. 试验组实施方案。

试验组在接受内分泌科室常规健康教育的基础上，基于格林模式中三大类影响因素接受健康教育干预。

（1）针对倾向因素：开展为期 6 个月的预防 T2DM 系列讲座，并发放《预防 2 型糖尿病健康教育手册》。讲座每月 1 次，每次 30~40 分钟，共 6 次。每次开展讲座前，项目组会通过电话，通知干预对象本人有关讲座的具体时间、地点、主题等重要信息。在讲座正式开始前，主讲人简单回顾上一次讲座的内容，让干预对象尽快进入学习状态。讲座主要是将 T2DM 的系统全面的预防知识传播给干预对象，并且在每次讲座的互动环节中发放一些与预防 T2DM 相关的小礼品（如控盐勺、控油勺、小药盒等），以活跃现场气氛，提高干预对象参与讲座的积极性。

（2）针对强化因素：糖尿病专科护理人员成立电话随访小组，定期进行电话随访，每月 1 次，每次 10~15 分钟，共 6 次。电话随访内容包括督导干预对象定期测量体重、腰围、血压和血糖；鼓励家庭成员对干预对象健康相关行为改善方面提供支持，包括饮食、运动、吸烟、睡眠等。

（3）针对促成因素：进行门诊随访和客观指标检测。一方面，为干预对象创造支持性就医咨询环境，使其可以与专家面对面进行健康问题的交流；另一方面，为其提供免费的生理指标检测服务，如定期监测体重、腰围、血压和血糖。

2. 对照组实施方案。

对照组由内分泌科室医务人员进行常规健康教育，主要采用发放健康教育材料的形式。材料内容主要包括糖尿病科普知识、饮食建议、运动指导、心理疏通等。常规健康教育的时间和频率（同试验组）为每月发放 1 次，共发放 6 个月。在每一次发放健康教育材料前，项目组会进行电话通知。

此外，在健康教育计划开始实施之时，进行过程评价，内容包括：哪些个体、组织或机构参与了此次 T2DM 健康教育项目？运用了哪些健康教育干预策略和活动？此次健康教育项目是否按计划进行？目标人群对干预活动是否满意？

## （七）近期评价

干预 3 个月后，通过基线和随访问卷调查获取的数据，评价试验组及对照组在预防 T2DM 相关知识、信念及态度方面是否有变化，并根据干预对象及其家人的反馈意见，及时完善干预方案。

## （八）中期评价

干预 6 个月后，通过基线和随访问卷调查获取的数据，评价试验组与对照组行为和生活方式的变化情况、周围环境支持因素的改善情况等，并根据干预对象的讲座到场率，来评估本次健康教育干预项目的参与率与支持率。

## （九）结局评价

干预 12 个月后，通过基线和随访问卷调查获取的生理指标监测资料，评估试验组与对照组的血糖值稳定程度、T2DM 患病率以及生活质量的改善情况。

格林模式是一个发展成熟且在多个领域得到广泛应用的计划框架，为制订健康教育干预措施提供了一个可操作的系统化方法与思路。其核心是教育与生态诊断，从倾向因素、强化因素和促成因素三方面出发，从社会学、流行病学、行为及环境、教育组织以及管理政策等多个方面对影响因素进行归纳，从而综合评估影响研究对象健康相关行为的因素，为制订干预方案提供依据。这是一种科学的评估方式。此外，格林模式倡导在实施干预前，优先综合评估目标群体和所在环境的特征或需求，依据实际情况设计干预措施。总体来讲，依据格林模式而设计的项目均具有较强的系统性和方向性。

为了预防与控制社区慢性病，格林模式被收编在美国社区健康的国家政策文件中。此外，随着科技的发展，健康教育理论与新媒体技术的融合使得格林模式的交互电脑化版本（EMPOWER）应运而生。EMPOWER 的具体步骤包括：①动员或组织社区；②确定利益相关者；③评估社区的健康问题；④收集和分析影响因素；⑤在干预计划的设计、实施方面鼓励社区成员参与，并与相关部门及机构合作。

# 第二节　社会营销

把产品带到市场，带到千家万户的市场营销方式，已经渗透我们生活的每一个领

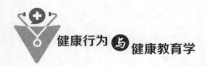

域，吸引着人们去旅游、购物、运动等，可以说市场营销改变了人们的生活。美国著名社会营销学家 Wiebe 指出，若一项社会变革运动能够效仿市场营销活动，那么这项运动成功的可能性就很大。人们逐渐认识到，若政府部门、专业团体、非政府组织、民间志愿组织等采用市场营销方式来解决社会问题，其潜力将会不可估量。而社会营销就是利用市场营销的技术来解决社会问题的一种策略，其基本目标是行为改变。

现代营销学专家 Kotler 等认为，社会营销是运用市场营销的原理与技术来影响目标受众，使其自愿地接受、拒绝、调整、改变或放弃某种行为，从而促进个人、集体或社会整体利益的长远发展。对于健康教育而言，社会营销是一种向导，即借用市场营销的概念和方法来开展各种项目，定位目标人群亟须解决的问题，并通过基于市场营销的干预措施达到项目的既定目标，以满足群众的健康需求。

## 一、社会营销的概况

社会营销实践源自公共卫生领域。20 世纪 60 年代，印度政府推行了"小家庭计划"，提出了明确的节育目标，动员十几万医护人员落实该计划，基于社会营销的思想大规模推行节育理念与方法。近二十多年来，全球范围内的许多国家在解决艾滋病预防、慢性病预防、计划生育、预防接种、控制吸烟、环境保护等诸多社会和卫生问题中，广泛应用社会营销的原理和技术，并且已经取得了显著成效。

### （一）社会营销的内涵

社会营销（Social Marketing）的概念源于 20 世纪 70 年代，由美国现代营销学大师 Kotler 和 Zaltman 于 1971 年首次提出。他们主张将现代营销学的部分理论方法运用到处理社会问题中，具体来讲，就是运用市场营销的原理和方法组织一项社会运动，或是倡导一种观念和行为。

1. 定义。

自社会营销的概念被提出之后，其定义就通过大学课堂、政府机构、网络、非营利组织和基金会等多个渠道不断发展。1994 年，Andreason 在其著作《营销社会变革——变革行为来促进健康、社会发展和环境》中，对社会营销给出了如下定义："社会营销是将市场营销的概念和工具运用于旨在影响目标群体自愿行为的计划中，其主要目的是改善目标群体或社会整体福利。"现代商业活动以消费者为导向，而在社会营销中 Andreason 同样强调了利用市场营销观点来影响个体或群体的行为，将提升个体和社会整体福利作为宗旨是社会营销与市场营销的根本区别。Kotler 于 2002 年在其著作《社会营销——提高生活质量（第二版）》中给出了社会营销的最新定义："社会营销是采用市场营销的原理和技巧使得目标群体自愿地接受、拒绝、改变或放弃一种行为，从而提升个人、集体或社会整体的福利。"

关于社会营销的定义，可能还会存在一些分歧，但是作为一个有效改变个体和社会行为的途径及策略，社会营销已经被广泛接受，其原理和方法在健康教育项目的各个方面得到应用。尤其在项目启动、社会动员、信息传播、干预措施实施时，若结合运用社会营销的原理和方法，则能够在很大程度上产生良好的效果。

2. 特征。

社会营销不是市场营销，也不完全是基本的健康教育。它强调以目标受众的需求为导向，促使目标受众自愿改变行为，是一种新的社会问题解决方法。Kotler 和 Nancy 比较了社会营销与市场营销的异同，最早指出了社会营销的一些特征，包括"社会营销所销售的是一种行为""行为改变是自愿的""应用传统市场营销的原理和技巧""选择目标受众并对其产生影响""受益人是个体、群体或整个社会"五个方面，以突显社会营销的独特之处。

20 世纪末，国内学者俞利军等翻译了 Kotler 的著作——《社会营销——变革公共行为的方略》，社会营销理论首次被系统地引入中国。近 20 年来，国内学者通过对比社会营销与市场营销，提出了以下五个社会营销的特点：

（1）营销主体方面的特征：传统市场营销的主体大多为产品制造商或生产者，而社会营销的主体涵盖了更多类型的组织或机构，包括政府及其代理机构、营利和非营利组织。这些营销主体并不是为了自身的经济利益和经济需求开展营销活动，而是致力于整个社会的福祉。社会营销被提出之后，其理念和策略主要被政府和非营利组织应用于计划生育、营养改善、节约能源、控制吸烟、禁止酒精以及安全驾驶等社会变革活动的开展。在这些活动的积极影响下，企业等营利性组织也开始加入社会营销的行列。

（2）营销目的方面的特征：传统市场营销的主要目的在于使组织获得金钱上的收益，带有营利性质；社会营销的目的则聚焦于个体、集体和社会公众的利益。相较而言，社会营销的目标更具远见性。

（3）消费者需求方面的特征：在传统市场营销中，许多产品或服务是完全符合消费者需求的，继而能够激发消费者的消费行为，形成产品的自我销售。而社会营销面临着更加复杂的消费者需求问题，在满足消费者正面需求的同时，经常还需要处理其相关的负面需求。个体既定的行为和生活方式带来的舒适感会让消费者难以主动"采纳"社会营销的产品——变革现有的个人行为，甚至还会使消费者产生对变革的抵触与反抗。

（4）营销产品的特征：传统市场营销的产品一般指具体的物质产品或服务，社会营销的产品则被认为是"行为的变革"。变革的含义包括对一种行为的"接受、抵制、改变或放弃"，并且这种行为变革完全采取自愿的形式。

（5）竞争方面的特征：传统市场营销中的竞争主要来自提供同样产品和服务、满足同样需求的其他组织。而社会营销面临着更加多样化的竞争。推动一项行为的变革，首先可能会面临目标群体现有行为模式的抵触与反抗，其次是其他可选择行为模式的吸引力，同时还有来自其他组织的社会营销活动，以及不健康的市场营销的干扰。由于有来自多方面的竞争，因此社会营销是一项艰巨的、长期的活动，社会营销的效果无法立竿见影，而是需要经历一个较长的过程才能得到反馈。

而在实际应用中，社会营销还常与市场营销混用，但二者有很大区别。下面将对市场营销、社会营销和健康教育三者进行比较，详见表 4-2。

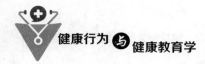

### 表 4-2 市场营销、社会营销、健康教育的比较

| 类别 | 市场营销 | 社会营销 | 健康教育 |
|---|---|---|---|
| 主要利益相关者 | • 营销组织<br>• 营销产品生产者 | • 个体<br>• 社会和政治领导者<br>• 职业者<br>• 社会公众 | • 个体 |
| 结果类型 | • 购买行为<br>• 对产品的态度及印象<br>• 受众的自我形象<br>• 影响购买行为的社会准则及价值观<br>• 受众可以及时获得满足感<br>• 受众的获益往往是短期的 | • 增加个体和社会福利的行为<br>• 受众的知识、态度、准则、价值观和自我形象<br>• 受众的满足感可能会延迟<br>• 受众的获益往往是长期的 | • 知识<br>• 态度<br>• 技巧<br>• 实践技能 |
| 受众特点 | • 社会经济地位较高<br>• 接触传媒的机会较多<br>• 容易接触到 | • 社会经济地位低下<br>• 特点多样化<br>• 社会服务需求高<br>• 难以接触到 | • 健康问题相关的认知水平较低<br>• 常按文化程度或技能水平将受众分类 |
| 自愿交换 | • 主要针对消费者，权衡社会成本与收益<br>• 更强调金钱交易<br>• 要求产品信息真实，但偏向于对所推销的产品的支持 | • 权衡经济和非经济的社会成本与收益<br>• 更强调无金钱交易<br>• 营销组织的花费通常有补贴<br>• 要求对产品信息具有知晓的权利 | • 健康教育有时带有指令性（如相关政策的出台）<br>• 健康教育的价值有时候由健康教育工作者决定 |
| 市场角度 | • 产品往往是有形的<br>• 竞争往往是有形的且有特定分类的<br>• 经济因素比较重要 | • 产品往往是无形且复杂的<br>• 竞争往往是无形的且多样的<br>• 经济因素不重要 | • 除非经济因素影响了健康素养或处理健康信息的能力，否则经济因素不重要 |

资料来源：GLAZNZ K，2008. Health Behavior and Health Education Theory，Research，and Practice [M]. 4th edition. San Francisco：Jossey-B.

## （二）社会营销的基本原则

Kotler 认为社会营销理念的本质在于运用市场营销的原理和技巧来改善目标受众的行为，从而实现预防疾病与伤害、保护环境、提高健康水平等目标。社会营销所"销售"的是一种行为，"销售"目的在于促使目标受众接受、拒绝、调整、放弃或者坚持某种行为。"销售"的方式在于通过一系列社会营销的措施，促使目标受众自愿改善行为。基于社会营销理论设计健康教育与健康促进项目时需要遵循相关原则，从而提高项目效果，具体原则如下：

1. 注重行为。

首先，行为改变是社会营销的核心。社会营销"产品"的内涵丰富，包括观念（如计划生育、环境保护、心血管健康）、态度（如赞成环保的观念、对心脏病的恐惧感）、服务（如计划生育门诊、环保设施、健康俱乐部）、行为等（如使用避孕药具、回收玻璃杯、每周锻炼 3 次）。虽然其内涵丰富，但营销行为是过程，行为改变是中心思想。Andreasen 同样指出社会营销的目标是影响行为，仅仅改变观念和态度是远远不够的，人们还需要获取并利用相关服务，从而达到行为改变的目的。

其次，社会营销注重受众使用产品的行为。在市场营销中，产品制造商的目标不仅仅是推销产品或使人们喜欢他们的产品，更重要的是促使人们购买产品，但市场营销并不关心目标受众的使用行为。例如，对于饮料制造商来说，一位顾客买了果汁后，是喝掉还是倒掉都不重要，只要再买它就行。然而，在社会营销中，目标受众使用产品的行为更加重要，因为使用了之后才能真正获益。例如，在一项预防艾滋病的社会营销活动中，研究团队发放了许多安全套，但如果目标受众并不用其来预防艾滋病，即便发放率达到 100%，营销活动也算不上成功。因此，社会营销更加注重目标受众的实际使用产品的行为，关注目标受众能否通过使用行为真正受益。

2. 受众利益优先。

社会营销者始终坚持以受众为中心的策略。首先，社会营销主要关注目标受众的利益和社会效益，而不是营销产品或服务组织的利益。如果目标受众能够改变他们的危害健康行为，不仅在一定程度上为项目产生一些较小的收益，更为重要的是降低目标受众的疾病患病率，改善其健康状况，进而影响社会公众的行为及健康水平。

其次，社会营销者不会试图通过某些方式说服目标受众接受营销者的观念和价值观，或说服其改变行为，更不会使用法律、经济等方式达到营销目的。社会营销理论认为，只有目标受众对于"营销的行为符合自身利益"持有相信的态度，他们才会自愿地采取行动。因此，营销者需要不断完善营销方式，满足目标受众的需要和需求。此外，充分尊重目标受众的意愿，让目标受众自愿地选择某种行为，可能是社会营销最具挑战性的问题，但也是社会营销中至关重要的原则之一。

3. 保持营销角度。

社会营销的另一重要原则为社会营销活动需要保持营销角度。首先，在社会营销活动中，不仅仅是营销者需要付出成本，如时间、金钱等，将产品"推销"给目标受众，反过来，目标受众也需要付出一些成本，如时间、心理负担等。保持营销角度，全面了解供需双方可能付出的成本，对营销目标的实现具有重要意义。其次，在社会营销过程中，目标受众只有在存在行为意向的情况下，才有可能改变行为，因此从营销角度出发，营销活动需要关注目标受众的需求及关注点，并使其需求得到满足，从而增加其行为意向，进而改变行为。还需要指出的是，社会营销活动中的目标受众还应具备行为改变的机会和能力，如果目标受众本身不具备这种能力，就需要对其进行教育或者培训，提升其自身能力，从而增加其行为改变的可能性。此外，市场运作取决于现有产品的信息流、成本、收益、使用方式以及从何处获得这些产品。因此从营销视角出发，社会营销活动者必须明确并掌握营销产品的所有信息。最后，在充满变化的市场中，营销产品总会面临竞争。因此，营销者需要依据市场变化进行决策，有针对性地制订营销策略，从而增加营销产品的竞争力，获得目标受众的关注和肯定。

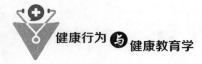

4. 受众细分。

受众细分也可称为市场细分，是指营销者通过市场调研，依据消费者需求、购买行为等方面的差异，把某一产品的市场整体划分为若干子市场的分类过程。在社会营销中，制订一套适合整个市场或所有营销对象的营销策略是不现实的。营销对象可能具有不同的特征和背景，而不同对象可能有不同的需要和需求，对某些受众有吸引力的项目不一定对其他受众有吸引力。因此，为了实现营销目的，需要根据营销目的将受众细分为不同群体，项目的重点则可以放在细分后的一类群体或几类群体。

例如在一项旨在减少青少年意外怀孕，改善青春期生殖健康的活动中，常规的健康教育措施是推广"禁止性行为"的观念。但14~18周岁的目标群体中，社会经济、文化或心理特点不同，例如有的青少年较早接触性知识，有些人接触较晚，有的青少年在性行为方面表现活跃，有些人不活跃等。因此针对不同年龄段或不同特征的青少年群体，需要使用不同的产品和营销策略。例如对于那些已经在性行为方面表现活跃的人群，避孕措施的健康教育十分有必要；而对那些在性行为方面不活跃的群体，继续推广"禁止性行为"观念是有效的。因此，在青少年的生殖健康教育中，区分不同的群体，结合群体特点进行有针对性的社会营销，对目标受众来说可能效果更好。

还需要指出的是，社会营销与市场营销在受众细分的过程中具有较大差别。市场营销进行受众细分的目的在于，从消费者中挑选营销成本最低、最具营利性的一部分人作为自己的营销目标群体，并将获得一定的市场份额或品牌知名度等作为营销的具体目标。而社会营销进行受众细分的目标则在于增加目标群体的利益和社会效益，这就决定了社会营销在目标群体的选择上，不但不能回避那些最难接触到、最具有反抗意识、最难以实现"行为改变"的人群，反而必须将其作为营销的目标群体。

5. "4Ps"营销组合。

社会营销实现行为改变，必须重视四种构成要素：产品（Product）、价格（Price）、地点（Place）、促销（Promotion）（即4Ps）。若社会营销活动满足了特定市场所需要的这四种要素的营销组合，其成功的可能性则会在一定程度上有所增加。

（1）产品：近些年来，社会营销已在疾病预防、环境保护和计划生育等方面得到广泛应用，如澳大利亚和加拿大政府开展的反对酗酒和增加驾驶员安全带使用率项目、许多国家普遍开展的禁烟运动、印度和孟加拉等国家开展的避孕药具社会营销项目等。社会营销的产品主要有三种形式：社会观念、有形产品和服务。一般来说，一个社会营销项目的产品往往不是单一的，而是三种形态的产品的综合，并以某一种主要的产品形态呈现出来。

第一种是社会观念，即通过信息或信息交流，实现传播或改变观念的目标，这是社会营销项目中最主要的类型。社会营销项目必须重点考虑信息传播内容的科学性和传播形式的吸引力。例如，在减少高热量食物摄入的社会营销项目中，如何让餐厅的顾客更容易识别和选择菜单上更加健康的食品是一个关键点，可以通过在菜单上标注"低卡路里"或"有益健康"等字眼来提示顾客进行选择，或者使用卡通符号等图案来吸引顾客。在设计推荐菜单时，可以考虑增加"蔬果沙拉不仅美味，脂肪含量也很低"等宣传语。

第二种是有形产品。Lefebvre 和 Flora 认为，有形产品是那些在市场上能够代表健康教育组织机构的信息传播目的及内容的任何有形物品，包括海报、小册子和其他信息工具。目标受众从中能够获取健康教育的具体内容，如计划生育项目中的安全套、学校艾滋病健康教育的课表、合理膳食项目中的学习资料等。有形产品可能是印刷制品，也可能是电子版材料，甚至可能是电子产品。

第三种是服务。根据社会营销的目标及内容，社会营销活动会提供不同类型的服务，也可以称之为行为条件。例如在社区心脏病预防研究项目中提供筛查、咨询和转诊介绍服务；在高血压预防项目中免费提供血压测量服务；在艾滋病预防项目中，通过同伴教育改善目标群体的安全套使用行为。还有很多其他形式的服务，如热线服务、自助团体、个人和家庭指导以及社会福利。提供服务不仅能够帮助健康教育组织和目标受众面对面接触，还能够让目标受众充分理解营销目的，增加目标受众改变行为的可能性。服务的改善也是帮助目标受众改变行为的最重要因素之一。

（2）价格：也可称为"代价"或"成本"，是指目标受众为采取某种行为而必须放弃的东西，可能是金钱，但在社会营销中，更可能是触及不到的东西，如时间、精力、情绪和旧习惯等。价格反映了为得到想要的事物或服务所必须付出的代价。如年轻人使用非免费安全套，其代价就可能包括购买安全套时尴尬的感受、性活动中伴侣的拒绝和放弃性快感。对个人来说，如果成本超过效益，这个产品就没有吸引力，其被采用的可能性就很低。社会营销领域大多数的失败案例不是因为营销对象不感兴趣而是代价太高。社会营销也是一门艺术，注重如何有效地传播行为改变的益处。因此，社会营销者需权衡产品的成本和效益，让人们觉得其是值得花费的，这与市场营销是同样的道理。

（3）地点（Place）：指目标受众获取有形产品、接受服务或给受众传达理念的地点。产品对于目标受众来说应该是可及的，因此产品营销的地点必须具有一定的便利性，包括时间上、距离上的便利性等，使得目标受众在接受观念或获得有形产品的过程中，能够很方便地接触到产品。例如，在传染病高发期，通过多种途径传播预防传染病的知识，或在艾滋病预防的社会营销活动中，将安全套自动售货机安置在娱乐场所卫生间和加油站的位置等。

此外，营销并不是仅限于某一个地点，运用多重营销系统已经成为许多社会营销项目的重要策略。这一方式使社会市场营销项目接近目标受众和其他边缘人群，达到营销的目标，且可以利用当前批发和零售网络能够普及营销产品的益处这一优势，迅速扩大项目的影响，如印度于 1968 年开展的安全套社会营销活动就充分利用了社会上六大厂家的分销渠道。此外，在避孕药具社会营销项目中，为了提高安全套的可及性，特别是在高危情况下，人们都能够及时且方便地买到安全套，可以开发非传统代销点和非正式营销系统，类似的营销点包括娱乐场所、加油站、汽车站和美容院等。

（4）促销：除了增加产品的可及性外，鼓励目标受众使用产品是社会营销的另一重要内容。促销是指将社会营销项目中的信息加以组合，通过简单明了且具有吸引力的信息传播方式呈现给目标受众，促使其改变行为。只有将营销与信息传播相结合，才能真正使社会营销成为有效的干预措施。在对目标受众进行前期调查及其他市场调研的基础上，通过广告或促销活动等信息传播方式，提升目标受众对产品的认可度，保证其能够

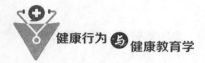

正确且有效地使用产品，从而实现营销目标。值得注意的是，无论针对什么产品，都需要选择符合目标受众喜好和信息偏好的促销手段，包括运用幽默的、生动的表达，满足目标受众的情感诉求等。

此外，同样的目标受众对不同促销策略的反响可能存在差异。例如，在反对吸食大麻的社会营销项目中，寻求感官刺激的青少年对那些强调健康数据或社会反对吸食大麻的普通文字宣传可能反应平平，但对于戏剧化描述毒品使用后果的海报会反应强烈。因此，为改变目标受众的行为，有效实现营销目标，需根据目标受众的特点来设计促销策略。

国外的某些学术团体或卫生机构（如心脏病学会、疾病预防控制中心）已将社会营销应用在健康促进中，并获得了积极的效果。对于"4Ps"营销组合的具体运用可以参考美国加利福尼亚州的"5A DAY 运动"这一经典案例，详见知识拓展 4-2。

【知识拓展 4-2】

1988 年，美国加州政府启动了"5A Day 运动"，基于"4Ps"营销组合，运用社会营销模式采取了一系列措施，旨在增加当地居民蔬菜和水果的消费。

"5A Day 运动"制订了一个具体的目标，通过提高居民对健康的认知来增加蔬菜和水果的消费。首先采用定性研究（包括购物中途访谈、焦点组访谈、基线调查等）来了解受众的蔬果消费现状及需求，从而制订规划，根据"受众利益优先"原则设计营销策略并发布宣传信息。之后，运用社会营销的"4Ps"营销组合实施健康促进项目，见表 4-3。

表 4-3　"5A Day 运动"中的"4Ps"营销组合

| "4Ps" | 具体内容 |
|---|---|
| 产品 | 让当地居民每天能够增加蔬菜和水果的摄入，并让其相信"吃更多蔬菜和水果可以减少患癌症的风险，且能改善健康状况"。 |
| 价格 | 健康饮食的费用（如购买蔬菜和水果的经济开销、购买和准备蔬菜和水果的时间成本、由接受蔬菜和水果推销服务造成的心理成本）。 |
| 地点 | 小区邻近的食品杂货店、菜市场或其他卖点。 |
| 促销 | 常见的促销方式包括大众媒体的广告、公共服务告示、时事通信、杂志、新闻发布会、特殊活动（如教会活动）。也可以使用一些引人注目且容易记忆的宣传标语或形象，或在某些地点或物品上冠名"5A Day 运动"来增加知名度。最后还需要进行常规监测和评估，对宣传活动的覆盖率和效果，人力、资金和时间的利用情况，以及活动的成本及收益进行评估。 |

"5A Day 运动"增加了当地居民吃蔬菜和水果的人数，被证实为有效的、组织合理的、社区和政策导向的社会营销案例。

讨论：

1. 社会营销促销的不只是一种具体的产品，更多是一种"价值主张"，有时也包括具体服务。有哪些具体实例可以说明这一点？

2. 社会营销产品同样面临竞争，比如不愿意改变既往行为，或采取其他非目标行为。在社会营销中，要创造竞争优势，就要系统科学地设计和实施营销策略。如何在产品、价格、地点和促销的组合策略上建立整体的竞争优势？

### （三）社会营销的理论基础

根据社会营销的概念及特征，可以看出社会营销指的是从个人、集体或者整个社会的利益出发，使用市场营销的原理和技巧影响目标受众的观念或行为，使他们接受、拒绝、调整或放弃某种行为。社会营销理论侧重于实践运用，可以说社会营销是一个实操性很强的理论。在具体理论基础方面，社会营销理论融合了市场营销学、社会学、心理学等众多学科，同时汲取了市场营销、创新扩散、社会生态等理论的优势。

1. 市场营销理论。

市场营销理论是近几十年从美国发展起来的理论，其本质是研究经济交换行为中生产与销售之间的关系。市场营销是在不断变化的市场环境中，通过满足消费者的需求，实现企业或组织目标的一种商业过程，包括市场调研、定位目标市场、产品开发、产品定价、渠道选择、产品促销、产品储存和运输、产品销售和服务等一系列与市场有关的组织经营活动。市场营销理论是企业或组织把市场营销活动作为研究对象的一门应用科学，即研究如何把适当的产品以适当的价格，在恰当的时间和地点，销售给尽可能多的顾客，最大限度地满足市场需要或需求。

在现实中，市场营销理论的模型衍生为"4C"理论、"4R"理论、"4Ps"理论等。社会营销理论在建构过程中主要借鉴了"4Ps"。"4Ps"是由 Mccarthy 于 1960 年提出的，即产品（Product）、地点（Place）、价格（Price）和促销（Promotion）。四个"P"能很好地帮助销售商制订和实施有效的商业活动（不仅仅指有效产品和服务，也包括观念）。20 世纪 80 年代以后，市场营销在理论研究和学科体系上不断发展，营销组合的策略也不断更新。

2. 创新扩散理论。

创新扩散理论是社会营销的理论基础之一，由美国学者 Rogers 于 20 世纪 60 年代提出。该理论融合了行为理论和传播学等理论体系，主要内容是利用传播渠道促使人们接受新观念或新产品，侧重于人际传播及大众传播对社会和文化的影响。在本书第三章中，我们已对创新扩散理论进行了详细的讲述。创新扩散理论认为，在新事物扩散的过程中，最初应充分发挥大众传播的优势，而当人们对新事物普遍了解后，应尽量调动人际传播渠道的积极作用，借助人际网络传播相关信息，以产生预期效果，并且强调在新事物扩散过程中，由于个体特征的不同或创新精神存在差异，个体接受新事物的时间有所差异，可根据该差异将创新采用者分为五类。

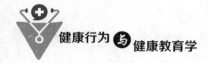

对于社会营销而言，其目标为通过营销活动使目标受众逐渐接受某种理念、改变某种行为，事实上就是一个新事物扩散的过程。同时，在接受新事物的过程中，会出现不同类型的目标受众，因此还需要对目标受众进行细分，根据不同受众的特点制订营销策略，从而更具有针对性地实现社会营销活动的目标。

3. 生态系统理论。

生态系统理论又称社会生态学理论，由美国心理学家 Bronfenbrenner 提出，是综合了社会学、生态学以及系统理论等形成的一套理论体系。生态系统理论主要考察人类行为与社会环境的交互关系，它把人类周围的社会环境（如家庭、机构、社区等）看作一种社会性的生态系统，强调生态系统对于分析和解释人类行为的重要性。生态系统理论区别于简单的系统论、生物学上的进化论等，是将人们生活的家庭、社区等当作一个完整的生态系统，同时通过系统内个体行为与社会环境的相互作用，达到行为改善的目标。

从生态系统理论的内容可以看出，个人或家庭经历的问题或困境可能与社会环境因素中的资源不足有关，干预时要善于将个体生活体验及其非正式的社会支持网络作为契机，还需要关注生态系统中关键部分的改变，从而促进其他方面的积极改变。社会营销汲取了生态系统理论的优势，关注目标受众行为的改变，并以目标受众自身行为的改变为切入点，最终使其行为惠及家庭、社区直至整个社会。在第六章中我们将会进一步介绍生态系统理论在健康教育诊断中的应用。

## 二、社会营销的操作流程

为了取得营销活动的最佳效果，社会营销实践有一整套标准的操作流程，可以作为实际工作的参考依据，具体为分析社会营销环境、选择目标受众、设计社会营销策略以及管理社会营销项目四个步骤。这一流程是从环境分析入手，通过选择适当的目标群体及分析后，适当运用市场营销的"4Ps"组合确定社会营销策略并实施，最后通过对社会营销活动的监督、管理、评估，实现营销目标并保证项目效果的可持续性。社会营销操作流程见图4-4。

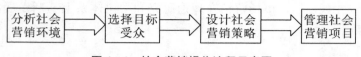

**图4-4 社会营销操作流程示意图**

### （一）分析社会营销环境

任何营销活动的开始都依赖环境，社会营销也不例外。因此，首先要分析社会营销环境，了解与营销活动相关的内部与外部环境。内部环境通常指在项目实施过程中的一些微观环境，如管理支持手段、具体服务的提供、内部人员组成等。较微观环境而言，外部环境是一个更为宽泛的概念，通常是指宏观环境，具体包括自然环境、社会文化、经济发展、政治法规等。

### （二）选择目标受众

在社会营销过程中，目标受众指社会营销活动所关注的对象，可以是个体、群体或社会。目标受众的选择恰当与否，是社会营销活动能否顺利实施的一个关键因素。在计划范围内选择恰当的目标受众，是顺利改变受众行为，实现营销目标，使社会营销计划取得成功的基础。

明确目标受众后，社会营销的实施者还需要进行受众分析，了解目标受众的健康知识、价值观及行为；同时，还需要注意在营销过程中可能遇到的问题，或目标受众改变行为的障碍，基于受众分析、问题及障碍分析的结果开展社会营销活动。针对如何分析目标受众行为选择的影响因素，Andreasen、Kotler 提出了行为的驱动力（BCOS）模型，即收益（Benefit）、成本（Cost）、他人（Others）、自信（Self－assurance）。在BCOS模型中，收益和成本是社会营销重点关注的因素，同时也是目标受众考虑的因素。如目标受众能够获得哪些收益？这些收益对其自身是否有明显的价值或实际意义？获得收益过程中需要目标受众付出多少时间、精力、金钱？目标受众只有做出这一系列分析之后，才会决定是否改变行为。此外，他人和自信也是两个比较重要的因素，如果目标受众周围重要人群或所处的社会环境希望他们能够改变行为，而且他们自身有足够的信心认为自己能够做出行为改变，那么他们改变自身行为的可能性就很大。

### （三）设计社会营销策略

设计策略是社会营销项目实施过程中最为具体的一个环节。Kotler 认为，可以运用市场营销经典的"4Ps"组合来设计社会营销策略。

1. 产品。

在社会营销活动中，产品不仅仅是呈现一种有形的新事物或行为，更为重要的是采用了这个新事物或行为之后所带来的收益。Kotler 认为设计产品要经过深思熟虑，综合运用营销组合，对产品进行合理定位，使产品在目标市场上具有长期优势。

2. 价格。

社会营销产品的价格包含货币成本和非货币成本两个部分。货币成本主要指目标受众改变行为过程中所产生的具体费用，非货币成本主要指目标受众改变行为过程中所付出的时间、努力、精力等方面的成本，另外还可能包括心理风险与损失（如尴尬、拒绝或恐惧）。Kotler 认为应该尽量降低目标受众的成本，最大限度地提升其在社会营销活动中的参与度。

3. 地点。

明确目标受众需要在哪里、花费多长时间、以何种方式或途径获得相关有形产品、接受相关服务或改变某种行为（通常包含传播时间及传播途径）。Kotler 认为，社会营销者应该采用符合目标受众需求的营销地点或渠道，尽可能增加目标受众在获得营销产品、接受营销服务或改变自身行为过程中的便利程度以及愉悦感。

4. 促销。

成功的促销能够增加营销目标实现的可能性。因此，营销者需要选择适当的渠道将

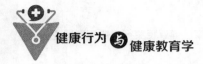

产品推向目标受众，且给予最大限度的推广，使目标受众能够充分了解社会营销活动的目的及内容，并认可营销者所倡导的观念，自愿改变行为。

### （四）管理社会营销项目

管理社会营销项目贯穿项目始终，除了分析社会营销环境、选择目标受众、设计营销策略外，还需要考虑项目执行的时间安排、工作部门之间和工作人员之间的合作、评估计划活动的有效性和对下一步计划进行前馈评价等方面的管理活动。

社会营销是针对社会问题，结合市场营销的原理及方法改变人们行为的一种活动形式，一套完整的监督评估计划是管理社会营销项目的重要内容，也是社会营销得以实现的后期保障。同时，对预算的合理性及对营销活动的可持续性的评估也是必不可少的，至少当了解到人们行为还未被彻底改变时，或者是社会现状仍未改善时，需要对营销活动的预算及可持续发展进行科学评估。此外，社会营销项目评价的中心思想为"受众主导"，在评价的过程中始终将目标受众作为重心，让目标受众评判项目效果的优劣。项目评估不仅仅是为了衡量一个社会营销计划所取得的效果，也是组织能力建设的体现，并且对组织的利益相关者而言，更是一次新的社会营销过程，使其更关注营销项目的目标及价值。

管理社会营销项目需要具备良好的管理技巧，并在此过程中发展组织内部的一种文化。Geoffrey Rose 提出，健康教育工作人员要深入社区和对象人群，工作在现场第一线，但同时作为一名科学工作者，在工作过程中应充分掌握项目目标、策略、措施和方法，并能够发挥关键作用，对于将社会营销运用于健康教育项目中来说，亦是如此。

## 三、社会营销方法在行为改变中的作用

理想的社会营销方法不仅要改善人们的健康相关行为，更要培养一种能够长期维持的健康理念、意识以及健康的行为和生活方式，如在卫生政策的支持下积极寻求卫生服务。在市场生态学的框架中，社会营销活动也需要依赖社会、经济及政策环境。在社会营销实践中，对于具体社会营销方法的选择，需要考虑营销产品的类型、受众需求和行为的影响因素。基于这些需要考量的方面，社会营销的具体方法可以分为产品驱动法、顾客驱动法和市场驱动法。

### （一）产品驱动法

产品驱动法侧重于"4Ps"组合中的产品因素，目的在于增加产品的吸引力和辨识度，实现产品区分，使目标受众对营销产品感兴趣，增加产品的可及性。在市场营销中，可以通过品牌促销来完成产品区分，通常会将产品与某些有吸引力的特质相联系，产生某些产品的特定品牌，其带来的品牌效应往往能够为一类产品带来巨大的市场效益，例如可口可乐饮料、壳牌石油产品、耐克运动装备、万宝路香烟均是知名的流行品牌。营销商充分运用产品驱动法，将品牌分别与幸福感提升、品质值得信赖或社会地位高等特质相联系，因此，顾客在购买产品时，在内心体验上得到了满足，促使其长期维

持购买行为，这为社会营销的策略制订提供了有效借鉴。

印度尼西亚是一个多民族的热带国家，很多民族都有早婚早育的传统，而大多数人由于信仰伊斯兰教，对于绝育和人工流产等行为持反对态度，因此人口膨胀向来是印度尼西亚的重要问题。早在 20 世纪 60 年代中期，印度尼西亚的人口已从 1945 年独立之初的 7200 万上升至一亿多，但经济发展却滞后。印度尼西亚政府于 1968 年成立了"全国家庭计划生育协会"，将控制人口增长纳入其"第一个五年计划"，规定每个家庭平均子女数为 2 人。该计划的实施使印度尼西亚 2000 年的出生率降低了一半。印度尼西亚的全国家庭计划项目取得成功，有一个很重要的原因是在项目中初次引进了蓝色圈（Blue Circle）作为产品的品牌形象。蓝色圈代表"个体自我效能和个体选择"。两年后，蓝色圈扩展到一系列私人避孕工具中，用其来表示"做出自己的选择"的思想，同时蓝色圈也作为医院、诊所、药店和其他避孕服务供给的标志等。这一项目打破了过去认为的家庭计划只是政府责任的旧观念，通过将家庭计划作为个体选择和社会规范的结合，促进人群主动选择安全性行为，从而有效实现了营销目标。1977 年，印度尼西亚仅有 23％的已婚妇女使用安全套，而这一项目实施后，2006 年安全套的使用率接近60％。由此可见，营销与产品之间的关系越来越强，产品本身成为营销的巨大驱动力，产品区分在很大程度上增加了目标受众行为改变的可能性。

除了产品区分能够促进营销目标的实现之外，新媒体技术的发展也为社会营销带来了契机，突破了传统营销扩散速度慢、效果不明显等局限。2014 年由美国波士顿学院的前棒球运动员发起的"ALS 冰桶挑战"风靡全球，各界人士纷纷接受挑战。这个比赛规定参与者在网络上发布自己被冰水浇遍全身的视频内容，然后该参与者便可以邀请其他人也参与这一活动，被邀请者可以选择在 24 小时内接受冰桶挑战，若不接受挑战，则需要为"肌萎缩性脊髓侧索硬化症（ALS）"捐出 100 美元。冰桶挑战的初衷是让更多人知道 ALS 这一种罕见病，达到募款治疗患者的目的。一开始它并没有大规模传播，但当许多社会知名人士参与后，该比赛的网络关注度日益增加，"ALS 冰桶挑战"也通过社交网络从美国传到中国，并迅速扩散到全球。由此可见，社会营销与新媒体技术的紧密结合是当前的重要趋势，并能够在一定程度上取得良好的效果。

### （二）顾客驱动法

顾客驱动法也称为"需求驱动法"。该方法不仅需要推销产品本身，还需要满足目标受众对产品的需求，从而使得维持行为的动力从营销组织转向目标受众。由于社会营销活动具有无利润的特点，因此在效果维持方面，顾客驱动法可能比产品驱动法更加持久。

正如上述印度尼西亚的家庭计划项目，不同于传统的安全套和口服避孕药产品营销，全国家庭计划生育协会侧重于通过"两个孩子就够了"的主题，向大众引入小型家庭的新社会观念，进而推销避孕工具的使用。正如之前提到的，这一措施使得避孕工具的使用率大大提高，到了 20 世纪 90 年代末，家庭计划和小型家庭的观念深入人心，以至于在 1998—2002 年印度尼西亚遭受经济危机时，日用品变得很贵且很难买到的时候，避孕工具的使用率却只受到了轻微的影响。

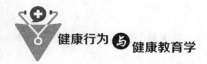

在市场营销项目中，产品销售量越大，营销组织的投资回报率就越高。但是在社会营销项目中，产品经常是免费甚至是有补助的，产品营销效果越好，营销组织的成本就越高。Haynes 和 Lincoln 认为将目标群体的行为转化为一种社会观念，能够激励和维持整个社会的良好行为。此外，在生活中，人们的行为选择经常受到"什么是正常行为？"和"什么是特殊行为？"观念的影响。例如，如果一个青少年认为大多数同龄人吸食大麻很正常，是一个正常行为，那么他很可能自己也会尝试。如果一个已婚妇女认为同龄人不使用避孕工具是正常现象，她同样也不会学习相关知识或寻求相关卫生服务。顾客驱动法还有一项重要内容，即通过在目标受众的周围环境中树立榜样来鼓励其行为，增加目标受众的社会支持。例如在预防艾滋病项目中，可以在高危人群的同龄人中选择一位模范代表进行艾滋病知识的传播以及正确使用安全套的示范，增加目标受众使用安全套的行为。

### （三）市场驱动法

市场驱动法是顾客驱动法的延伸。目标受众在市场中有众多行为选择，以满足自身需求，并且许多行为选择也有相应的市场驱动。例如，在假期的时候，会出现一些"喝酒体现友情"的传播信息，事实上，没有与朋友一起喝酒，并不意味着友情不牢固或是没有完整的社交活动。因此，对于限制饮酒行为的社会营销来说，需要与这些看似积极的传播信息相抗衡，传播限制饮酒相关的信息。

市场驱动法需要营销者主动设计消费策略，充分发挥生产者引导消费行为的作用，以推动更高层次、更大规模的新消费市场，从而形成竞争型市场，让顾客在一定的情境下，拥有多种行为选择。例如，在新年前夕，酒精滥用比较普遍，弗吉尼亚州为了减少该类现象的发生，新年前夕会在旅游胜地威廉斯堡举办大型艺术表演的庆典活动，只要购买一张门票，就可以进入六十多个有酒品售卖的俱乐部、饭店和酒吧，欣赏各种古典、民俗、流行的音乐舞蹈、戏剧和艺术展。该策略不仅通过市场细分，将庆典活动分为了多类市场，发掘和培育了新的客户，也通过庆典活动中的文化宣传，重新建立了节日庆祝的活动方式，使民众的娱乐方式不限于饮酒，从客观上减少了节日期间的饮酒行为。

## 四、社会营销应用实例

社会营销是一种变革行为的应用型战略，它基于行动框架进行整体规划，利用现代通信技术和多样化营销手段实现增加社会效益的目标。在这一部分，我们将从社会营销角度对一个预防艾滋病的健康教育与健康促进项目进行讨论，具体了解该项目如何反映社会营销的 5 个原则，即注重行为、受众利益优先、保持营销角度、受众细分和确定"4Ps"营销组合。

美国巴尔的摩地区 25～44 岁的非裔美洲人的艾滋病感染率极高，CDC 估计，美国至少有 25％的艾滋病病毒携带者不知道他们自身的感染状况。根据这一比例，据推测，在巴尔的摩地区可能有超过 4000 名艾滋病病毒携带者未被诊断出来。红丝带调查项目是一个长达 4 年的艾滋病检测项目，由马里兰艾滋病管理局（MAA）和国家卫生组织共同出资进行，最终目的是降低艾滋病的患病率。红丝带调查项目也充分应用了社会营销的理论，基于社会营销的 5 个原则开展项目。

### （一）注重行为

红丝带组织的目标是通过创造一个支持性环境，营造艾滋病预防的良好氛围，提高人们对艾滋病的关注度，鼓励潜在的高危人群主动寻求咨询服务或进行检测，改善其预防艾滋病的行为。在项目的初步实施阶段，艾滋病筛检率增加了 10%。

### （二）受众利益优先

总体而言，增加艾滋病检测行为有利于公众健康，但该计划首要关注的是个体利益。通过"想健康长寿，就需要检测和治疗"这一标语促使目标受众主动去了解自身的艾滋病状况。那些在艾滋病筛检中被检测为阴性的孕妇能够获得一些其他益处，比如知晓其孕育的孩子不会感染艾滋病；那些被检测出阳性的孕妇也能够获得一些益处，比如知晓通过母婴阻断的方式，能够减少母婴传染的概率，同时增加孕妇存活的概率，从而保证自己可以照顾孩子；男性艾滋病患者则能够得到相关治疗，逐步恢复正常生活，提高生命质量。

### （三）保持营销角度

对红丝带组织来说，在非裔美国人的社区内开展工作，是具有一定难度的，需要充分考虑当地人的文化。例如在美国，非裔美国人向来被边缘化，缺乏相关途径来了解自己的艾滋病感染状况，他们甚至害怕知道自身的真实情况。这就需要保持营销角度，鼓励当地的主流媒体共同加入每年的艾滋病宣传活动中，尽可能使更多当地人能够享受到相关服务。红丝带组织在社区中还扮演着信息传播的角色，包括传播艾滋病检测、体检、治疗等信息，还需要积极宣传治疗后的良好效果，从而鼓励高危人群自愿进行艾滋病检测。

### （四）受众细分

由于不同特点的高危人群有不同的需求，对于营销产品的接受度也存在差异，因此项目将目标受众进行了划分，具体分为 3 类：育龄夫妇、高危性伴、产前医护人员。项目对每类人群分别进行调查，并对相应的信息资料进行分析。结果表明，如何改变个体对检测持怀疑和担忧的态度、如何有效地与患者交流检测和治疗信息、如何减少患者的不良情绪是项目的难点。此外，由于高危人群中有很大比例是西班牙妇女，所以一部分传播材料采用了西班牙语。案例以西班牙妇女为主题，这充分体现了项目根据受众特征采取有针对性的策略的营销方式。

### （五）确定"4Ps"营销组合

1. 产品。

红丝带组织的主要营销产品是艾滋病检测行为及其带来的益处，比如病毒携带者进

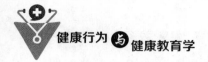

行艾滋病检测后可以获得正规治疗，改善其对生活的态度，增加其继续生活下去的动力。同时，病毒携带者还可以参与一系列相关的活动，比如拨打艾滋病咨询热线、与健康工作者交谈如何进行检测、与家人或朋友坦诚交流等，从而获得社会支持。

2. 地点。

项目组根据目标受众的特点，选择在不同场所采用多种渠道进行信息传播，鼓励艾滋病检测行为，如提供热线服务、在社区开展艾滋病预防的推广活动、在疾病预防控制中心提供免费的艾滋病检测服务。同时，这一活动融入巴尔的摩社区活动中，如巴尔的摩传统节日、各类展会、教会活动等，给目标受众提供充分了解艾滋病预防知识及预防途径的机会。项目组还通过巴尔的摩受欢迎的当地电台、直播节目等传递艾滋病检测信息，介绍检测机构。综合多种方式尽可能为目标受众提供深入了解的机会。

3. 价格。

对于高危人群来说，对艾滋病的病耻感及心理负担可能是其需要付出的成本。在项目执行过程中，通过推广艾滋病检测信息、提高公众对检测和治疗的接受度、建立一个支持性环境等一系列措施，减少艾滋病病毒携带者的病耻感。同时，通过强调主动检测、治疗艾滋病的相关益处，减少艾滋病病毒携带者参加检测的心理感知成本，增强其自愿检测的意愿。

4. 促销。

该项目组在日历、咖啡杯、T恤衫及胸针等物品上增加了"艾滋病检测相关信息"的设计，并将这些物品发放给目标受众。在宣传标语的设计中，标语内容尽可能地减少非裔美国人的焦虑和病耻感，例如"想健康长寿，就需要检测和治疗"。针对那些没有意识到"通过正确治疗可以减少母婴传播"的孕妇，设计的标语是"艾滋病，是你不必传给宝宝的东西""我很高兴我做了艾滋病检测""什么样的妈妈可能会将艾滋病传给宝宝呢？没有做过检测的妈妈"。

同时，项目组在3个艾滋病高发区增加预防艾滋病的电视广告和广播，还通过汽车站或地铁站的海报、户外广告牌、自愿接受艾滋病检测的直邮，对艾滋病检测行为及相关受益进行"促销"。针对那些对艾滋病检测持怀疑或恐惧态度的非裔美国人，则可以通过励志的广告鼓励他们进行检测。例如其中一个电视广告演绎了一位携带艾滋病病毒的篮球运动员的生活状态，告知公众感染病毒并不意味着死亡，提出了"携带艾滋病病毒8年，他仍健康地活着"的广告语。

1994—1999年，巴尔的摩地区的艾滋病感染率每年增长35%，给当地人口及社会造成了沉重的负担。然而，通过以上社会营销活动的开展，据美国马里兰艾滋病管理局的官方报道，1999—2002年，3个项目地区的艾滋病检测率增加了68%，新发艾滋病比例下降了34%，防治了大约619例新发艾滋病患者。总体来说，这是一项成功的运用社会营销进行健康教育与健康促进的案例。

社会营销所"销售"的是一种行为，即通过一系列社会营销的方式促使目标受众自愿接受、拒绝、调整、放弃或者坚持某种行为。但更重要的是"销售"一种与行为有关的观念，即目标受众在改变了行为的基础上，接受了该行为能够带来相关益处的观念，使得社会营销所带来的不仅是个人效益，而且是可持续的社会效益。在解决公共卫生、社会安全、社会福利等问题方面，社会营销为健康教育与健康促进项目提供了全新的思路，也是一件强有力的武器。社会营销可以促进儿童计划免疫、改善艾滋病高危人群的安全性行为，还可以帮助健康教育工作者处理吸毒、酗酒等问题。社会营销吸收了市场营销的概念和技术，在一些国家和地区已经广泛应用于控制人口增长、预防艾滋病、禁止吸烟、儿童营养改善、环境保护等，并取得了一定的成效。

　　社会营销通过分析社会营销环境、选择目标受众、设计社会营销策略以及管理社会营销项目这一套操作流程，依据实际情况选择行为改变的方法，如产品驱动法、顾客驱动法、市场驱动法，为目标受众的行为改变提供有利的条件与机会，进一步促进目标受众自愿采纳有益健康的行为，从而提高个体及社会的健康水平，增加社会福祉，实现社会营销的目标。

【知识拓展 4-3】

### 基于社会营销的生殖健康教育项目

　　生殖健康是由世界卫生组织人类生殖研究与培训特别规划署（WHO HRP）最先提出的，其定义是："生殖健康不仅仅指没有疾病或不虚弱，而是生殖系统及其功能和过程所涉及的一切身体、精神和社会等方面的健康状态。"因此，生殖健康表示人们拥有满意且安全的性生活，有生育能力，能够自由决定是否生育、何时生育及生育多少，也表示男女均有权知晓并能实际获取自己选择的安全、有效、负担得起的生育方式及保健服务。

　　为此，重庆市计划生育药具管理服务站（药管站）与重庆大学合作，开展了"重庆市药具管理服务站运行机制创新项目"，主要内容为通过生殖健康产品的社会营销，改善目标受众的艾滋病健康相关行为。下文将着重阐述该项目中"4Ps"营销组合的制订。

　　**一、社会营销调研**

　　社会营销的目标是改变目标受众的危害健康行为，而在制订各种策略之前，社会营销者必须掌握目标受众的相关认知与行为以及实际需求，为此社会营销者有必要对目标受众的认知及行为进行研究。目前我国很多研究领域的项目都应用了健康信念模式（HBM），如食品与卫生、艾滋病/性传播疾病、心理健康领域等。社会营销调研通常分为五个步骤：确定调查内容、细分调查对象、选择调查方法、正式调查、归纳与总结。我们以"安全套作为生殖健康社会营销产品"为例来分析目标受众的认知与行为及需求。

　　（一）确定调查内容

　　基于 HBM，对目标受众关于艾滋病的认知及行为进行分析，具体调查内容见表 4-4。

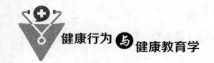

表 4—4  具体调查内容

| 条目 | 部分内容举例 |
| --- | --- |
| 感知到严重性 | 对于感染艾滋病病毒或患艾滋病的严重性的看法 |
| 感知到易感性 | 对于自己感染艾滋病病毒或患艾滋病的可能性的看法 |
| 感知到益处 | 对于使用安全套能够降低患艾滋病的危险性的判断 |
| 感知到障碍 | 对于使用安全套过程中可能产生的困难的判断 |
| 自我效能 | 自己能够坚持正确地使用安全套的信心,或克服相关困难的信心 |
| 对生殖健康社会营销产品的需求评估 | 对于目前市面上销售的安全套的质量、价格、包装等的看法 |
|  | 对于目前市面上安全套广告的看法 |
|  | 对于购买安全套的便利程度的看法 |
|  | 能够接受的安全套价位 |
|  | 使用安全套的影响因素 |
| 安全套的购买、使用行为 | 目前使用哪种品牌的安全套 |
|  | 购买安全套的场所 |
|  | 使用安全套的频率 |
|  | 使用安全套的方法 |

（二）细分调查对象

根据安全套产品本身的使用特点,调查对象根据不同特征可分为一般普通人群、女性性工作者、吸毒者、男性同性恋者、性病患者和青少年。调查发现,女性性工作者使用安全套最为频繁,此外,青少年使用安全套的行为也呈现增加趋势,因此,这些人群是安全套社会营销活动中不可忽视的重要群体。

（三）选择调查方法

由于艾滋病高危人群属于敏感人群,因此调查方法的选择要十分慎重。调查者主要通过面对面访谈,对每一个目标受众进行定性访谈,收集其基本特征、对艾滋病的认知及安全套使用行为等资料,在访谈过程中充分尊重目标受众的隐私及需求。

（四）正式调查

由经过统一培训的调研员,在重庆市的调研地点对目标受众进行问卷调查,也可以在征求目标受众意见的基础上,通过开展消费者讨论会收集资料。在调研前、调研中及调研后,进行严格的质量控制,确保数据的真实性及完整性。

（五）归纳与总结

正式调查后,对调查结果进行统计与分析。了解目标受众对使用安全套的认知、行为及具体需求,为后期设计社会营销方案及策略提供依据。

### 二、"4Ps"营销组合

（一）产品

安全套的社会营销，旨在向育龄人群提供有利于生活质量提高、所有消费者可负担得起的产品，力求做到为目标受众提供物美价廉的产品。重庆市药管站在长期发放计生药具的工作中，与国内的计生药具生产商建立了良好的合作关系，而国产品牌又有质优价廉的优势。根据调查结果，重庆市广大农村地区的消费群体对国产品牌的喜好程度，大大超过了国外品牌或合资品牌。

此外，重庆市农村市场购买潜力巨大。据统计，2004年年底，重庆市农村人口达到1818.5万人，占重庆市总人口58.1%，农村居民人均纯收入2215元，比上年增长5.6%。全年农村居民人均生活消费支出1583元，比上年增长5.7%，其中，医疗保健支出增长17.8%。从以上数据可以看出，目前重庆市农村人口数量庞大，农村居民收入增加，伴随而来的是他们对健康或生活质量的更高追求。从这个角度来看，我们可以说重庆市农村市场是安全套的一个潜在的巨大市场。

综上所述，重庆市药管站需采取差异化的营销战略，将目标市场锁定在广大的农村育龄人群上。

（二）营销地点

重庆市药管站在代理销售安全套产品的过程中，依托重庆市各区县药管站开展社会营销，即安全套通过"重庆市药管站→各区县药管站→当地健康服务中心和服务站"的分销方式，最终到达广大消费者手中。为进一步巩固和发挥现有渠道的作用，根据当地实际情况调整设计原则、目标，综合考虑后，提出了3种直接或间接营销渠道模式。

最终方案选择了间接销售渠道模式，即安全套通过重庆市药管站销往重庆市各区县药管站，进而销往医院和连锁药店、诊所。在此分销过程中，区县药管站或销售办事处会在经销商和零售终端环节，开展监督、协调、调研、促销等工作。安全套产品社会营销的分销渠道方案见图4-5。

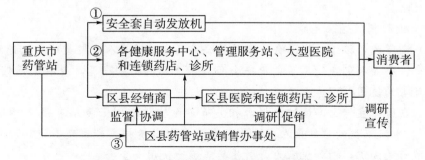

图4-5　安全套产品社会营销的分销渠道方案

（三）价格

采用以成本为导向的策略，按照成本加成的方式定价，同时在此基础上考虑影

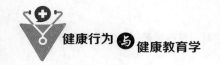

响价格的因素，如低收入者的承受能力。

以安全套的定价策略为例：对合川、荣昌、万州三个地区的实地调研结果进行分析，发现价格是除了质量之外，影响目标受众购买安全套的另一重要因素，可见安全套定价策略恰当与否，对安全套营销活动的成败可能会产生关键作用。安全套的定价参考标准有以下几点：

1. 安全套成本：从国家指定厂家购买安全套的价格约为 0.25 元/只，物流成本（主要为仓储成本、运输成本）、管理成本约为 0.05 元/只，总成本约为 0.3 元/只。

2. 国外经验：安全套一年的销售额应不超过国民生产总值（GNP）的 1％。重庆市上一年的安全套全年销售数量为 1400 万只，而同期国民生产总值超过 2000 亿美元，按照总值的 1％（20 亿）计算，单只的安全套价格可达 143 美元。显然按此标准来制订安全套价格不合适。

3. 中间商利润。

4. 依据营销渠道的策略设计，将中间商的利润点（15％）纳入产品成本中。因此在前面计算的成本（0.3 元/只）的基础上，增加 15％，即约为 0.35 元/只。

5. 目标受众收入：目标受众年人均纯收入为 600～1500 元，这部分人群的恩格尔系数高达 80％，即他们收入的 80％用于基本的衣食住行方面。通过实地调研也发现目标受众多为低收入者，人们几乎都使用国家免费发放的安全套。而社会营销想要放弃免费发放的模式，而采用低价格的模式，就必须使这部分目标受众能够负担得起最终的定价。按照年人均纯收入的 2％购买安全套，每年使用 60 只安全套的频数，安全套的价格范围为 0.2～0.5 元/只。

综合考虑以上所有因素，将安全套的最终零售价定为 0.4 元/只。

（四）促销

重庆市药管站充分利用了市场营销的成熟理论，并结合社会营销的特点，以"积极倡导社会营销理念，鼓励使用社会产品"为宗旨，形成了具有自身特点的一套促销策略。

1. 大众传播促销。

（1）向学校、旅馆、夜总会、车站等公共场所或流动人口聚集地先免费发放一批安全套，引导人们在使用了免费安全套后，主动购买安全套，并收集反馈信息，把握消费者的使用心理。

（2）在媒体宣传上，通过电视台相关节目做宣传，例如重庆有线 6 台的"健康时代"、重庆卫视的"健康人生"等，在节目中邀请相关专家现身说法，向目标受众讲解有关知识，增加说服力，引导其正确地使用安全套。

（3）灵活采用其他广告，如报纸、杂志、网上、车载、户外广告等，在人群相对较集中的地方，如咖啡馆、茶馆、酒吧、网吧、电影院、电脑城等场所采用吊旗、彩页等加强印象。以"提升生活质量，关爱生命健康"为主题进行宣传。另外，安全套是有形社会产品，营销活动应本着低价位、可负担得起的宗旨，向消费者强调"不同的价位，相同的体验"这一观念。

2. 人际传播促销。

（1）利用"世界艾滋病日""母亲节"等主题日，通过在人口密集的场所设置展板、发放计划生育服务卡等进行宣传。

（2）在发放免费安全套的过程中进行引导和宣传。

（3）在新婚夫妇办理结婚有关手续的过程中进行引导和宣传。

（4）对当地群众进行生殖健康方面知识的培训。

（5）通过计生产品相关杂志、宣传画等进行宣传。

（6）利用健全的计划生育服务网络对目标受众进行宣传教育。

（7）发动社会营销志愿者参与到宣传工作中来。

（8）开设电话热线，营销安全套的同时回答目标受众的相关问题。

（阅读材料来源：梁书凯，2006.社会营销组合策略研究［D］.重庆：重庆大学.）

【思考题】

1. 格林模式的基本步骤是什么？各个诊断步骤的要点是什么？

2. 格林模式中的教育与生态诊断如何与健康相关行为理论相结合？

3. 格林模式在健康教育中有何重要作用？

4. 社会营销的概念是什么？社会营销与健康教育有什么异同？

5. 结合自己的经验或经典案例，谈一谈如何有效地应用社会营销。

（徐莹）

# 第五章　健康信息传播

## 【本章提要】

改善人们的健康相关行为是健康教育的使命，而健康信息传播是健康教育的主要措施。本章将讨论健康信息传播的基本理论和方法。

本章具体内容包括：

- 传播及健康传播的定义及特点；
- 健康传播的发展及研究内容；
- 传播媒介的分类及发展历程；
- 健康传播的类型；
- 基于网络的传播形态；
- 传播的说服理论与知识沟假说；
- 影响健康传播效果的因素与对策。

信息传播活动自人类产生之时就已出现，是人们维持生产关系和社会关系的纽带，是人类生存和发展的基本方式。健康信息传播是健康教育与健康促进的基本策略和方法，通过健康信息的有效传递和沟通，改善人们的知识、态度，促进健康行为的形成，从而维护健康，提高生活质量。公共卫生与临床工作者都应该学习、掌握和运用健康信息传播的基本理论、方法和技巧，这样才更有利于健康教育与健康促进工作的顺利开展。

## 第一节　传播和健康传播概述

### 一、传播的基本概念

#### （一）传播的定义和特点

传播（Communication）来源于拉丁文词根"communicatio"和"communis"，即"共有的""公共的"，是信息的传递或交换，意味着沟通者之间的信息共享。20 世纪 40

126

年代后期，随着信息技术和大众传媒的发展，传播学形成了。我国学者郭庆光在《传播学教程》（2011）中对传播给出这样的定义："传播是社会信息的传递或社会信息系统的运行。"

传播具有明确的目的，美国疾病预防和健康促进办公室认为，人们的信息传播活动是为了达到五个目的：①了解需要和需求（Making Known Needs and Requirements）；②交换信息、意见、态度和信念（Exchanging Information，Ideas，Attitudes and Beliefs）；③产生理解（Engendering Understanding）；④实施行为（Initiating Actions）⑤建立和保持联系（Establishing and Maintaining Relations）。因此，传播在医疗保健服务和健康教育与健康促进工作中扮演着重要角色。

传播具有以下五个特点：

1. 传播是一种信息共享活动，即传播是通过交换、交流，将一个人或少数人所拥有的信息，扩散到多数人共享的过程。

2. 传播在社会关系中进行，又是社会关系的体现。传播中双方采取的表述内容和传授形式，均反映了两者的社会角色和地位。

3. 传播是一种双向的社会互动行为。无论其参与者是个人、组织还是群体，传播均是在传受双方之间进行。

4. 传播是符号化与符号解读的转化过程。符号化表示传授信息的一方将传播的信息转化为语言、表情、文字或其他形式的符号，而符号解读是指接受信息的一方将符号化的信息加以理解和阐释。同时，进行传播活动的重要前提是传播双方有相似的文化背景和生活经验，对传播符号的意义有共通的解释。

5. 传播既是一种"行为"，又是一种"过程"，也是一种"系统"。传播作为一种"行为"，是将人看作社会传播的主体；传播作为一种"过程"，是以动态的传播机制为主；传播作为一种"系统"，是在社会层面上综合考量传播过程的相互作用，以及传播过程所引起的发展和变化。

## （二）传播的分类

传播活动复杂多样，从不同角度可以分为不同类型。从传播符号角度，传播分为语言传播和非语言传播；从媒介角度，传播分为印刷传播、电子媒体传播和口头传播。最常见的是从传播规模和传受双方的关系进行分类，可以分为以下五种：

1. 自我传播（Intra-personnel Communication）：是个体的意识、思维或心理活动，如自我阅读、自我思考，也是一切社会传播活动的生物学基础。

2. 人际传播（Inter-personnel Communication）：也称人际交流，指个体之间的一种直接的信息沟通交流活动，也是社会传播活动最初的和最基本的形式。

3. 群体传播（Group Communication）：群体是社会的基础，每个人都生活在特定的小群体中。小群体成员面对面或通过互联网的传播活动是群体传播的基本形式。

4. 组织传播（Organizational Communication）：组织是人类社会中有明确的目标、严格的分工、健全的管理体系的社会结合体。组织传播是以组织为主体，将信息进行有效扩散的过程。

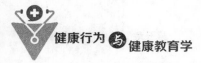
5. 大众传播（Mass Communication）：是职业性信息传播机构和人员通过广播、电视、电影、报纸、期刊、书籍等大众媒介和特定传播技术，向范围广泛、为数众多的社会人群传递信息的过程。

### （三）传播过程模式

人类社会的信息传播具有明显的过程性和系统性。就过程性而言，传播是一个有结构的、连续的过程，该过程是由多个相互联系、相互作用的要素构成；就系统性而言，传播不仅受到内部因素的制约，同时也受到外部环境的影响，并且与环境保持着互动的关系。为研究传播现象，传播学者采用简化而具体的图解模式对复杂的传播现象进行描述，以揭示和解释传播的本质，从而形成不同的传播过程模式。

1. 拉斯韦尔五因素传播模式。

传播过程模式中最为著名的是美国社会学家、政治学家拉斯韦尔提出的五因素传播模式，见图5-1。

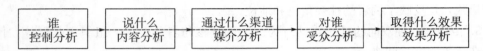

**图5-1 拉斯韦尔五因素传播模式**

拉斯韦尔五因素传播模式回答了以下5个关键的传播相关问题：①谁（Who）？②说什么（Says what）？③通过什么渠道（Through what channel）？④对谁（To whom）？⑤带来什么效果（With what effect）？

根据上述5个问题，拉斯韦尔五因素传播模式提出的传播过程主要由以下要素构成：

（1）传播者（Communicator）：传播行为的发起者，即在传播过程中信息的主动发出者。在传播过程中，传播者可以是个人，也可以是群体或组织。

（2）受传者（Audience）：信息的接受者和反应者，即传播者的作用对象。受传者同样可以是个人、群体或组织。当受传者达到一定数量时，称为受众。

（3）信息（Information）和讯息（Message）：就一般意义而言，信息泛指人类社会传播的一切内容。讯息是指一组相关联的、有完整意义的信息符号所构成的一则具体信息。通过讯息，传受双方进行了有意义的信息交换，达到传播的目的。

（4）传播媒介（Media）：又称传播渠道，是信息的载体，也是传播过程中使各个要素相互联系起来的纽带。

（5）传播效果（Effect）：受传者接受信息后，在认知、情感、态度、行为等方面发生的变化，通常指传播活动在多大程度上实现了传播者的目的。

2. 施拉姆双向传播模式。

1954年，美国传播学之父施拉姆提出人际传播是双向循环往复的交流过程，即双向传播模式。该模式强调传受双方的角色并非固定不变，比如一方发出信息时是传播者，而在接受反馈信息时又成为受传者，实际上传播双方都是传播主体。施拉姆双向传播模式引进了4个重要的传播要素：

（1）传播符号（Communication Symbol）：传播符号是信息的载体，包括语言、音乐、文字、图画和其他感知觉符号等。人们的信息交流，实质上是符号传递的过程。

（2）编码（Encoding）：传播者将自己的思想和意图转换为各种传播符号的过程。

（3）解码（Decoding）：受传者将传播者发出的传播符号接受和还原后，转换为自己的理解的过程。

（4）反馈（Feedback）：受传者在接受传播者的信息后引起的心理和行为反应。

施拉姆双向传播模式见图5－2。

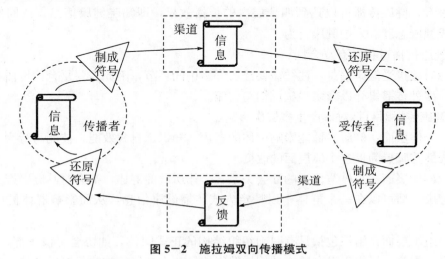

**图5－2　施拉姆双向传播模式**

## 二、健康传播

### （一）健康传播的定义及特点

健康传播（Health Communication）源于20世纪70年代。美国学者Rogers在1996年给出一个简明的健康传播定义："凡是人类传播的信息涉及健康相关内容，就是健康传播。"我国学者在1996年给出的定义是："健康传播是指通过各种渠道、运用各种传播媒介和方法，为维护和促进人类健康而收集、制作、传递和分享健康信息的过程。"从公共卫生实践来讲，健康传播是以增进健康为目的，通过研究和使用传播策略，影响个人及社区的健康相关知识（Knowledge）、态度（Attitudes）及行为（Practices）。健康传播具有以下特点：

1. 健康传播具有公共性和公益性。

健康传播是健康教育与健康促进的策略和方法，健康传播能够提供健康信息，满足社会和公众的健康需求，具有公共服务的作用。因此，健康传播具有明显的公共性和公益性。

2. 健康传播对传播者的素质有特定要求。

在传播活动中，个体、群体和机构都可以作为传播者，但是健康传播的信息与健康

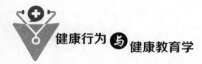 

有关，因此对传播机构和人员有特定的素质要求，传播者通常需要具备专业的健康相关知识。

3. 健康传播传递的是健康信息。

健康信息泛指一切有关健康的知识、观念、技能和行为，如吸烟有害健康的知识、拒绝饮酒的技巧、坚持体育锻炼的行为等。

4. 健康传播具有明确的目的性。

健康传播的主要目的是以健康为中心，最终实现疾病预防和健康促进。从传播过程的目的来看，健康传播可以达到四个层次的传播效果，即知晓健康信息、认同健康观念、形成健康态度、采纳健康行为。

5. 健康传播过程具有复合性。

目标对象接受健康信息，往往需要经历许多中间环节，因此需要复合性传播，即多级传播、多种传播媒介以及多层次反馈与交流。

6. 健康传播对目标对象产生多层次影响。

（1）个体层面：健康传播能影响个体的意识、知识、自我效能、技能与行为。健康传播的最终落脚点为促进个体层面的改变。

（2）群体层面：个体与他人的社会关系、个体所属的群体，都会对其健康产生重要影响。健康传播可以在一个群体中以特定方式传播健康信息，从而影响群体健康相关行为。

（3）组织层面：组织包括具有明确组织结构的正式团体，如协会、俱乐部、学校、医疗卫生机构等。组织可以向其成员传播健康信息，为个体行为改善提供支持，并通过相关政策或规定促使个人健康相关行为的改变。

（4）社区层面：制定相关政策，以减少或消除社区中的危害，创造良好的社区环境，促进社区的整体健康。社区层面的健康传播通常由影响社区居民健康的组织或机构来进行规划和领导。

（5）社会层面：社会作为个体、群体、组织和社区的一个大融合，其中的许多因素对个体行为产生影响，包括社会经济、价值观、法律和政策。

健康传播在这五个层面主要发挥了如下作用：①增加健康相关知识；②影响关于健康的感知、信念、态度和社会规范；③改善个体行为；④传播健康相关技能；⑤说明并呈现行为改变的益处；⑥满足公众对于健康服务的需求；⑦驳斥谣言和迷信；⑧调节组织关系；⑨提高大众对健康问题的重视。

## （二）健康传播的发展与研究内容

1. 健康传播的发展。

健康传播历史久远，在人类生存与发展过程中，健康传播在医疗保健活动中发挥了重要作用。1971 年，美国心脏病学专家 Jack Farquhar 和传播学专家 Nathan Maccoby 开展的"斯坦福心脏病预防计划"（Stanford Heart Disease Prevention Program，SHDPP），成功开启了健康传播研究的新篇章并促进了健康传播的发展。该项目成功地应用了社会学习理论、社会营销理论和创新扩散理论，并为健康传播学科的建立搭建了框架。1972 年"治疗传播兴趣小组"成立，该组织是"国际传播协会"的分支机构之一，为健康传播学发展为一门成熟学科夯实了基础。1973 年，该小组创建了《国际传播学会简讯》，这是关于健康传播学的第一本专业刊物，主要刊登健康传播相关的学术文章和资料。"治疗传播兴趣小组"于 1975 年在国际传播学年会上正式更名为"健康传播分会"，这是学术界中第一次出现"健康传播"的名称。

20 世纪 80 年代，随着"预防艾滋病运动"的兴起与发展，健康传播学在西方学术界中逐渐被广泛应用，越来越多的科研基金开始投入健康传播学的研究之中。在这个时期，多个领域的学者均参与健康传播学的研究。首先是医学领域，尤其是公共卫生专业的研究人员，他们是美国健康传播学发展的主力军，其比例约为 50%；其次是传播学领域，研究人员比例约为 25%；最后是社会学与教育学领域，研究人员所占比例约为 25%。此外，1984 年，传播学学者 K Reps 和 Thornton 共同撰写的 *Health communication：Theory and Practice* 一书出版，这是第一本关于健康传播学理论的书籍。第二本关于健康传播学理论的书籍是 Sharf 于 1984 年撰写的 *Guidelines for Physicians to Optimize Communication*，第三本是 Northouse 于 1985 年撰写的 *Handbook for Health Communication Professionals*。其后，专注于国际性、应用性研究的 *Journal of Health Communication* 和专注于理论性研究的 *Health Communication* 相继出版。健康传播书籍的出版和学术论文数量的骤增，极大地促进了健康传播学的发展。1985 年，健康传播的第一次学术会议"医学传播会议"召开，并且自 1986 年后，由国际传播学会和牛津大学联合举办的"基础医疗保健中的健康教育"以及在加拿大举办的"医患传播"等健康传播会议相继召开，为健康传播学者提供了交流的平台。此外，越来越多的美国大学开始设立健康传播专业，到 1994 年，美国已有 20 个健康传播博士研究生授予点和 40 个健康传播硕士研究生授予点，约翰霍普金斯大学、斯坦福大学、南加州大学以及肯塔基大学，均设有健康传播研究机构。至此，健康传播学作为一门学科已发展完成。

中国的健康传播实践远比西方国家久远，但专注于健康传播的研究晚于西方国家。1987 年，首届健康教育理论学习研讨会在北京举行，研讨会上第一次系统介绍了传播学原理。1993 年，北京医科大学出版了《健康传播学》。1996 年，学者米光明出版了《健康传播学原理与实践》。2009 年，学者张自力出版了《健康传播学》。此外，健康传播相关的学术论文多数发表在以《中国健康教育》为代表的期刊上。医学院校也开设了"健康传播学"课程，培养本科学生。这些举措都在很大程度上促进了中国健康传播的研究与发展。

2. 健康传播的研究内容。

根据罗格斯的定义，凡是人类传播活动涉及健康的内容就是健康传播的研究内容。特别是对于当前疾病负担最为沉重的慢性非传染性疾病，改善行为和生活方式已经成为防控该类疾病的共识。与此同时，传播媒体快速发展，传播策略和工作方法也随之不断改变，促使健康传播理论融合与发展。并且随着医患矛盾日益突出，如何通过健康传播进一步改善医患关系，是健康传播研究的内容。根据关注度，中国学者张自力提出将健康传播的研究内容分为 9 个方向。

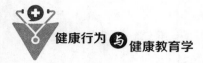

（1）大众健康传播媒介与效果研究：主要涉及大众健康传播媒介的形式、内容和技巧的研究，以及受众接触媒介行为的研究等。

（2）组织健康传播研究：主要指企业、社区等组织对个人健康信念的维持、改变和健康行为的促进等。

（3）以医患关系为核心的人际健康传播研究：从患者角度探讨传播内容及效果的研究，日益成为主流，涉及患者的话语权、知情权等研究课题。

（4）健康教育与健康促进研究：新中国成立初期的"血吸虫病防治运动"、20世纪70年代的"计划生育运动"、20世纪80年代的"预防脊髓灰质炎运动"以及20世纪90年代的"正确看待艾滋病运动"都是典型的健康教育与健康促进研究。

（5）健康传播的外部环境研究：对社会因素和政治因素的研究，尤其是健康政策和健康法规的变化对健康传播的影响。

（6）健康传播与文化研究：主要解读、建构文化视野下的健康传播，探讨文化因素对健康传播的影响，如不同文化背景下的健康传播比较研究、现代医学与传统医学在健康传播过程中的文化差异等。

（7）艾滋病、安乐死、器官移植等特殊议题的研究。

（8）健康传播史的研究：健康传播研究史和健康传播行为史。

（9）突发公共卫生事件研究：健康危机的传播学研究。

# 第二节　媒介发展与健康传播类型

## 一、媒介发展

媒介是传播学的核心概念之一，媒介在不同情境下有所不同，其内涵和外延极其丰富。它不仅是信息传递的工具和载体，还涉及各种纷繁复杂的社会关系。这里所说的媒介，指的是在传播者与受传者之间用以承载、传递、延伸和扩大信息传送的物质实体，具有实体性、中介性、负载性和还原性等特点。媒介包含两种含义：一种是指从事信息采集、加工和传播的社会组织，如传媒机构；另一种是指信息传播的载体、渠道、中介物、工具或技术手段，如电话、期刊、电视、网络等。Wibur Schram 认为媒介就是介入传播过程中，用以扩大、延伸信息传送的工具。

### （一）媒介的分类

依据出现的先后顺序，媒介可分为符号媒介、语言媒介、文字媒介、印刷媒介、电子媒介和网络媒介。

按照传播对象，媒介分为个人传播媒介和大众传播媒介。

美国传播学家 Hardt 把媒介分为3种：①示现的媒介，即人们面对面传递信息的媒介，主要指语言和非语言符号；②再现的媒介，如绘画、文字、印刷和摄影灯等；③机器媒介，如电话、广播、电影、电视和网络等。

### （二）媒介的发展历程

1. 早期符号媒介。

人类自诞生之初就开始进行传播活动。语言产生之前，通过手势、声音、面部表情、身体动作等进行传播。语言产生后，通过口头语言进行传播。语言加快了人类文明的进程，但同时具有一定的局限性，传播者与受传者必须处于同一时间并距离较近，而口头语言转瞬即逝，无法保存。

2. 手抄媒介。

文字产生以后，人们使用文字和图画，在石头、甲骨、羊皮等物件上记录信息并进行传递，传播的信息可以保存，也不需要传受双方处于同一时间。但是该类媒介不宜携带，并且成本较高。

3. 印刷媒介。

公元 450 年，我国出现了雕版印刷术，之后北宋的毕昇发明了活字印刷术。印刷媒介将文字和图片保存在薄纸上，比如报纸、杂志和书籍等，这种媒介现在仍然是重要的传播媒介。与符号媒介和手抄媒介相比，印刷媒介有了巨大进步，但缺点是没有声音和动画，在一定程度上限制了传播效果。

4. 电子媒介。

19 世纪末发生了媒介革命，产生了记录影像的照相和摄影技术，之后电影、广播、电视等电子媒体的发明和普及开启了大众传播时代。

5. 新媒介。

随着现代电子技术的飞速发展，网络宽带技术和视频技术不断进步，传播媒介的科技含量日益增加，出现了众多高科技信息传播媒介，如互联网、数字音频广播、数字杂志和报纸、有线电视、直播卫星电视、网络电视等。

6. 融媒体。

媒介内容的融合指分属于不同媒介形态的内容，依托数字技术实现跨平台和跨媒体的使用，利用数字化终端，形成多层次、多类型内容融合的产品。例如，广电网、电信网和互联网可以互联互通，媒介终端也能够融合多种媒介功能，如电脑、智能手机、电视等。这是一种实现资源互相通融、内容互相兼容、宣传互相融合、利益相互融通的新型媒体。

## 二、健康传播类型

依据传播规模和传受双方的关系，健康传播划分为自我传播、人际传播、群体传播、组织传播以及大众传播。我们已在第一节中对这 5 种传播类型进行了简要介绍。此部分将对 5 种类型进行深入探讨，帮助健康教育工作者在实际工作中有效掌握不同类型的健康传播并加以运用。

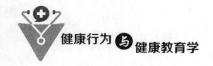

## （一）自我传播

自我传播（Intra-personnel Communication）是一切社会传播活动的生物学基础，是个体内部的意识、思维或心理活动。自我传播的要素包括感觉、知觉、表象、概念、判断、推理，是心理学研究的范畴。

## （二）人际传播

人际传播（Inter-personnel Communication），也称人际交流、亲身传播，是一种个体之间直接的信息沟通交流活动，是社会传播活动最基本的形式。人际传播具有以下社会功能：①获得与个人有关的信息；②建立与他人的社会协作关系；③实现认知他人和自我认知。

1. 人际传播的特点。

人际传播是向人们传播健康信息、劝服人们改善健康相关行为的良好方式。人际传播具有以下特点。

（1）全身心传播：多种感官并用，比如口、眼、耳，同时加上手势等来传递和接受信息。

（2）全息传播：信息交流全面、完整，通过语言、非语言、情感共同传递信息。

（3）互动式传播：传播过程中，传受双方互为主体和客体，互相影响，反馈及时，交流充分。

（4）个性化传播：以个体化信息为主，情感信息的比重较大。双方使用统一或相通的符号，或对交往情境有相同的理解。

（5）传播信息量小：与其他传播形式比较，人际传播的规模较小，传播范围容易控制，信息量较小。

2. 人际传播的形式。

在健康教育实践中，人际传播的形式如下。

（1）咨询：解答各种健康问题。

（2）交谈或个别访谈：面对面直接交流，帮助对象学习知识、改变态度。

（3）劝服：针对对象存在的健康问题，采用说服策略，改变其危害健康的态度、信念和行为。

（4）指导：传授知识和技巧，使对象掌握健康相关知识及卫生保健技能等。

3. 人际传播的技巧。

在健康教育与健康促进中，熟练掌握人际传播的技巧，避免不恰当的人际交流方式，能更好地改善目标人群的知识、态度和行为。人际传播技巧包括谈话技巧、倾听技巧、提问技巧、反馈技巧和非语言传播技巧。

（1）谈话技巧：①谈话内容明确，重点突出。每次谈话围绕一个主题，避免偏离主题。②语调适中，语速平稳，适当停顿。语调避免过高过低，语速避免过快，给对方留有足够的提问和思考时间。③适当重复重要的概念。每一次交谈过程中，重点内容需要重复两三次，加深印象和理解。④把握谈话内容的深度。根据交谈对象的文化程度、宗教信仰等选择适当的专业术语，必要时使用当地语言。⑤及时反馈。交谈过程中观察交谈对象通过表情、肢体动作等非语言形式传递的信息，并及时反馈。

（2）倾听技巧：通过有意识地听清健康教育对象所说的每个字词，理解每一个字、每一句话的表达方式和深层次的含义及情感，明确健康教育对象对于目标问题的认知及实际行为，以便更好地采取干预措施。掌握倾听技巧需要：①主动参与，积极反馈。在倾听过程中注重礼貌待人，平等对待健康教育对象，通过非语言的方式进行反馈，如点头、微笑示意，有时可以重复关键字词，表明理解和关注对方。②集中精力，克服干扰。在倾听过程中，可能存在各种干扰因素，如环境中的噪声、他人来访等，此外，心理上可能有分心、不耐烦、急于表达观点等不利因素，也会干扰倾听。因此，需要克服内外环境的干扰，把精力集中在谈话上面。③充分听取对方的讲话。在倾听过程中，不轻易打断健康教育对象的讲话，不轻易做出判断，不急于表达观点和回答问题。同时也需要不断分析对方的话语，抓住谈话重点，对于离题者和不善于语言表达者，要适当地进行引导。

（3）提问技巧：在人际交流中，提问是获得信息、加深理解的重要方式，有技巧地发问，可以鼓励交谈对象表达更多信息，从而获得期望的信息。提问方式一般有五种：

1）封闭式提问：封闭式提问的使用频率非常高，问题比较具体，要求对方回答比较简短和确切，回答一般表达为"是"或"否"，"有"或"无"，或具体名称、地点、数量等。如"您上周体检了吗？""您每月测几次血压？"

2）开放式提问：开放式提问的问题通常比较笼统，能引导交谈对象说出自己的感觉、态度和认识，有助于获得真实情况，也有助于交谈对象宣泄被压抑的情绪，常用"什么""怎么"和"哪些"等句式。如"您上周体检怎么样？"

3）探索式提问：也称为"探究式提问"，为了解交谈对象存在的问题以及某种认知、态度和行为产生的原因，需要更深层次的提问。经常用"为什么"进行深入了解。如"您为什么对上周体检不满意？"

4）偏向式提问：也称为"诱导式提问"，提问者把自己的观点和态度附加在问题中，暗示对方做出自己想要的答案。如提问者希望交谈对象今天测血压，认为交谈对象应该每天坚持吃降压药，设计的提问则为"您今天该测量血压了吧？""您坚持每天吃降压药了吧？"这样的提问给交谈对象暗示，测血压和吃降压药是一种正确的行为，容易使交谈对象给出积极的回答，并且促使他们去测血压和吃降压药。对于大多数的交流，要避免使用这样的提问。

5）复合式提问：这种提问方式一般是在一句话里包含两个及以上的问题，如"您是否坚持测血压和吃降压药？"测血压和吃降压药是两类行为问题，并且频率不一致，是否坚持又是另外一个问题。此类提问方式容易使交谈对象感到困惑。因此，在交流中避免使用该类提问。

（4）反馈技巧：反馈是指对交谈对象的言行或情感做出恰当的反应。及时反馈是人际传播的重要特点。反馈可以使谈话内容进一步深入，也可以使交谈对象得到指导和激励。常用的反馈方法有以下三种：

1）肯定性反馈：对谈话对象正确的态度和言行表示支持和赞同。在交流中获得他

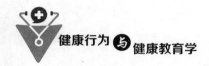

人对自己的理解和支持，是人们表达情感、表明态度和采取新行为的一种普遍心态。因此在交谈过程中，适当地表达"非常好""对的""正确的"这种肯定性反馈，会使交谈对象感到愉悦，受到鼓舞而容易接受。在健康教育行为干预、健康咨询、技能训练的时候，适当运用肯定性反馈尤为重要。除了语言的肯定性反馈，也可以用微笑、点头等非语言方式表示肯定和赞同。

2）否定性反馈：对谈话对象不正确的态度、言行或其他问题提出否定性意见，给予改进意见。运用否定性反馈时应该注意两个原则：一是需要肯定交谈对象值得被肯定的地方，保证交谈对象不反感、不排斥，达到心理上的接近；二是用建议的方式指出问题所在，不能全盘否定，如"您有计划去医院复查一下血糖情况，这一点值得肯定，但是……"否定性反馈的意义在于，使交谈对象保持心理平衡，敢于接受批评或意见，正视自己存在的问题。

3）模糊性反馈：向谈话对象做出没有明确态度和立场的反应，如"哦！""这样啊！""是吗?"模糊性反馈适用于回避谈话对象的某些敏感问题或难以回答的问题。

（5）非语言传播技巧：非语言传播是指以姿态、动作、表情等非语言形式传递信息的过程。美国学者 Birdwhistell 认为，人际传播中约有 65％的信息通过非语言的方式进行传播。对于儿童群体，非语言传播的信息比重更大。将非语言传播融会贯通于说话、倾听、提问和反馈中，能获得更好的传播效果。

1）运用动态体语：动态体语就是运用无言的肢体动作来传递信息，如谈话中注视对方的眼神，表明认真在听、尊重和重视对方，用手势来强调某件事情的重要性，用皱眉或点头来表示对谈话对象所讲内容的理解。

2）注意静态体语：静态体语就是静态的姿势，与行为举止一样，能够显示人的身份、气质、态度及文化修养，包括仪表服饰、体态、坐姿、站姿等。静态体语也能传递丰富的信息，如与社区居民交流时，穿着整洁大方、举止稳重得体，则更容易让人产生信任感和亲切感。

3）恰当运用类语言：类语言不是语言，但和语言有类似的地方，都是人发出的声音。笑声、哭声、叹息声、呼唤声、鼻音、喉音等都是类语言。在人际交流过程中，适当地改变声调和节奏，可以调节气氛，引起交谈对象的注意。

4）创造适宜的时空语：时空语指在人的交往过程中，利用环境、时间和气氛所产生的语义来传递信息，包括时间语和空间语。

时间语：人际传播要选择合适的时间，如传受双方都有充裕的时间；另外，准时、赴约等时间语表明了重视和尊重对方。

空间语：人际交流的环境以及传受双方的距离。安静整洁的环境给人舒适感和轻松感。人际距离是人们交往过程中无意识形成的，反映了人们之间已经建立或希望建立的关系，也受民族文化和风俗习惯的影响。与交流对象保持适当的人际距离，不能过远，也不能过近。此外，传受双方在交流过程中的相对高度位置也是创造交流气氛的要素，通常当人们处于同一个高度时，比较容易建立融洽的交流关系，如与站立工作的对象进行访谈，最好也站着，和卧床患者交流，最好坐下来。

4. 人际传播过程中的注意事项。

在交流过程中，为保证人际传播的效果，应防止出现以下不良交流方式：

（1）交谈中突然改变话题。

（2）不适当的保证和不负责任的许诺。

（3）主导交谈过程，过度表述自己的意见，在交谈中唱"独角戏"。

（4）不间断地连环提问，让人难以接受。

（5）对交谈对象的问题答非所问。

（6）使用生硬、命令、教训式的语言，或表现出不耐烦、轻蔑的态度。

（7）过早下结论，或妄下结论。

## （三）群体传播

群体是指具有特定的共同目标和共同归属感、存在着互动关系的个人的集合体。日本社会学家岩原勉指出，群体传播（Group Communication）就是将共同目标和协作意愿加以连接和实现的过程。群体传播具有两个特征：①目标取向具有共同性；②具有以"我们"意识为代表的主体共同性。群体传播和人际传播是影响个人健康的社会心理因素。

1. 群体传播的特点。

（1）群体传播与群体意识相互作用。群体传播过程中，群体意识逐渐形成，群体意识反过来又会对群体成员的态度和行为产生制约，保证群体的共同性。群体意识越强，群体的凝聚力越强，则越容易实现群体目标。

（2）群体压力产生从众行为。群体压力是借助群体规范的作用对其成员形成一种心理上的压力，以达到约束成员的目的。群体压力能改变个别人的不同意见，使得群体成员保持趋同心理，形成个体服从集体、少数服从多数的从众行为，以维持群体的稳定性。

（3）群体中的"意见领袖"具有引导作用。"意见领袖"（Opinion Leadership）是指在群体中具有影响力的人，他们具有更多的能力和经验，与外界有更多的联系，更容易接受新信息，对人们的认知和行为改变具有引导作用。如在社区开展老年人糖尿病防控健康教育项目，社区中的退休医生、护士可能是"意见领袖"，是开展健康教育的切入点。

2. 群体传播在健康教育与健康促进中的作用。

群体形式多样，比如自然存在的家庭、居民小组、工作组等，也有为了某一特定目标组织起来的群体，如门诊患者学习小组、孕妇学校等。群体传播适用于不同目的的健康教育与健康促进活动，起到重要作用。

（1）收集信息。通过组织目标人群中具有代表性的群体，开展专题小组讨论，深入了解并收集需要的信息。专题小组讨论是社会市场学中的一种定性研究方法，20世纪90年代引入健康教育与健康促进领域，目前广泛运用于社区健康需求评估和健康传播材料制作的研究。

（2）传播健康信息。以小组形式开展健康教育，传播健康知识和相关技能。在小组

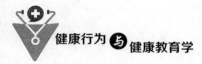

活动中强调合作与互助，通过交流知识和经验，互帮互学，调动小组中每个人的积极性，如同伴教育、自我导向学习小组等群体教育形式，在国内外健康教育领域有广泛的应用。

（3）促进态度和行为改变。依赖个人的努力很难实现态度和行为的改变，因此，利用群体力量来帮助目标对象改善态度和行为，是一种有效的干预策略。语言鼓励、群体规范、群体压力以及群体凝聚力等积极的强化因素，为促使个人改变不良行为、采纳和维持新行为提供了良好的社会心理环境。如改变不良饮食行为、戒烟、坚持锻炼的过程中，若有家人、同伴和朋友的帮助、支持和督促，则更加容易实现预期目标。

## （四）组织传播

组织是为了达到一定的组织目标而设置的具有明显结构特点的社会团体，如党政机关、军队、公司等。组织的特点包括：①具有专业化分工，不同部门分工明确；②岗位责任制，不同岗位有不同职务和相应的责任；③组织系统的阶层制或等级制，其功能有内部协调、指挥管理、决策应变和形成共识。组织传播（Organizational Communication）指以组织为主体的信息传播活动。

1. 组织传播的特点。

（1）目的性明确。传播内容都与组织有关。

（2）沿着组织结构进行传播，如下行传播（如下发"红头文件"）、上行传播（如工作请示和汇报）、横向传播（如开展公关活动）。

（3）传播的反馈是强制性的。组织传播要求产生一定的效果，因此受传者必须做出反应。

2. 组织传播在健康教育与健康促进中的应用。

在健康教育与健康促进工作中，组织传播涉及两个层次：组织内传播和组织外传播。为了获得良好的健康教育与健康促进效果，要同时做好组织内传播和组织外传播工作。前者是健康教育与健康促进机构内部的信息传播活动，如国家从中央到地方均设置了相应的健康教育机构，中央有中国疾病预防控制中心、中国健康教育中心、中国健康教育促进协会等，地方有各级疾病预防控制中心和各级健康教育所。这些组织机构都是健康教育与健康促进活动最直接的参与主体，在这些组织之间的信息传播即为组织内传播。组织外传播是健康教育与健康促进机构与其他组织机构、大众媒体、公众的传播活动。狭义地讲，组织外传播是组织的公关活动。公关（Public Relations）是公共关系的简称，组织机构开展有计划的公关活动是为了与其所处的社会环境中的其他机构、团体和公众保持和谐关系。

（1）日常公关活动。

1）公关宣传：公关是一种沟通管理形式，旨在利用宣传和其他非付费的促销形式，来宣传自己的目标、信念或服务，从而影响其他组织、团体、公众的关注度和参与度。公关的主要工作方式是"媒体宣传"（Media Advocacy），该方式强调的是引起公众的关注并推动公众行动。有效的媒体宣传包括如何使一个问题与主流的公众意见和价值观相联系，以及如何使信息传播的影响最大化。公关宣传有多种形式，如重要节日的义诊活动、新闻发布会、媒体专题报道、公共服务公告等。尽管现代沟通形式可以运用更先进的技术，但公关仍然是大多数健康教育组织面向公众进行健康信息传播的主要媒介。

2）公益广告：公关中较为典型的是公益广告（Public Service Announcement），其旨在宣传健康理念，唤起公众意识，倡导健康行为。公益广告已成为健康教育机构进行健康信息传播的重要媒介，报纸、广播、电视和网络中都可以投放公益广告。

3）健康教育标识系统宣传：组织机构使用统一的象征符号系统来塑造、保持或更新组织形象，包括标语、图表、徽章等，如"健康素养促进行动""全国亿万农民健康促进行动""关爱女性健康绿丝带行动"等。

（2）建立沟通机制的公关活动：健康教育机构通常成立单独的交流沟通部门，建立内部和外部的沟通机制。通过沟通机制，积极主动地进行危机管理、控制损失、为有争议的行为辩护、解释负面事件等。

### （五）大众传播

大众传播（Mass Communication）指职业性信息传播机构和人员通过广播、电视、电影、报纸、期刊、书籍、网络等大众媒介和特定传播技术手段，向范围广泛、为数众多的社会人群传递信息的过程。

1. 大众传播的特点。

（1）传播者具有职业性。传播者有组织机构，借助非自然的传播技术手段控制传播的过程和内容。

（2）大众传播媒介（点对面的关系）是以先进技术为基础的分发系统和设备，决定着信息的物理形式、时空范围、速度和数量。

（3）信息是公开的、公共的，具有开放性，覆盖区域广泛，速度快，扩散距离远，时效性强，资源利用率与传播效率高。

（4）大众传播的对象是一般大众，为数众多，并且通常是匿名的、无组织的。

（5）大众传播的材料通常是统一成批生产与重复利用，可确保信息的标准化和规范化。

（6）间接传播性，信息反馈间接延缓，且缺乏自发性。

2. 大众传播媒介的选择原则。

（1）针对性原则：针对目标人群或健康问题的特点选择不同媒介，如对于受教育程度较低的人群，不宜使用文字材料。

（2）速度快原则：选择最快的传播渠道（电视、网络）。

（3）可及性原则：考虑媒介覆盖情况、受众使用习惯。

（4）经济性原则：从经费和技术方面来考虑媒介的选择。

（5）综合性原则：采用多种媒介渠道的组合策略，可以减少成本投入，使优势互补，扩大传播效果。

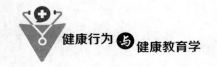

### 三、基于网络的传播形态

互联网对健康传播的影响是巨大的。一方面，互联网改变了传播的时间观，手机、平板电脑等媒体可以随时带在身上，碎片化的时间也能被充分利用，健康传播的时间更加灵活。另一方面，互联网改变了空间观，从大空间转变为微空间，通过视频、图片和文字进行现场直播的健康传播已成为常态。此外，大数据的收集、分析、挖掘和应用技术，与社会化媒体、移动传播、物联网、云计算等紧密相关，对健康传播的深度、广度都有深刻的影响，未来再加上人工智能，有望演变为智能化媒体，健康传播形态将变得更加丰富。

互联网的发展，使得过去界定比较清楚的大众传播、群体传播、组织传播、人际传播之间的界限变得模糊。比如通过网络进行大众传播的泛播转化为根据个体需求而设计的窄播。但是，目前基于网络的健康传播形态仍然可以划分为五种，即自我传播、人际传播、群体传播、组织传播及大众传播。由于自我传播是个人接受外部信息后在个体内部进行信息处理的活动，实际传播媒介还是人的神经系统，网络只是一种辅助性的手段，虽然有人认为通过博客、微博、微信进行信息传播是自我传播的一种延伸，是主我与客我的一种互动，但还没有确切的验证方法，因此本节不再赘述。以下主要介绍其他四种类型的网络传播形态。

#### （一）网络人际传播

虚拟的网络空间与个体内心体验存在一定差距，数字化的个体、关系和群体作用的方式和时间在网络中得以延伸。网络人际传播的特点如下。

1. 依赖网络平台进行传播：网络中的人际传播不完全取决于个人意愿，还依赖硬件和技术，如计算机硬件、网络宽带等。传统的人际传播大多是一对一的，但是博客、社会网络服务（Social Networking Service，SNS）、微博、微信朋友圈、网络直播等常表现为一对多的人际传播形式。网络平台的制度在一定程度上制约了人际交流。

2. 交流对象的广泛性与可控性：通过网络进行的人际传播突破了时间和空间的限制，使人们可以和千里之外、素未谋面的对象进行交流并维持长期关系。交流时间、频率等可以人为选择和控制。

3. 交流方式的可选择性：网络人际交流方式多样化，传受双方可以选择自己偏好或擅长的手段，如文字、语言、图画、表情符号、网络直播等。

4. 传播情境虚拟性：网络人际传播空间常常是虚拟的，消除了信息交流者的身份、地位以及地理环境的干扰，相对来说是一种更加平等、更加纯粹的交流。

5. 增强大众传播效果：网络人际传播可以形成巨大的社会网络，使得健康信息通过社会网络不断扩散，在健康教育中起到很大作用。

#### （二）网络群体传播

群体是指具有持续的直接的交往联系、具有共同利益的人群。群体具有五个特征：

持续的相互交往、明确的成员关系、一定的分工协作、一致的行动能力、一致的群体意识和规范。网络中的群体有两种情况：一种是现实生活中已经存在的群体，通过网络进行联络，是线下人群向线上延伸，如微信中的同事群、同学群；另一种是通过网络形成的新群体，如博客、SNS、微博、微信、游戏中形成的各种兴趣团。网络群体形成的基础是网络社区，这是个虚拟的社区，但仍然源于人们的兴趣、关系、幻想和交易的基本需求，且具有意识、行为及共同利益等传统社区的特点。

影响网络群体健康信息传播的因素如下：

1. 网络社区结构：网络社区结构包括圈式结构和链式结构。前者成员的群体意识较强，容易形成归属感，成员多通过网上交流，健康信息容易被多数成员接受；而后者规模不固定、边界不清、成员归属感不强，健康信息只能被部分成员接受。

2. 成员关系：网络群体传播仍然像传统群体传播一样，成员之间能够形成认同、结盟关系，同时也存在"意见领袖"。"意见领袖"可能是现实群体中的权力领袖，也可能是重新赋权其他成员，比如对网络比较熟悉、语言驾驭能力比较强、高频发表意见的成员，都有可能成为网络群体的"意见领袖"。

3. 群体认同：网络中的群体都具有特定的交流话题，如关注健康的网络群体，通常围绕健康相关知识和信息开展交流活动。网络群体成员往往具有强烈的信念和价值认同，愿意为群体利益付出努力，也愿意遵守群体规范。网络群体与传统群体相比，交流频率更高，交流内容更加深入。

## （三）网络组织传播

计算机通信系统给组织传播带来巨大的影响。比如通过内联网进行传播，最大限度地实现了信息共享，组织结构从金字塔式演变成网络式，集权制转变为分权制，使得上行传播更容易实现，改变了传统组织传播中下行传播占主导地位的情况。

在网络组织传播中，组织更容易掌握主动权。组织通过建立网站、博客及微博账号、微信公众号，根据自己的需要随时发布信息，并与公众产生互动和交流。通过网络公关和营销手段，将组织目标、政策进行传播。从受众接受信息的角度无法明确区分组织传播和大众传播，二者的界限变得模糊。

## （四）网络大众传播

网络本身就是大众传播媒介，网络使得大众传播的途径更加高效。网络大众传播具有以下特点：

1. 传播主体的多元性：传统的大众传播主体是专业的、权威的媒体机构或组织，而网络传播可以是专业化机构、政府、商业网站、各种社会机构甚至个体。网络拓宽了公关信息传播渠道，人们在多元信息环境中接受更多信息。

2. 传播渠道的复合性：除了网站和客户端，网络大众传播还利用电子布告栏（Bulletin Board System，BBS）、电子邮件、博客、微博、微信、电子杂志等多种方式。此外，网络大众传播可以与网络人际传播、群体传播和组织传播交织起来。

3. 受众的高能动性：传统大众传播的反馈速度比较缓慢，反馈形式比较单一。而

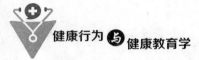

网络大众传播的受众可以及时点击反馈、在线交流反馈、在线调查反馈或发表评论反馈，如跟帖、博客和微信评论等。

### 四、知识拓展

#### （一）传播模式的分类

传播学诞生至今，新思想和新观念不断涌现，仅传播模式就数以百计。传播学领域中，传播模式基本分为三类，一是线性模式，二是控制论模式，三是社会系统模式。

1. 线性模式：拉斯韦尔的"5W模式"就是典型的线性模式。尽管它是简单的线性模式，但是它第一次明确界定了传播学的研究领域，为之后的研究奠定了基础。学者Bradlock在"5W模式"的基础上添加了情境（where）和动机（why），变为"7W模式"。此外，信息论创始人申农和韦弗在1949年提出了另一个传播过程模式，称为"申农－韦弗线性模式"。该模式增加了"噪声"，即传播过程中，可能有各种内外因素干扰传播，内部噪声有思想不集中、逆反心理等，外部噪声有报纸排版错误、电视节目失真、机器轰鸣等，并且把"信息"区分为"发出的信息"和"收到的信息"。

2. 控制论模式：20世纪50年代，为了克服线性模式的局限性，有学者提出了控制论模式，就是在传播过程中引入反馈。反馈原本是电子工程里面的概念，指传播过程中的受者对接受的信息做出反应，传播过程从"单向直线性"转变为"双向循环性"。除了施拉姆的"双向传播模式"是典型的控制论模式，美国传播学者德弗勒基于"申农－韦弗线性模式"也提出了另一个典型的控制论模式。

3. 社会系统模式：在前人研究的基础上，德国学者马莱茨克提出了著名的大众传播过程模式，具体见图5-3。这一模式在前人成果的基础上取长补短，传播过程的基本要素没有变，但详细要素及各个要素之间的复杂关系被勾勒出来。一方面，传者在内容选择上具有一定程度的主动性，但反过来也会受到信息的压力，比如选用评论、新闻稿还是漫画方式来进行表达，需要认真思考；此外，也可能受到媒介的约束，比如选用广播还是网络媒介，需要对其可行性进行慎重思考。另一方面，受者在面对大量的信息时，进行"内容选择"时具有主动性，但同样也受到"媒介的压力"，如看电视需要相应的接受设备，阅读报纸需要具备一定的文化素质等。

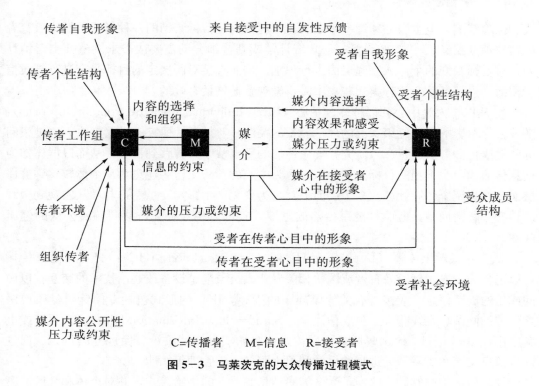

来自接受中的自发性反馈

传者自我形象

传者个性结构

传者工作组

内容的选择和组织

信息的约束

传者环境

媒介的压力或约束

组织传者

媒介内容公开性压力或约束

受者自我形象

受者个性结构

媒介内容选择

内容效果和感受

媒介压力或约束

媒介在接受者心中的形象

受众成员结构

受者在传者心目中的形象

传者在受者心目中的形象

受者社会环境

C=传播者　　　M=信息　　　R=接受者

**图 5-3　马莱茨克的大众传播过程模式**

## （二）健康传播的重新定位

社会科技的显著进步和医疗保健领域的飞速发展，推动了健康传播媒介和工作方式的转变。

1. 从事件到关联（From Episode to Relationship）：传统健康传播的目的是针对某个健康问题传达信息，采取特定的行动，或以相对有限的方式解决健康问题，即一定范围内的预防。而当代预防目标的范围更广，即从面临风险之前到临床事件发生后，很长一段时间内都可以通过健康传播解决个人健康问题。因此，健康传播从传统的仅针对某一单独健康事件，转变为当前的针对长期相互关联的预防理念。

2. 从知识传播到行为转变（From Knowledge Transfer to Behavior Change）：医疗保健中的健康传播比以前更加强调行为改变。研究发现，信息本身可能不会转化为健康行为的促进因素，如态度、感知、动机。不同于传统健康传播的目的多在于对知识进行传播，当前健康传播重点激励个体改善行为，并为他们提供必要的支持，以克服行为改善过程中的众多障碍，媒介的选择也必须符合人群特点。

3. 从宏观到微观（From Macro to Micro）：与一般社会营销一样，健康传播在历史上也采用了大众营销的方式来传播信息，其模式在于广泛寻找受众。随着时间的推移，这种"一刀切"方式的效果变得越来越差，健康传播已经转向目标营销（Target Marketing），然后转向微观营销（Micro Marketing），对特定的受众传播健康信息。

目标营销是指专注于某个组织或群体，向其提供商品或服务的细分市场的营销活动，是一种精准定位的方法。医疗保健的目标市场可以根据地理、人口统计、生活方

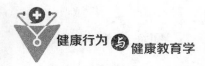

式、保险范围、卫生服务利用率来定义。微观营销是目标营销的一种形式，健康教育者根据地理（狭义）、人口统计学、心理统计学或利益细分的需要或需求调整社会营销计划，对目标受众的个体或家庭层面进行识别，从而直接对所选定的目标受众进行健康信息传播。当目标受众的分类比较集中时，微观营销是最有效的。

4. 从以个人为中心到以群体为中心（From Individual Focus to Population Focus）：随着公众对影响人群健康状况的环境因素的关注日益加深，研究人员对解决人群健康问题的健康传播方法进行深入研究，健康传播的重点从个人转移到群体，从而以群体作为信息传播和卫生干预的目标。例如以社区为中心的预防工作将注意力从个体转移到群体层面，并强调个体和社区在多个层面上对行为变化产生影响。虽然这与"从宏观到微观的转变"背道而驰，但两种健康传播的思维方式可以相互补充，共同解决公众的健康问题。

5. 交互式健康传播（Interactive Health Communication，IHC）：交互式健康传播可以定义为个人、健康教育者或医学相关专业人员与电子设备或通信技术的交互，以访问或传输健康信息，或接受有关健康问题的指导。IHC 的形式包括专门针对健康或医疗保健的网站、在线聊天、独立信息亭（Stand-alone Information Kiosks）、手机或电脑应用程序等。IHC 的这些形式具有传递信息、实现知情决策、促进健康行为、促进同行信息交流和支持、促进自我保健和卫生服务需求管理等功能。

健康信息学的发展，改变了受众健康信息和服务的供给模式，并对个体和社区健康产生越来越大的影响。计算机、电话、电视、广播、视频、印刷品和音频等传播媒介的融合以及互联网的出现，创造了一个健康信息无所不在的环境。这一社会环境扩大了健康信息传播工作的范围，有助于人们获得越来越多的健康信息以及健康服务，特别是互联网等新型传播媒介，扩大了卫生专业人员与对象人群的选择范围，使其可以依据自身需求进行选择。

与传统媒介相比，IHC 在健康传播方面具有诸多优势，具体包括：①改进了对个性化健康信息的访问；②按需获取健康信息、支持和服务；③广泛分发材料，快速更新内容或功能；④及时提供专家决策；⑤为受众提供更多选择。

## 第三节　传播的说服理论与知识沟假说

传播学从创立以来，针对不同传播现象发展了相关的传播理论。根据本学科的特点，本书选择说服理论与知识沟假说进行介绍。很多时候传播的目的是说服受众，因此传播学针对说服（Persuasion）过程发展出说服理论。通过说服实现行为改变也是健康传播的目标，因此传播学的说服理论有助于我们从信息传播的角度设计健康传播项目。而从传播效果来看，不同受众的效果可能存在差异，因此知识沟假说有助于我们理解传播过程中的信息不平等问题。

## 一、说服理论

说服理论构建了态度改变或说服的过程，这些过程分成几个阶段，说服效果需要经过一段时间才能显示出来。这些模型都强调个体认知对信息处理的作用，认为受众是主动地处理信息而不是被动地接受信息。学者在传播学基础上发展了一些许多针对说服过程的模式，本书主要介绍信息处理理论以及精细加工可能性模型。

### （一）信息处理理论（Information Processing Theory）

麦奎尔的信息处理理论，是从传播学的角度对人的态度改变过程进行分析，提出了态度改变包含六个阶段，每一阶段都成为下一阶段的必要前提。这六个阶段分别为：①传播说服性信息；②接受者注意到说服性信息；③接受者理解了说服性信息；④接受者对信息传播中的观点持相信态度；⑤新立场得到维持；⑥期望的行为得以发生。

麦奎尔认为，传播环境中的任何独立变量都能对这个阶段中的任何一个变量产生作用。对一个阶段产生正面影响，对另一个阶段可能就会产生负面影响，这种情况很典型。例如，诉诸恐惧的方法，可能引起对消息的注意，却干扰对消息的接受。

### （二）精细加工可能性模型（Elaboration Likelihood Model）

在现代社会中，多数人周围充斥着大量的信息，很多信息都在试图说服人们相信并改变人们的观点。对受众来说，在接受信息的过程中，对所有信息进行细致的处理是不现实的。心理学家 Richard E. Petty 和 John T. Cacioppo 提出了精细加工可能性模型。

精细加工可能性模型也称为双路径模型，其中，精细是指对相关信息的思考程度，精细加工可能性是指被说服者对沟通中的信息进行仔细分析和努力理解的可能性。该模型的基本原则是：选择什么样的说服方法，在一定程度上取决于对信息做精细加工的可能性。精细加工可能性模型把信息传播中的态度改变归纳为两个基本途径：中心性路径（Central Route）与边缘性路径（Peripheral Route）。当精细加工可能性高时，中心性路径发挥主导作用，反之，则边缘性路径起主导作用。

在中心性路径中，接受者积极地处理信息，被观点的理性内容所折服。而在边缘性路径中，接受者不会运用自己的理性思维去评价或处理信息，更多的是被边缘性线索所左右，这些线索可能包括消息来源的可信度、消息的风格和形式、接受者的情绪等。

中心性路径与边缘性路径的区别主要有三个方面：第一，两条路径处理的信息不同。中心性路径处理的是与信息质量相关的论据线索，而边缘性路径处理的则是一些与信息内容相关的启发式线索。第二，两条路径处理信息的要求不同。从信息接受者的角度来看，中心性路径需要对论据进行仔细思考和理解，在此过程中信息接受者往往投入较多的精力；而边缘性路径处理信息的要求较低，信息接受者只需要考虑与之相关的边缘线索。第三，两条路径的影响效果不同。中心性路径通过对相关信息的论据进行深入思考后改变态度，此改变更为稳定和持久；而边缘性路径通过对信息相关的启发式线索进行深入思考后改变态度，以此带来的态度改变往往是暂时性的。

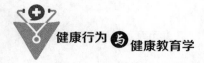 

影响精细加工可能性的因素主要包括动机、能力以及机会。动机是指对方是否渴望当前接受的信息。能力是指信息接受者是否具备了理解沟通内容所需的知识储备。机会是指传播中的环境是否有利于对方"加工信息"。

中心性路径与边缘性路径都能导致说服，如果人们对问题不感兴趣或没有时间思考，就会采用边缘性路径。引导人们采用边缘性路径的三种提示线索包括可信性线索、喜爱程度线索和共识线索。可信性线索（Credibility Heuristic）是指人们倾向于相信具有可信性的信息。喜爱程度线索（Liking Heuristic）是指人们更倾向于对他们所喜爱的人的意见表示赞同。共识线索（Consensus Heuristic）指人们倾向于接受大多数人都赞成的立场。

**【知识拓展 5－1】**

> 肌萎缩性脊髓侧索硬化症（ALS），俗称渐冻症，是一种进行性神经退行性疾病。患者上、下运动神经元会逐渐退化死亡，大脑无法向肌肉传送信息，肌肉因失用弱化，患者逐渐不能说话、吞咽甚至呼吸，仿佛被冻僵，最终死亡。ALS 迄今尚无法治愈。
>
> 2014 年，源自美国的一项名为"冰桶挑战"的慈善活动风靡全球。该活动旨在通过社交媒体提高人们对 ALS 的认识并鼓励捐赠。活动要求参与者用冰水浇遍全身，将视频发布在社交网络。活动规定，被邀请者需选择在 24 小时内接受挑战或为对抗 ALS 捐出 100 美元，或两者都做，完成后还可指名 3 人进行活动接力。2014 年全球有超过 1700 万人参与了这一挑战。2015 年美国有线电视新闻网（CNN）对该活动资金盘点的报道指出，"冰桶挑战"为 ALS 协会筹集了超过 1.15 亿美元捐款。其中，7700 万美元被指定用于研究，2300 万美元用于患者和社区服务。
>
> "冰桶挑战"是一个典型的以边缘性路径为主的健康传播。该活动通过体验化的方式在社交媒体传播，随着大量名人的参与，该项活动覆盖了大量受众，提高了大众的认知并帮助募集了捐款。

## 二、知识沟假说

知识沟（Knowledge Gap）是 1970 年美国传播学家蒂奇纳等人，在一系列实证研究的基础上提出的一种理论假说。该理论认为：由于社会经济地位高者经常能比社会经济地位低者更快地获得信息，因此大众媒介传播的信息越多，这两者之间的知识鸿沟越大。

通常情况下，对大多数人来说，大众传播活动会增加其知识量，但由于社会经济地位高的人获得信息和知识的速度大大快于社会经济地位低的人，因此随着时间的推移，两者之间的知识沟将不断变宽，差距将不断扩大。此外，蒂奇纳给出了五种可能导致知识沟的因素。

1. 传播技能上的差异：由于人们的受教育程度通常存在差异，其传播技能也可能存在差异。人们基本的信息处理能力如阅读、理解、记忆等，均需要教育经历打下的基础。受教育程度高的人具有较大的阅读量和较强的理解力，这有助于获取与理解信息。

2. 知识储备上的差异：社会经济状况良好或受教育程度较高的人，可能对某个问题早有了解，也可能通过以往的媒介接触而对此有更深入的了解，其知识储备更加丰富。

3. 社会交往方面的差异：社会经济状况良好的人通常会参与更多社会活动，与更多人交往，并且交往的范围越大，获得相关的信息就越多越快。

4. 对信息的选择性接触、接受和记忆方面的差异：社会经济状况较差的人可能在大量的媒介中找不到与他们的价值观和态度接近的信息，因此他们对媒介的利用程度会降低。

5. 信息发布媒介的系统性差异：媒介的呈现方式是多样的，不同的媒介呈现策略会带来不同的媒介接触。此差异与第 4 点是有关联的，社会经济地位较低的群体很难接触到那些提供深度知识的媒介。

知识沟假说自提出以来，已在各个方面得到改进和拓展。研究者认为信息有时会扩大知识沟，而有时则可缩小知识沟。比如 1991 年研究者发现，当美国著名的篮球运动员、魔术师约翰逊宣布其感染 HIV 后，美国有关艾滋病的知识沟缩小了。知识沟假说关注不同社会群体之间产生、处理和分配信息的差异，以及个体之间获取和使用信息的能力的差异。此外，知识沟也是引起健康不平等的重要因素，应用一定的健康传播策略去填补健康信息相关的知识沟是必要的，较为可行的方法是根据不同群体的特点设计传播策略，特别是针对社会经济地位较低的群体的传播策略。

# 第四节　影响健康传播效果的因素与对策

根据健康传播对受传者的认知、心理及行为变化的作用，健康传播效果可分为三个层面：①外部信息作用于人的知觉和记忆系统，引起知识量和知识结构的变化，属于认知层面的效果；②作用于人的观念或价值体系，引起情感、信念或态度的变化，属于心理层面的效果；③认知及心理层面的这些变化通过人的行为表现出来，即形成行为层面的效果。从认知到态度再到行为改变，是一个效果的累积、深化和扩大过程。从应用的角度出发，对影响健康传播效果的因素进行深入探究，并提出相应对策，是健康传播学的重要内容。

## 一、传播者因素

传播者，即健康传播的来源或发出者，对健康传播的效果有重要影响。人们通常相

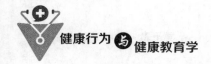
信，正确的信息来源可以增加所传播信息的可信度，一些权威机构、官方来源的信息容易被人们接受，如国家级的卫生部门发布的疾病防控相关知识更具有可信度。因此，信息来源的可信度越高，说服效果则越大；可信度越低，说服效果则越小。这也表明，传播者树立良好的形象、赢得受众的信任，是改进传播效果的前提条件。

然而，信息来源的可信度会受到睡眠者效应（Sleeper Effect）的影响。睡眠者效应主要指传播者（或称信息来源）因可信性因素产生的影响，随着时间的流逝而产生相反效应的现象。第二次世界大战期间，美国政府制作了一系列纪录片，向美国士兵解释美军参与战争的原因。Carl Hovland 等对纪录片宣传的长期影响进行了研究。他们发现，士兵最初对电影中的信息不予考虑，因为这显然是宣传的一部分，因此不是可靠的信息来源。在较长时间后重新调查，研究人员惊讶地发现，士兵并没有增加对信息的拒绝，反而提高了对信息的接受度。这使得研究者认为，时间的推移使士兵忘记了信息的来源并接受了信息。

传播学者 Carl Hovland 的研究表明，就即时效果来说，高可信性沟通者与低可信性沟通者相比，前者对态度改变明显有更好的效果。随着时间的推移，沟通者的可信性所产生的态度，并没有长期维持下去。人们往往把信息本身和沟通者分离开来，而且人们遗忘沟通者要比忘记沟通内容更快一些，也就是说，处于高可信性的沟通条件下的个体，在听了沟通信息之后，立刻受到影响，随着时间的流逝，由于个体把讲话内容和发言人分开了，沟通者是否是专家和具有值得信赖的地位这部分的影响慢慢地消失。如某社会发展程度低的社区，长期流传着献血对健康不利的观点。卫生系统在该地区组织了一次由权威专家开展的义务献血科普活动，由于专家的权威性，该社区人群在开展科普活动后都接受了义务献血的观点，但随着时间的流逝，该社区人群对义务献血不会损害健康的观点的接受度降低。

同样，在低可信性的条件下，个体表明的态度反映了信息内容的影响与沟通者的低可信性所产生的影响之差。后来，由于联系的分离，沟通者的低威信所产生的不利影响渐渐消失，因而对态度改变的总影响还是上升了。因此信源的可信性对信息的短期效果具有极为重要的影响，但从长期效果来说，最终起决定作用的是内容本身的说服力。

吸引力是另外一个重要的传播者因素。如果某个传播者更具有吸引力，我们则会更喜欢他，当然就更容易接受其传播的信息。比如在一些公益健康传播中，如果邀请了受欢迎的明星进行信息传播，则可以提高传播效果。

相似性是另外一个重要的传播者因素。人们通常会接受与其特征或背景经历相似的人的观点，在健康传播中采用的同伴教育，在一定程度上就利用了该因素。

## 二、信息因素

健康传播就是利用健康信息激发受传者的健康需求、动机和行为。根据传播目的和受众需求，适当地取舍健康信息，科学地设计健康传播材料，是取得良好传播效果的重要环节。在健康传播中，传播的首要要求是信息的科学性，必须将正确的健康知识传播给受众。但信息的科学性只是前提，在保证健康知识的科学性之后，还需要考虑一些信息设计相关的具体策略。

### （一）使用图像或视频

与文字相比，图像与视频更容易吸引受众的注意力，特别对于一些受教育程度较低的人，视频与图像内容更容易被理解。在过去，视频制作成本较高，该类传播材料的使用在一定程度上受到了限制。但随着技术的普及，制作视频类传播材料的成本已经越来越低，这增加了使用的可能性。

### （二）唤起愉悦感

当受众心情愉悦时，信息的说服力会更强。一方面，愉悦感能促进个体积极思考；另一方面，受众会把愉悦感与信息本身联系在一起。因此，在设计传播信息的时候可以考虑采用幽默与娱乐的方式，唤起受众的愉悦感。但需要注意的是，依据双路径模型，使用幽默与娱乐的方式，更多的可能是增强对传播信息的注意力，引起短期效果的改变。

### （三）唤起恐惧效应

传播信息如果能唤起受众的消极情绪反应，也会产生说服效果。早期有关唤起恐惧的研究观点认为，恐惧感和态度改变之间的关系是 U 型曲线，在接受信息过程中，或高或低程度的恐惧感将导致少量的态度改变，而中等程度的恐惧感将导致最大限度的态度改变。此外，随着保护动机理论的提出，大多数学者认为，信息所唤醒的恐惧感越大，信息的说服效果越好。目前在公共卫生领域，唤起恐惧效应应用于许多健康信息传播活动中，如加拿大政府要求烟草厂商在烟草包装上图示吸烟的危害。

### （四）重复信息

对信息进行重复可以提高信息受众的覆盖面，同时有助于强化受众对信息的记忆。一些传播学者认为适度的重复是必需的，但过度的重复可能会降低受众对信息的认同度。

## 三、受者因素

由于个体和群体特征的差异，健康传播的受众可能存在多样的健康信息需求。收集、分析受众的需求，根据受众的心理特点制订健康传播策略，是提高健康传播效果的重要途径。

### （一）受众细分

社会经济状况的差异会影响人们对信息的理解与利用，从而造成知识沟。除此之外，不同年龄以及文化背景等都可能是造成受众群体存在差异的因素。针对不同受众群体设计不同的传播策略，在传播学中被称为受众细分（Audience Segmentation），这是保证健康传播效果的重要因素。

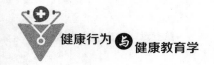
## （二）受传者的选择性心理

每一个人时刻都在通过感官接受来自周围的大量信息的刺激，同时对这些信息刺激做出选择。认知心理学认为，选择性心理是一种普遍存在的心理现象，其正面意义在于促进受传者对"重要信息"的认知，但如果信息处理不当，选择性心理就会成为一种信息交流的干扰因素。选择性心理主要表现为选择性注意、选择性理解和选择性记忆，人们倾向于注意、理解、记忆那些与自己的观念、经验、需求等相一致的信息。

## （三）受传者接受新信息的心理行为发展过程

受传者在接受一种新信息或采纳一种新行为时，要经历一个心理行为发展过程，这一过程可大致分为无知、知晓、决策、采纳、巩固几个阶段，对制订健康传播策略具有指导意义。如果按照受众的心理行为发展过程确定信息内容，选择传播渠道，制订干预计划，则会取得更好的传播效果。

1. 无知阶段（当人们处于无知状态时）：发动宣传，使其知晓。
2. 知晓阶段（当人们已知晓该信息时）：提供知识，进行劝服。
3. 决策阶段（对新信息已形成积极态度，准备尝试）：提供方法，鼓励尝试。
4. 采纳阶段（已经尝试新行为）：支持鼓励，加以强化。
5. 巩固阶段（已经采纳新行为）：继续支持，不断强化。

## （四）受传者对信息的寻求与使用

人们不仅选择性地接受信息，还会主动寻求和使用信息。人们寻求信息的一般动机主要是消遣、打发时间、社会交往、咨询解疑等。具体到健康传播领域，人们的健康状况和对健康问题的关注会直接影响其对健康信息的需求、选择和迫切程度。比如当自己或家人处于患病阶段时，会产生强烈的健康信息需求，常常表现为寻医问药，这正是为其提供健康信息、引导寻医行为的最佳时机；又如青少年对性知识的渴求、老年人对老年保健知识的关注，均体现了处于特定生理阶段的人群，产生特定信息需求；此外，还存在一些潜在的健康需求，比如每个人都有接受健康信息的客观需求，但往往缺乏主动意识，这就需要我们实施传播策略，激发群众的健康需求，实现疾病预防和健康促进。

## 四、媒介因素

由于单一媒介难以覆盖所有的目标人群，因此在健康传播活动中，应充分利用媒介资源，慎重选择媒介渠道，使用多种传播媒介，从而减少投入，扩大产出，保证传播目标的实现。媒介组合的应用可以使更多受众接触到相关信息，同时还可以增加受众接受健康信息的频率，如医院健康传播可以综合应用讲座、印刷媒介以及网络媒介，从而提高健康信息的覆盖率。网络媒介为追踪或随访目标人群、开展进一步的信息干预工作提供了便利条件。

## 五、环境因素

传播活动过程中，其周围的自然环境和社会环境也会影响健康传播效果。①自然环境：传播活动的时间、地点、场所、距离、天气、现场布置等。妥善处理与安排这些环境因素，对营造交流氛围、扩大传播活动的影响有积极的作用。②社会环境：特定目标人群的社会经济状况、文化习俗、社会规范环境，政府决策、政策法规、社区支持力度，受传者周围重要人群的态度和行为等。自然及社会环境是健康传播工作者需要事先进行深入了解，并在健康传播计划设计和实施时加以考虑的重要因素，从而保证健康传播的效果。

（杨洋　刘巧兰）

## 【思考题】

1. 简述施拉姆双向传播模式。
2. 以健康咨询为例，阐述人际传播的技巧。
3. 基于网络的传播形态与传统的传播形态有哪些异同？
4. 精细加工可能性模型对于健康传播有何借鉴意义？
5. 健康传播中是否存在知识沟问题？
6. 睡眠者效应对于健康传播有何影响？

# 第六章　健康教育诊断与计划

## 【本章提要】

在健康教育工作以项目形式开展时，其过程一般包括健康教育诊断、制订健康教育干预方案、实施干预方案、评估干预效果四个步骤。其中，健康教育诊断是后续制订健康教育干预方案、实施干预方案、评估干预效果的基础。做好健康教育诊断工作，需要从流行病学、社会学、心理学等多学科视角出发，遵循健康教育诊断的基本步骤，并在诊断过程中结合实际情况，合理运用第三章和第四章所介绍的健康相关行为的基本理论，全面系统地揭示健康相关行为的主要危险因素。基于诊断结果，科学设计改善健康相关行为的策略。

本章具体内容如下：
- 健康教育诊断的基本思路；
- 健康教育诊断的逻辑框架与方法；
- 健康教育计划。

## 第一节　健康教育诊断的基本思路

健康教育诊断是科学设计健康教育计划以及开展健康教育干预活动的前提。在进行健康教育诊断时，首先需要有清晰的诊断思路，在此基础上，需考虑如何将第三、四章中的健康相关行为基本理论与此思路相结合应用于健康教育诊断，同时还需要考虑如何在健康教育诊断实践中，应用第八章的调查研究方法和统计学等数据资料分析方法，全面系统地揭示目标人群的健康相关行为的主要危险因素。

### 一、健康教育诊断的概念

健康教育诊断指在面对人群的健康问题时，通过系统调查、测量来收集各种有关事实资料，并对这些资料进行分析、归纳、推理、判断，明确与此健康问题有关的行为和行为影响因素，以及健康教育资源可得情况，从而为确定健康教育干预目标、策略和方法提供基本依据。同时，健康教育诊断往往也为健康教育干预效果的评价准备了基线资料。

健康教育诊断也常被称作"健康教育需求评估""计划前研究"或"行为危险因素评估"等。

由于人类行为的复杂性，其发生发展受到多水平、多因素的影响，因此健康教育诊断的研究设计与资料收集不仅需要应用健康相关行为基本理论，同时还需要应用各种心理学、社会学、文化人类学的定量和定性调查方法，而数据资料处理需要应用各种统计学软件和分析方法。

### 二、健康教育诊断的逻辑框架

目前最具有代表性、使用最为广泛的健康教育/健康促进诊断基本思路是以格林为首的美国学者在 20 世纪 70 年代提出的 PRECEDE－PROCEED 模式，又称格林模式，其具体内容在本书的第四章已有详细介绍。在健康教育诊断的逻辑思路中主要运用格林模式的上半部分，即 PRECEDE。在实践工作中，健康教育项目所面临的是改善危害人群健康的行为，因此我们可以将健康问题作为起点来辨别与健康问题相关的行为问题和非行为问题（比如影响健康的生活方式、环境因素、遗传因素等），然后基于诊断的行为问题，探索影响行为问题的个体因素和环境因素。在健康教育诊断中，我们既可以根据第三章介绍的一系列不同层面、不同视角的健康相关行为理论来分析和解释行为的决定因素，也可以利用 PRECEDE 中教育与生态诊断中的三大因素（倾向因素、促成因素和强化因素）来寻找影响健康相关行为的主要因素。

在健康教育诊断中应遵循的基本逻辑思路见图 6－1。所谓健康教育诊断，其核心是确定影响目标健康问题的主要健康相关行为，以及确定目标健康相关行为发生发展的主要决定因素。之所以称为诊断，是因为如同临床医学诊断，其核心是判断健康相关行为问题及影响该问题发生发展的内外部原因。

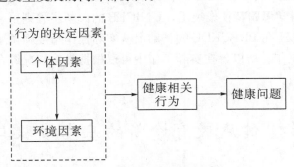

图 6－1　健康教育诊断基本逻辑示意图

由健康教育诊断得出的结论为未来健康教育干预项目的成功提供了基本逻辑思路：通过多种干预措施改变影响目标健康相关行为的个人因素和环境因素，促使目标行为得以改善，而目标行为的改善最终又会减少目标健康问题发生发展的可能性，从而实现预防疾病、提高健康水平的目的。

除了基于 PRECEDE 的健康教育诊断基本思路，目前还有两种诊断思路也在实践

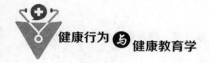

中发挥作用。一是联合国基金会（UNICEF）提出的健康教育诊断思路，其分为三个步骤：问题与政策分析、形势分析和目标人群分析。显然，UNICEF 的这一思路侧重于从健康促进和社会动员的角度考虑问题。二是美国疾病预防控制中心（CDC）于 20 世纪 80 年代提出的 PATCH 模式（Planned Approach to Community Health），这是一种以社区为基础的健康教育项目的诊断和干预思路，它将健康教育诊断分为三个步骤：

### （一）动员社区

健康教育项目工作人员首先在目标社区开展与项目有关的宣传工作，说明项目目标与社区发展的关系，动员社区领导和居民；继而在社区建立各种开展项目必需的组织，如社区工作组、指导委员会、居民小组等，并建立社区各部门间的合作网络、工作机制和信息系统；同时，鼓励社区普通成员的参与和争取社区资源的投入。

### （二）调查社区情况

在社区成员的参与下，采用定性和定量方法收集、分析社区健康问题和行为问题的资料，以及社区的资源、环境和政策信息等。

### （三）确定主要健康问题及其行为影响因素

在调查研究的基础上，分析并确定该社区存在的主要健康问题、影响该健康问题的行为和生活方式以及影响行为和生活方式的社区环境因素、经济因素、政策因素、文化因素等。

无疑，PATCH 的第一个步骤是为了给社区展开健康教育诊断和随后的项目干预做好舆论和组织准备，第二和第三个步骤即是具体的健康教育诊断活动，其思路基本与 PRECEDE 一致。

由此可见，UNICEF、PATCH 的健康教育诊断步骤和 PREDEDE 各有侧重和特点。PRECEDE 的科学思路特征较突出，UNICEF 的诊断步骤则更多关注政策分析和目标人群分析，PATCH 在 PRECEDE 的基础上从实际操作角度强调了健康教育诊断前期的社区宣传和组织工作。所以，在实际工作中可以根据具体情况综合应用这些诊断思路以及相关理论和方法。

# 第二节　健康教育诊断的基本步骤与方法

本章主要介绍基于 PRECEDE 的健康教育诊断的基本步骤与方法，包括健康问题诊断、健康相关行为诊断和行为决定因素诊断三个基本步骤。

## 一、健康问题诊断

主要通过流行病学方法，明确主要的健康问题及其重点人群。在这个过程中需要明确的问题包括：健康问题是什么？这个健康问题的发病率/患病率以及分布情况如何？哪类人面临着这样的健康问题？他们具有什么特征？是否为同一个群体/社区？

衡量健康问题的指标有疾病、残疾、身体不适、死亡等。在健康问题诊断中，健康教育工作者可以利用现有的政府和卫生机构统计资料（如疾病统计资料、卫生调查资料、医学管理记录等），整理出二手数据资料以供分析。这些资料不仅能够提供人群发病率和死亡率，而且能够详细说明亚人群，特别是高危人群的情况。亚人群的特征需要用年龄、性别、种族、职业、教育、收入、家庭结构等社会人口学因素来描述。需要说明的是，有时用全国的统计资料来推断局部地区的情况是不合理的，例如全国范围的家庭抽样调查，并不一定能代表某个地区的实际情况。因此，为了获得健康教育工作所需的可靠、稳定的数据资料，在当地开展流行病学调查收集原始数据资料对健康问题进行诊断也是必要的。此外，对熟悉目标社区或对象人群的医学专家进行咨询对健康问题的诊断也很有价值。

健康教育工作者应该利用目标社区和对象人群疾病/健康问题的资料，着手找出需要优先解决的健康问题，为确定健康教育干预计划的目的和目标提供基础。应把重点放在那些对健康有严重影响，具有现实可行的健康教育干预方法，但尚未进行干预或以往干预不成功的健康问题上。此外，健康问题诊断还要以社区居民的需求为导向，有些疾病或健康问题虽然不是最重要的死亡或致残原因，但社区居民高度关注，对于这类健康问题应该给予重视。

以我国少数民族贫困农村地区妇女健康改善为例来简单说明如何进行健康问题诊断。①通过文献复习明晰妇女健康改善的重要意义；②通过文献复习和专家咨询，阐明少数民族贫困农村地区孕产妇死亡率在我国是一个重要的公共卫生问题；③通过查阅统计资料及文献，分析我国少数民族贫困农村地区孕产妇死亡率的变化情况，明确少数民族贫困农村地区孕产妇死亡是一个重要的健康问题；④明确少数民族贫困农村地区妇女的社会人口学特征等。

## 二、健康相关行为诊断

在明确了健康问题的基础上，需要对影响健康问题的健康相关行为进行诊断。该部分的任务在第四章中有所提及，即区分引起健康问题的行为因素与非行为因素、重要行为与相对不重要行为、高可变性行为与低可变性行为。在此部分将使用一个实际案例对该阶段的每一项任务进行详细解释。

行为诊断通常采用现场调查、复习文献资料、专家咨询等综合进行。健康相关行为诊断可以通过五个步骤来完成，下面以吴玉菊等的"基于理性行为理论的彝族贫困农村妇女孕产期保健行为研究"为例进行讲解。

假设我国少数民族贫困农村地区的卫生部门已经完成了一项社会诊断和流行病学诊断，确定了孕产妇死亡率为该地区的目标健康问题。接下来则需要对影响孕产妇死亡的健康相关行为进行诊断。

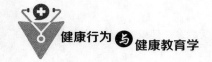

## （一）区别引起健康问题的行为因素和非行为因素

首先，列出与健康问题（孕产妇死亡）有关的危险因素（见表6-1）。

表6-1　与健康问题（孕产妇死亡）有关的危险因素

| 健康问题 | 危险因素 | |
| --- | --- | --- |
| 孕产妇死亡 | • 高龄产妇<br>• 妇女受教育程度低<br>• 妇女孕期保健知识及技能欠缺<br>• 产科出血<br>• 妊娠期高血压<br>• 产前检查次数少 | • 未住院分娩<br>• 未进行产后检查<br>• 人工流产次数多<br>• 家庭保健及知识技能欠缺<br>• 医务人员知识及技能欠缺<br>• 当地未实施相关卫生政策 |

然后，在所罗列出的因素中，进行行为因素与非行为因素的区分。产前检查次数少、未住院分娩、未进行产后检查、人工流产次数多是影响孕产妇死亡率的行为因素；而高龄产妇、妇女受教育程度低、妇女孕期保健知识及技能欠缺、产科出血、妊娠期高血压、家庭保健及知识技能欠缺、医务人员知识及技能欠缺、当地未实施相关卫生政策是非行为因素。虽然妊娠期高血压不是行为因素，但其本身就可能与行为因素密切相关，如肥胖、睡眠不规律等。通过分析可看出，即便是非行为因素，也可能和行为有关。

## （二）拟出行为目录

1. 确定与目标健康问题有关的行为，并对其进行分类，据此采取措施。
2. 按顺序确定处理问题的步骤。

在本案例中，我国少数民族贫困农村地区妇女健康改善的行为目录见表6-2。

表6-2　我国少数民族贫困农村地区妇女健康改善的行为目录

| 卫生服务利用行为 | 日常生活行为 | 医疗行为 |
| --- | --- | --- |
| • 定期进行产前检查<br>• 住院分娩<br>• 进行产后检查 | • 保持孕期体重 | • 减少人工流产次数 |

以上行为目录，尽管是由多种行为组成，但实际上有些行为是需要通过一系列其他行为来实现的。例如，"保持孕期体重"这个行为，是购买低热量食物、低脂饮食、以新鲜水果取代含糖高的甜食、适量运动等一系列行为的结果。所以，有时需要将某种行为分解成人们为了达到行为目标而实际应该采取的具体步骤。

## （三）依据重要性将行为分级

在拟定行为目录的基础上，需要依据行为的重要性将其分级，从而提高干预项目的可行性。如果有强有力的理论依据证明某行为与健康问题存在因果关系，那么可以认为该行为是重要的。在没有足够的现场调查资料的情况下，可以通过系统的文献综述而获得有关证据。总而言之，证据强度越高，被选择为健康教育干预的重要目标行为的可能性就越大。下面的若干原则有助于确定行为的重要性。

1. 重要行为应该：①现场调查、复习文献资料、专家咨询等结果表明，某行为与目标健康问题密切相关；②在目标人群中经常发生的行为。

2. 不重要行为应该：①现场调查、复习文献资料、专家咨询等结果表明，某行为与目标健康问题的关系不是很密切，或仅仅与健康问题有间接联系；②在目标人群中很少出现的行为。

我国少数民族贫困农村地区孕产妇死亡的相关行为的重要性分级见表 6-3。

**表 6-3　我国少数民族贫困农村地区孕产妇死亡的相关行为的重要性分级**

| 重要性分级 | | 行为分级基础 |
|---|---|---|
| 重要行为 | 产前检查次数少 | 强相关，高死亡率 |
| | 未住院分娩 | 极强相关，高死亡率 |
| | 未进行产后检查 | 强相关，高死亡率 |
| | 人工流产次数多 | 强相关，高死亡率 |
| 不重要行为 | 孕期肥胖 | 在目标人群中发生率较低 |

### （四）依据可变性将行为分级

在现实中，对某一健康问题来说，也许某一行为是极为重要的，然而这种行为不可能通过健康教育得到改善。因此，在拟定行为目录的基础上，除了对重要性进行分级，还需要依据行为的可变性将其分级，从而提高健康教育干预的可行性。对于可变性的判断，必须充分考虑时间因素：需要多久才能出现变化。行为越是根深蒂固和普遍，时间因素就越重要。通常在事物发生发展越早的时期进行干预，改变的可能性就越大。

高可变性行为：①该行为正处于发展时期或刚刚形成；②该行为仅仅在表面上与当地传统文化或生活方式有关；③该行为在其他干预项目中得到了成功改变。

低可变性行为：①该行为形成已久；②该行为深深地根植于当地传统文化或生活方式中；③该行为在以前干预项目中从未得到成功的改变。

我国少数民族贫困农村地区孕产妇死亡的相关行为的可变性分级见表 6-4。

**表 6-4　我国少数民族贫困农村地区孕产妇死亡的相关行为的可变性分级**

| 可变性分级 | | 行为归因 |
|---|---|---|
| 高可变性行为 | 定期进行产前检查 | 四个行为均与孕产妇死亡的相关性高，社会赞成度高，具有优越性，复杂程度低，具有可试性 |
| | 住院分娩 | |
| | 进行产后检查 | |
| | 保持孕期体重 | |
| 低可变性行为 | 减少人工流产次数 | 该行为与孕产妇死亡的相关性高，社会赞成度高，具有优越性，但复杂程度高，不具有可试性 |

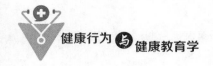

## （五）选择目标行为

在将健康相关行为以重要性和可变性分别进行分级后，则可以进一步选择健康教育干预的重点行为。可通过以下分类图将影响孕产妇死亡的健康相关行为按照其重要性和可变性分级结果排列于其中（图6-2）。

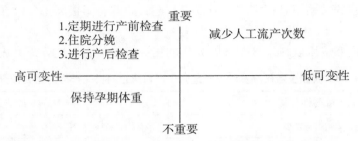

**图6-2 影响孕产妇死亡的健康相关行为的重要性和可变性分级**

## 三、行为决定因素诊断

在明确了影响目标疾病/健康问题的主要健康相关行为的基础上，需要进一步对导致该行为发生发展的因素进行调查和分析，从而为制订后续健康教育干预策略提供科学依据。

由于不同的理论侧重点不一样，为了给下一阶段确定健康教育干预策略和措施提供尽可能丰富和适当的依据，最好综合运用多种理论共同来分析行为的危险因素。同时，也可以运用格林模式的教育与生态诊断中的倾向因素、促成因素和强化因素来进行分析，并且可以将第三章中的一些理论综合起来，共同分析影响行为的倾向因素、促成因素及强化因素。

在健康相关行为因素诊断中，主要采用直接在目标人群中开展定量调查，同时辅以查阅文献、专家咨询、现场观察等方法获取资料，再通过深入细致的分析来完成。

在前述我国少数民族贫困农村地区妇女健康改善的案例中，已经明确了孕产妇死亡率高（健康问题），使孕产妇死亡率高的因素包括家庭保健及知识技能欠缺、医务人员知识及技能欠缺、当地未实施相关卫生政策等（环境因素）以及产前检查次数少、未住院分娩、未进行产后检查、未保持孕期体重、人工流产次数多（健康相关行为），并明晰了产前检查、住院分娩、产后检查是重要且高可变性行为，即为后期健康教育干预项目的目标行为，接下来则需要对目标行为的影响因素进行进一步诊断。

## （一）影响健康相关行为的个体因素

健康相关行为的实施主体为个人，在健康相关行为的影响因素中，个体因素会在一定程度上影响行为的发生，如对健康问题的认知程度、对促进健康行为所持有的信念等。

妇女的孕产期保健行为同样会受到个体因素的影响。因此，此案例基于理性行为理论，首先从个体视角探索少数民族贫困农村地区妇女孕产期保健行为（产前检查、住院分娩、产后检查）的影响因素。通过结构式问卷对当地妇女进行面对面访谈，将收集到的资料进行数据分析。结果表明，该地区妇女对母子平安的重要性、产前检查以及产后检查的信念等，是影响妇女孕产期保健行为的主要因素。

### （二）影响健康相关行为的环境因素

明了目标人群所处的社会生态环境，一方面有助于诊断目标人群健康相关行为的环境影响因素，另一方面也可以明确在目标人群所处的环境中，有哪些是在后期干预活动中可利用的资源。在收集环境因素相关资料的过程中，客观指标的数据主要通过查阅统计资料和文献复习、专家咨询等方式获取，主观指标或没有统计资料的指标主要通过现场调查或一对一访谈、焦点组访谈等定量、半定量和定性方法获取。同样，某些情况需要通过现场的实地观察来了解。实践经验提示，在健康教育工作中，现场观察非常重要，可以收集到更为深入的资料。

现实中，导致某一种健康相关行为的环境因素往往来自多个层面，即这些因素都处于一个生态学系统中，"生态学"这个词来源于生命科学领域，指的是生物和它们所处的环境之间相互影响、相互制约的关系。随着基于社会生态系统模型对健康问题进行研究的实践逐渐增加，这种概念后来被引入健康教育与健康促进领域，主要关注人们和其所处的物理、社会文化环境之间的交互作用关系。具有代表性的是美国于 2001 年进行烟草使用行为的研究，通过政策、社会及环境相结合的干预策略，美国的烟草使用率大大降低。因此社会生态系统理论在环境诊断中起着非常重要的作用，运用该理论对多层面的环境因素进行诊断能够为制订干预策略提供重要依据。社会生态系统理论有四个基本原理：①来自多个层面的因素可以分别影响人的特定行为；②来自不同层面的因素之间可以相互影响；③不同的社会生态模型应该针对不同的行为；④多层次的干预在改变行为过程中应该是最有效的。

基于社会生态系统理论，人类的个体行为受到周围由近至远的生态环境的影响，包括人际、组织、社区以及社会层面的多个因素的影响。

1. 人际层面指人与人在相互交往过程中形成的特定关系，如亲属关系、朋友关系、医患关系等。

2. 组织层面是具有特定目标和正式的多级决策过程的系统，医院、学校、专业协会和公司等都可以作为一个组织。

3. 社区层面指生活在一起的社会组织或团体，既包括地理上生活在相同区域的地域性社区，也包括家庭、邻居、政府部门、媒体部门共享的社交场所等功能性社区。此外，随着信息化技术的高速发展，人们已经可以打破地理上的社区间的界限，通过新媒体（如 QQ、微信）以及其他功能软件进行交流，形成可相互影响的虚拟社区。

4. 社会层面是一个更为宏观的概念，是导向人们的生活及发展的一个更大的社会体系，如某市、省、国家的经济发展水平、政策等。

社会生态系统示意图见图 6-3。

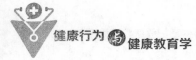

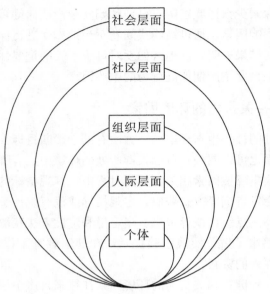

图6-3 社会生态系统示意图

由于妇女的孕产期保健行为不仅受到个体因素的影响，还受到社会关系的潜在影响（特别是少数民族贫困农村地区的妇女），因此，该案例基于理性行为理论，不仅从个体视角，还从人际关系的视角探讨了少数民族贫困农村地区妇女孕产期保健行为（产前检查、住院分娩、产后检查）的影响因素。基于社会生态系统理论，通过问卷调查、定性访谈等方法，对影响该健康问题各个层面的环境因素进行诊断。结果表明，丈夫、婆婆、同伴等周围人群对孕产妇保健行为的态度（主观规范）对孕产妇保健行为有直接影响，并且该影响比妇女自身的态度对孕产期保健行为的影响更大，这是一类重要的人际层面的环境影响因素。此外，对于生活在少数民族贫困农村地区的妇女来说，当地医务人员的孕产妇保健知识及技能（组织层面）、当地交通状况、经济状况及相关卫生政策（社会层面）也可能是影响其利用孕产妇保健服务的环境影响因素。至此，研究者已经完成了健康教育诊断的最后一个步骤，可依据健康相关行为的影响因素诊断结果，设计具体的干预计划与方案。

# 第三节　健康教育计划

本节将主要介绍如何基于健康教育诊断，制订健康教育计划。与健康教育诊断不同，计划需要从逻辑模型的右边开始，根据想要达到的健康问题目标而确定行为因素目标，再将其进行分解从而确定对应的行为决定因素目标。在此基础上，选择合适的干预策略。在确定项目材料时，不仅要考虑相关文化背景，还有一些特定的步骤需要遵循，以保证后期实施时的项目效果。

### 一、健康教育计划制订的基本原则与步骤

#### （一）健康教育计划制订的基本原则

健康教育是一项系统的社会活动，健康教育计划是科学管理健康教育系统活动的体现。健康教育计划的任务就是在众多的健康问题与有限的人财物资源的矛盾中，根据前期健康教育诊断的结果，以及目标人群和（或）目标社区的主客观条件，选择优先项目，制订明确的目标和具体的量化指标，从一系列可行的策略和措施中做出最优选择，制订一个详细、具体、可行的方案，组织和协调各有关部门和有关人员共同行动。健康教育计划是实现健康教育目标的行动纲领，也是检查、监督进行过程，开展质量控制的标尺和效果评价的依据。健康教育计划的制订通常需要遵循以下原则：

1. 整体发展原则。健康教育是整个卫生事业发展系统中的一个重要部分，制订健康教育计划要立足于大健康观念，以健康为中心，在社会发展的各个方面、在社会发展的过程中明确居民健康发展目标。目标要体现出长远性和先进性。

2. 目标指向原则。健康教育计划应当有明确的总体目标。目标应可行具体、可量化、可测量。健康教育干预活动紧紧围绕目标开展。

3. 参与性原则。制订计划应做到让目标人群早期参与健康需求分析，确定优先项目和制订项目目标，鼓励目标人群积极参与计划的制订以及计划的各项干预活动。

4. 可行性原则。在制订计划时要一切从实际出发，尽可能地预见在实施计划过程中可能发生的情况，因地制宜地进行计划设计。计划应包括可观测的评价指标和效果测定方法，以有利于长期观察和随访。

5. 灵活性原则。计划设计要留有余地，尽可能地预计计划实施过程中可能发生的其他变化，并制订基于过程评价和反馈问题的应变对策、计划修订指证和原则，以确保计划的顺利实施。

#### （二）健康教育计划制订的步骤

健康教育计划制订是在健康教育诊断的基础上，对计划干预活动本身的具体内容、干预方式和步骤进行研究设计的过程，其核心是确立干预目标与对策。健康教育计划的制订过程和形式依内容不同而有所差异，基本步骤大同小异。在实践中，人们逐渐形成了健康教育计划设计的基本思维逻辑和系统工作方法，主要包括 6 个步骤，见图 6-4。

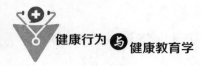

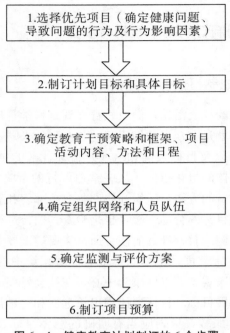

图6-4　健康教育计划制订的6个步骤

在实际健康教育项目中，通过前期的健康教育诊断，基本可以明确主要针对的健康问题，以及导致问题的行为及行为影响因素。因此本章在接下来的项目计划设计中主要从健康教育目标的制订开始介绍。

## 二、确定健康教育计划的目标

在制订健康教育计划时，首先需要明确健康教育计划的目标是什么，即该健康教育项目需要解决的健康问题是什么，围绕这个健康问题，我们应达成哪些分目标。

### （一）健康教育计划目标形成的基本思路

逻辑模型这一概念已经在前面的健康教育诊断中提及，这里的逻辑模型稍有不同。前面的健康教育诊断中的逻辑模型是以问题为导向的，而健康教育计划的逻辑模型是以项目效果为导向的。本阶段的逻辑模型始于右侧的与健康问题有关的本项目总体目标（比如降低某人群的心血管疾病发病率）。它是上一阶段（健康教育诊断）的最后一步，现在成为计划阶段的第一步。紧接着总体目标，下一步是为了达到总体目标而需要实现的行为结果（比如为了降低某人群的心血管疾病发病率，参与对象需要坚持参加锻炼）。健康教育项目计划的基石便是假设健康问题与基于健康教育诊断出的行为因素强烈相关。在本阶段，制订的行为目标需要具有良好的可接受性，这样才能取得较为理想的效果。综上，健康问题有关的总体目标在健康教育诊断阶段就已经形成，所以计划阶段的第一步应该是行为目标的确定。

接下来需要确定的是为了达到行为目标，哪些行为的决定因素会影响到该行为。通常，行为的决定因素分为两类：个人因素与环境因素。个人因素主要为个人对某种行为的认知、态度等（比如如果有人认为坚持锻炼并不会有益于自己的健康，则该个体就不会坚持参加锻炼）。环境因素为影响行为的物理或社会因素（比如为了让某社区的人能够有条件坚持锻炼，社区需要提供一批运动器材）。

具体地说，该模型始于总体目标，而总体目标会引起行为因素的改变，从而进一步达到行为的决定因素目标，在此基础上，在达成行为目标后，最后进一步提升人群的健康状态。

### （二）行为目标的确定

在确定需要解决的健康问题（即确定总体目标）后，应确定相应的行为目标。在健康教育诊断中，将健康相关行为以重要性和可变性分别进行分级后，可以在健康教育计划中选择健康教育干预的重点行为。健康教育诊断阶段明确的行为因素指的是会导致增加健康风险的行为，在计划阶段需要重新定义行为结果为减少健康风险的行为或者促进健康的行为。比如，在诊断阶段，艾滋病感染的危险行为之一是无保护的性行为，而在计划阶段该风险行为可以重新被定义为两种促进健康的行为：性交时使用安全套以及在没有保护措施的情况下拒绝发生性关系。由此可见，确定的行为目标必须将"谁需要完成什么"陈述清楚。

### （三）行为的决定因素目标的确定

1. 个人因素目标：存在于个体的且受个体直接控制和影响的是个人因素。这些因素会影响人们某种行为的实施。个人因素通常包含认知因素（如知识、态度、信念、价值观、自我效能和期望）和能力（比如技能）。

2. 环境因素目标：在健康教育诊断阶段，环境因素包括两种：影响危险行为（间接引起健康问题）的社会或者物理环境、直接导致健康问题的社会或者物理环境。在健康教育计划阶段，环境结果目标就需要根据诊断阶段的环境因素来确定。和诊断阶段的环境因素类似，环境结果目标也可以分为不同的层面：人际环境目标、组织环境目标、社区环境目标和社会环境目标。

（1）人际环境目标：人从小就生活在社会系统中。在年幼时，家庭是其社会化的主要影响因素，这种作用能持续一生。随着年龄的继续增长，同龄人的影响变得更为重要，由最开始的玩伴到朋友、邻居、同事等。当然，某些人产生的影响可能更大，比如老师。

社会支持是一种被广泛研究证实对健康结果有保护作用的因素。个人从其社会网络获得的社会支持有情感支持（Emotional Support）、信息或者建议（Information or Advice）、物质支持（Material Support）、社会认同维持（Maintenance of Social Identity）、社会外展（Social Outreach）。社会支持可以通过多种路径影响健康。比如，目前有大量的证据显示，社会支持可以起到缓冲压力的作用。个人来自周围人际环境的支持缺失或者过少，将会对其健康行为以及健康结局产生不利影响。

因此，在健康教育计划中，应该适当地考虑人际环境的影响并由此确定人际环境目

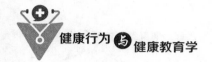

标，尤其是在特殊群体的干预中。比如，某个项目要预防青少年的心血管疾病，健康教育计划人员不仅要考虑直接作用于青少年个人层面的干预（比如确定相应的行为目标为青少年坚持每天健康饮食和每天适度的身体锻炼），也要考虑其他层面的目标（比如父母层面的）。在这里，父母层面的目标就叫作人际环境目标。项目需要得到父母的支持和密切配合，因此相应的人际环境目标可以为父母支持青少年每天健康饮食以及每天适度的身体锻炼。又如，某一项目要干预患有哮喘的小孩的疾病管理，那么人际环境目标可以是多方面、全方位的：干预小孩的医生能够为其提供足够的物质支持，干预学校的老师和家里的父母能够协助小孩更好地管理哮喘。具体可以表述为：父母积极从医生处获取小孩哮喘的具体诊断等详细信息，减少小孩暴露于刺激源的机会，管理小孩的症状，以及定期带小孩去医疗卫生机构治疗。

（2）组织环境目标：组织环境包括的内容较多，有规范、政策和设施等。例如，某个单位内部规定禁止吸烟，那么会起到很强的内部控烟效果。又如，社区卫生服务中心可以修改工作时间，以让更多的上班族能够享受到预防医疗的服务。某公司内部购置一批健身器材并将其安装在工作场所中，可以有效地增加员工参与体育锻炼的频率。在人际环境目标处提到的预防青少年心血管疾病的干预中，来自组织层面的环境目标可以是改善学校的就餐环境，让其更加有利于学生健康饮食，以及增加学校的健身器材和设施，使学生有更多参与体育锻炼的机会等。

（3）社区环境目标：社区环境可以直接作用于人群的健康，也可以通过影响人的行为间接作用于人群的健康。因此社区环境目标可以是直接改变社区环境，通过改变社区环境来改变行为。社区环境包括社区内的休闲娱乐设施、社区的治安环境、社区的空气质量、相关规定等。相对应的，社区环境目标则可以是健康教育项目人员增加社区内的休闲娱乐设施、提供社会支持等。

（4）社会环境目标：在社会层面，健康教育项目人员主要关注的是法律法规、各项规定和资源配置等。该部分的内容主要依靠政府，可以是地方政府、省级政府、国家政府或者国际政府合作等。比如，在控烟中，政府可以通过制订相关政策法规来影响人们的吸烟行为，从而进一步促进人群的健康。政府可以通过对烟草公司征收更高的税收来提高香烟的价格。政府也可以制订更为严格的法规和措施来让青少年远离烟草，从而阻止更多的人吸烟。社会层面的因素可以作用于个人的行为。比如制定艾滋病相关政策，要求所有的性工作者坚持使用安全套来阻止艾滋病传播从而起到促进健康的作用；也可以直接作用于物理环境，比如制订道路建设的相关法规来减少交通事故的发生；也可以通过影响组织发挥作用，比如通过政策要求在学校中实施营养餐来提升学生群体的健康。

3. 明确表达环境结果目标：与行为目标的表达类似，环境因素目标的明确也需要基于健康教育诊断的结果。比如，诊断发现学校食堂缺少低脂食物的供应导致学生高脂饮食，那么健康教育计划的环境结果目标之一可以表达为在学校的早、中、晚三餐中增加低脂食物的供应。由此，学生会有更多的选择，从而有利于其采取低脂饮食的行为。

需要特别注意的是，在环境因素目标确定过程中，并不是所有在健康教育诊断阶段鉴别的环境影响因素都需要在环境因素目标中体现出来。比如，在少数民族中有一些特殊的文化背景,而这些文化背景可能对人群某些行为产生一定的影响,那么在针对这些人群的健康教育干预计划中,就不能轻易地将这些文化背景列在环境目标中,因为这些因素往往很难改变,可以将这些因素作为干预计划过程的背景信息予以考虑。

表 6-5 展示了在一个心脑血管疾病健康教育干预项目中,健康教育计划需要达成的总体目标、具体目标等。

**表 6-5　心脑血管疾病健康教育干预项目的目标**

| 卫生问题 | 脑卒中、高血压 |
| --- | --- |
| 总体目标 | 到 2017 年该社区人群脑卒中死亡率从 150/10 万下降到 100/10 万,到 2017 年该社区人群高血压发病率从 21% 下降到 15% |
| 行为因素 | 摄入高盐、高脂饮食 |
| 具体目标 | 高盐、高脂饮食摄入率分别从 80% 和 70% 下降到 30% |
| 行为决定因素 | 不知道高盐和高脂饮食与脑卒中有关 |
| 策略目标 | 对高盐、高脂饮食与心脑血管疾病的关系知晓率分别从 40% 和 50% 提高到 90%(技能改变) |
| 行为因素 | 不会定期测量血压、血脂 |
| 具体目标 | 35 岁以上人群每年测血脂率从 5% 提高到 60%,35 岁以上人群每年测血压率从 60% 提高到 90% |
| 行为决定因素 | 不知道应该定期测量血压、血脂 |
| 策略目标 | 人群对应定期测量血压、血脂的知晓率分别从 50% 和 30% 提高到 90% |

## 三、制订健康教育干预策略与方案

在确定了健康教育计划需要达成的目标后,就应围绕目标人群与既定的目标制订健康教育的干预策略与方案。以下将具体阐述如何在健康教育干预中制订相应的策略及方案。

### (一)健康教育干预策略

在目标和干预人群明确的前提下,接下来需要确定的是干预策略。主要的健康教育干预措施有:①政策干预,如公共场所禁止吸烟的规定;②环境干预,如增加锻炼设施与场所;③信息干预,如通过宣传手册、宣传视频等措施提供有益于行为改变或维持的知识、信息;④人际干预,如利用同伴示范对人的性行为进行干预;⑤服务干预,如为性工作者等艾滋病高危人群免费提供安全套;⑥增加卫生服务利用干预,促使人们增加卫生服务的利用(如利用基本公共卫生服务、遵医嘱坚持服用药物等)。其实这些干预措施是对应不同目标的。比如,政策干预、环境干预、人际干预、服务干预都是对应环境因素目标的,而信息干预、增加卫生服务利用干预则是对应个人因素目标的。因此,在明确目标的前提下来选择干预措施就比较容易了。当然,每一项干预措施都可以有很

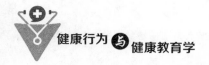

多干预方法（比如人际干预可以是小组讨论、小组活动和同伴教育等）。

## （二）健康教育干预方案

在确定了健康教育策略后，就可以制订具体的健康教育干预方案。干预方案的制订需要考虑的内容很多，从干预方案的文化敏感性到最终项目干预材料的使用，都需要健康教育者进行全面而深入的思考。

1. 干预方案的文化敏感性。

（1）考虑文化背景：一个健康教育干预项目如果不考虑参与对象、参与地点的文化背景，那么该项目往往不会很成功。事实上，从干预项目的想法诞生的那一刻起，文化背景就应该作为重中之重始终在健康教育计划人员的考虑范围之内。在设计干预材料这一步骤时，文化背景显得尤为重要。文化背景主要是指目标人群的民族习惯、社会规范、行为模式、态度信念以及相关的历史、环境、社会力量等特征。比如，在四川省凉山州进行有关艾滋病的干预项目时，就不得不考虑当地的传统文化和性习俗等。尽管目前还没有相关的证据表明文化背景对健康教育干预项目的效果有影响，但是本领域的相关专家都一致认为文化背景与干预项目的参与情况和实施效果等密切相关。

与公共卫生和健康促进项目相关的文化背景主要分为两个维度：深层结构和表层结构。深层结构因素包括家庭关系、情感表达的方式方法、沟通交流形式、集体主义、个人主义、精神、宗教、传说、民族身份认同、文化适应、适应力和应对行为等。在健康教育计划阶段，我们要意识到这些因素可以影响到行为因素目标、行为决定因素目标等，因此工作人员必须在每一步都考虑到这些因素带来的潜在影响。

在行为因素目标、行为决定因素目标等制订的过程中，工作人员需先考虑深层结构因素，然后关注表层结构因素。表层结构因素包括语言、音乐、着装等。虽然这些因素看起来很浅显，但是仍旧是重要的文化背景因素。

在计划阶段，有五种类型的方法可供使用以满足深层结构因素和表层结构因素的需要。首先，干预材料的特点和文化的表层结构相符合，主要是从视觉感官上让目标受众感觉到熟悉、舒服。其次，基于证据的策略让目标受众明白当前问题的重要性，比如，农村老年人患某种疾病的概率是城市老年人的两倍以上。此外，使用目标受众熟悉的文字编制干预材料。比如，使用藏文编制宣传手册。另外，非常重要的一点是，可以考虑将当地环境、习俗、文化等各方面纳入健康教育计划工作中，由此制订的干预措施和材料都能有很好的适应性。最后，考虑使用社会文化学的策略将健康教育干预项目嵌入更广的文化价值中，而不是仅仅符合当地的文化背景。

（2）形成性研究：形成性研究（Formative Research）或者试生产研究（Preproduction）主要发现的是目标受众与信息、媒介和环境有关的特质，而生产测试（Production testing）或者预测试（Pretesting）则指的是将项目材料的初始版本用于测试目标受众的反应。在预测试之后，进一步的工作则是引导测试（Pilot Testing）。

在形成性研究阶段，健康教育计划工作人员收集目标受众对信息、主题、风格等的非正式反馈以及正式评价。在这一阶段，焦点小组和一对一访谈的作用可能非常明显。形成性研究的主要目的是找到项目中与文化有关的问题的合理性。比如，如果要在四川省凉山州开展艾滋病干预项目，那么健康教育计划人员可能将减少危险性行为作为一种重要的行为目标，因此有很多对应的行为决定因素。但在制订干预材料的过程中，项目工作人员可能需要将基于证据的材料在目标人群（当地性活跃人群）中进行测试。考虑到话题的敏感性，可以采取一对一访谈的形式收集当地人的建议。当然，也可以通过焦点小组的方式调查当地的村医、公共卫生工作人员等，以了解材料的文化敏感性。

（3）教与学的相互性：在保证干预材料有效性的时候，一种重要的方法是了解教与学的相互性。健康教育工作人员可能需要不断地与目标受众进行互动从而制订符合当地文化背景的干预材料与措施。换句话说，按照这种思路，每一个参与对象既是老师，也是学生。

（4）咨询潜在的项目实施者：在健康教育计划这一阶段，项目工作人员需要特别注意项目实施地的特点。比如，学校、医院或者社区有什么特别的地方？项目实施的时候谁参与实施？他们已经被纳入当前的计划工作组了吗？在考虑清楚这些问题之前，项目工作人员可能需要咨询潜在的项目实施者，询问他们关于项目的建议及意见。比如，某项目计划在某民族小学开展，潜在的项目实施者很有可能是该校的普通教师，因此在项目计划这一阶段，工作人员需要咨询他们对干预材料、干预措施的想法与建议。

2. 确定干预计划和结构。

在这一步，项目计划工作人员需要列出项目的范围、顺序、渠道、相关材料和预算等。我们可以简单地将它们归为以下几类：项目的范围和顺序、项目相关材料（如项目的实施渠道和载体、项目主题等）、人员及相关预算。接下来对它们进行简单介绍。

（1）项目的范围和顺序：项目范围指的是该项目的具体大小。项目顺序则指的是项目的每一个部分的执行顺序。比如，在干预某个社区的成人的体力活动时，项目顺序指的是项目每个部分的执行进度安排。具体地说，如第一周分发宣传手册，第二周安排小组活动，第三周组织集中培训会等。

（2）项目的实施渠道和载体：项目的实施渠道可以是人际层面的，也可以是通过媒介的；项目实施的载体指具体信息是通过什么进行传播的。在决定这些之前，项目计划工作人员需要确定目标受众偏好使用的媒体。比如，目标受众经常看电视、听收音机、读报纸吗？他们经常看当地的媒体还是全国性的媒体？他们更相信来自哪种媒体的信息？对于每一种媒体，他们平均花多少时间关注？他们主要关注媒体上的哪一类型的信息（健康、娱乐或商业等）？他们平时主要从哪一类人（比如老师）那里获得可靠的信息？在确定了目标受众的偏好之后，项目计划工作人员需要在平衡偏好（或者说当地人的需求）和预算的基础上选择合适的渠道和载体。

上面提到的渠道可以是通过媒介的，也可以是人际层面的。通过媒介的渠道包括的范围比较广，如使用横幅、电视、微信推送等。这里的人际层面的渠道主要指的是项目参与对象人际层面的能对其行为产生影响的人。比如在某小学实施低脂饮食干预时，人际层面的渠道可以是老师和家长等人。

需要特别提到的是，随着手机和网络越来越发达，项目计划工作人员可以考虑使用基于计算系统的工具来实施干预。比如，对于大学生群体的体力活动干预项目可以选择开发一款手机应用，对其实施个性化的干预。之所以说是个性化的干预，主要在于这类

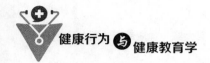

干预手段可以根据每一个参与对象的不同情况推荐不同的体力活动方案，还能够根据参与对象的进展情况进行实时调整。当然，这一类的干预渠道有着其特殊性，因此只能针对特定的人群使用。如果针对社区自然人群的相关干预选用这种方案，相当于对参与对象的特征进行筛选，把那些不使用、不喜欢使用或者不善于使用手机的人给人为地排除了。

（3）项目主题：项目主题指项目在实施时的名称。项目主题下面可以有几个分主题。它可以不同于项目在内部或申报时的名称，主要用于对参与对象进行宣传。因此，在选择项目主题时，一个很重要的需要考虑的因素是如何吸引人们参与该项目。比如，某一针对控制体重进行干预的项目可以以"管住嘴，迈开腿"这样通俗易懂的名称作为主题吸引大家。

（4）人员及相关预算：健康教育工作因其社会性、复杂性，必须根据工作需要形成多层次的、有多部门参与的网络组织。因此在制订健康教育计划时，需要考虑人员的安排。除各级健康教育专业机构人员外，健康教育团队中应包括有关政府部门、大众传播部门、教育部门、社区基层单位、医疗卫生部门等的人员。各部门目标的统一和行动的协调配合对健康教育干预工作的开展至关重要。参与执行计划的各类人员应根据工作需要分别进行培训。对各类人员必须明确其职责与权利。

除了人员安排外，在制订健康教育计划时还应考虑到项目预算。应根据健康教育计划的目标人群、计划时间、项目内容、方法和规模，分别计算出每项活动所需费用，汇总即可得出整个项目的预算。预算应遵循低投入成本、高效益产出的原则，尽可能节省开支。

3. 回顾现有的项目材料。

在着手准备项目材料之前，项目计划工作人员可以考虑是否使用现有的一些材料。如果决定使用现有材料，必须像对待自己准备的材料一样，将现有材料在目标人群中进行预测试。

针对现有材料，项目计划人员需要回答以下几个问题：现有的材料能够满足所有的变化目标吗？现有的材料与目标受众的特征相符合吗？现有的材料本身吸引人吗？现有的材料符合之前提到的文化背景吗？回答了上述几个问题，项目计划人员便知晓现有材料是否可用。不过要进一步深入确定，还有以下几个方面需要考虑。

（1）决定可用性：在更深入地评估现有材料之前，项目计划人员首先应该判断现有材料是否有足够的数量，以及是否能及时获取。现有材料往往涉及版权或著作权的问题，有些材料需要在获取版权或著作权后才能做适当修改并使用，因此不能随意复制网上的内容，并且应该在适当的位置标注出处。当然，也有很多现有材料是不涉及版权问题的，也就意味着任何人都可以使用，比如世界卫生组织、中国政府等发行的一些相关材料。

（2）决定可读性：在确定可用性的基础上，项目计划人员可以进一步思考现有材料的可读性问题。影响可读性的因素有很多，包括打印纸张大小、文字大小与字体、字迹颜色与背景色的对比、每段话中概念性术语的个数以及对于大众而言较为复杂抽象的医学或健康专业术语的数量等。针对这些因素，项目计划人员可以使用现有的工具对其可读性进行评估。比如，可以使用材料可读性评估表（Suitability Assessment of Materials）对材料进行评估并改进。该评估表主要用于健康教育领域，有六个维度：内容、文化程度要求、图表、排版打印、学习刺激和文化合理性。通过这六个维度可以得到一个总的分数，由此确定该材料的可读性是高还是低。

（3）决定阅读水平：阅读水平决定了材料中的信息被读者理解的难易程度。它包含两方面的内容：现有材料的目标受众的阅读水平和现有材料的可阅读水平。目前我国大多数国民的阅读水平不高，主要体现在健康素养中，他们对于相关健康知识和技能缺乏了解，导致阅读健康教育材料有困难。因此现有材料的可阅读水平必须与之相匹配。

然而事实上有的研究证据表明，目标受众的阅读水平和那些材料的可阅读水平相比有着较大的差距。比如，研究发现某患者群体的阅读能力和相关教育材料相比存在着一定的差距。因此很重要的一步便是目标受众的健康素养的测量。然而，目前我国健康素养的测量量表太少且不够详细。比如"健康素养66条"就是针对全人群的一个综合评估，但如果某个健康教育项目要对癌症患者的健康素养进行测量，该量表可能就不太适合。此外，需要对相关教育材料的可读性进行测量。

4. 准备项目材料。

在准备项目材料的时候，通常有两种选择：①聘请专业的创作顾问；②项目计划工作人员自己准备。选择哪一种主要取决于项目预算。考虑到专业性问题，在预算允许的条件下，最好是聘请专业的创作顾问准备相关干预材料。比如，在制作宣传视频的时候，需要专业的剧本、演员、导演等，否则粗制滥造的视频不仅不能起到正面作用，反而有可能导致目标受众对整个项目的其他部分也不感兴趣。

5. 制作项目材料。

每个项目的干预目的、干预人群、干预内容都不相同，因此它们所需要制作的项目材料也不相同。如果选择专业的制作公司，那么就需要和公司的制作人员保持密切的沟通。首先通过招标的途径找到合适的公司，然后将制作需求告诉对方，紧接着再在对方提供的初步材料上提出反馈意见，并不停重复这一步，直到最后形成满意的材料。

项目材料主要包括打印材料、视频、其他多媒体材料等。以往的干预项目主要以打印材料为主，包括纸质宣传手册、横幅和海报等。随着科学技术的进步以及生活方式的改变，目前越来越多的项目选择视频等手段。

6. 项目材料的测试和完成。

项目材料的测试包括预测试和引导测试。预测试是将项目材料所包含的信息在目标受众中进行测试；而引导测试则是将材料放在模拟的或者小规模的干预中进行测试，不仅仅关注目标受众，也关注项目实施者对材料的评价。有的人可能认为在项目计划小组中已经包含了社区、目标人群、项目实施者的代表，因此不用再做进一步的预测试和引导测试，然而事实并非如此，因为项目计划小组中的代表不一定能够完全代表目标受众的观点，且代表在和小组成员长期合作的过程中，想法和思路可能已经受到一定的影响。

7. 干预活动日程。

在确定整个健康教育计划后，应制订相应的干预活动日程。依干预策略设计各阶

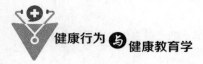

段、各项干预活动的内容、实施地点、方法、所需材料和日程表等，形成干预活动日程表。

科学合理地准备教育材料、进行人员的组织培训、安排健康教育项目的干预活动日程是保证计划顺利实施的重要条件。

（周欢　周峻民）

## 【思考题】

1. 什么是健康教育诊断？其基本思路是什么？
2. 在正式实施健康教育诊断前，如何设计一套诊断的计划方案？
3. 请以"贫困农村地区儿童营养改善"为例，具体说明健康教育诊断的基本步骤。
4. 对于制订健康教育计划，选择行为因素和行为决定因素时，需要注意哪些内容？
5. 请自行选择一个健康问题，制订相应的健康教育计划和方案。

# 第七章　健康教育干预项目的实施与评价

## 【本章提要】

健康教育干预项目的实施是实现健康教育目标的途径，是按照健康教育计划所设计的方法和步骤组织的具体活动。而健康教育干预实施的质量、效果，则必须由客观、严谨、科学的评价工作来获得。

第一节主要围绕干预项目的实施来展开：
- 明确健康教育干预项目实施的相关人员；
- 明确实施的每个阶段（采用、执行和维护）的任务；
- 实施过程的质量控制内容与方法。

第二节主要围绕项目的评价来展开：
- 介绍项目评价的重要概念和意义；
- 从探索性评价、效果评价和过程评价三个方面进行讲解；
- 如何确定评价的各级测量指标以及如何进行评价设计。

本章和前一章健康教育项目诊断和计划的内容是紧密联系的。它们是对前面介绍的各种健康教育理论与方法的应用和实践。掌握和学会利用它们不仅有助于对前面理论的巩固，同时也有利于健康教育理论在实践中的应用。

## 第一节　健康教育干预项目的实施

从广义的角度看，健康教育干预项目的实施主要包括三部分内容：干预项目的采用（Adoption）、执行（Implementation）和维护（Maintenance）。若计划的项目不被执行方采用，即为停留在设计阶段；若计划的项目被执行方采用但没有执行，即为停留在采用阶段；若计划的项目得到采用和执行但是没有很好地持续，那么可能不能反映理想的结果，或者即使观察到了结果，但是效果可能不会得到持久的保持。

健康教育干预项目通常分为两大类：一类是既往没有验证过的新设计的健康教育干预项目，对于此类项目，实施目的是检验该干预项目的效果。另一类是已经被既往研究验证了的、效果良好的健康教育项目，干预项目旨在扩散到其他人群或地区，此时项目实施的目的是扩大该项目的效果。可见，不同类别的健康教育干预项目的实施目的有所

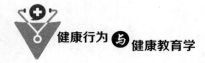

不同。

一个健康教育干预项目所带来的影响不仅取决于干预项目本身的效果，也由项目执行时的质量以及实际干预的人群占计划干预人群的比例所决定。一个项目如果失败，最终往往可以归咎到项目的采用与执行等实施过程环节。比如，一项回顾了超过 500 个健康教育干预项目的研究发现，项目的执行力度直接影响项目的效果。由此可见项目实施的重要性。

## 一、健康教育干预项目实施的相关人员

在实际工作中，大多数时候负责健康教育项目实施的人员与项目计划工作人员是不同的。由此可能造成一个问题，那就是负责项目实施的人员很有可能无法完全理解项目计划工作人员设计时的想法，也就不能保证项目的执行程度，进而可能最终影响项目的实际效果。因此，明确干预项目的采用者和执行者，并成立项目实施的组织管理小组，以确保项目按照计划实施。

### （一）明确健康教育干预项目的采用者和执行者

在实际工作中，明确健康教育干预项目的采用者和执行者始于健康教育项目计划。在健康教育项目的计划阶段，项目计划人员需要邀请潜在的项目采用者和执行者进入项目计划小组，以了解其想法和建议，并对相关干预材料和干预措施进行预测试。

通常情况下，项目计划人员事先知道会采用及执行该干预项目的组织或者场所，因此能够很快地明确项目的采用者和执行者。例如，在某学校学生中开展低脂饮食的健康教育项目，那么该学校校长就是此项目的采用者。然而，校长很有可能不是该项目的执行者，执行者为具体执行某项目的人，可以是学校的一线教师或食堂的工作人员等。

一旦健康教育项目计划确定，在项目具体实施前有必要再次就健康教育项目的背景情况、项目目的和具体目标向健康教育项目的采用者和执行者进行详细介绍，确保他们完全领会了项目的具体实施内容。

### （二）确定项目实施的组织管理小组

在健康教育项目计划过程中，计划人员必须考虑目标对象的需求和现实中他们所面临的环境等各方面条件，因此切勿等到项目实施时再将潜在的项目采用者、执行者纳入计划小组中来。项目实施的组织管理小组区别于项目计划阶段的计划小组，二者有所不同。在项目实施的组织管理小组中，潜在的项目采用者、执行者和维持者的角色可能更加重要，因此可能需要对他们的纳入有更多的考虑。首先，由于组织管理小组需要对项目如何采用、执行以及持续有更深刻的理解，因此所选成员可能需要更加接近最后实际采用、执行和持续的人。其次，已经参加过前期计划的人可能在观念、思维方式上受到研究人员一定的影响，所以在这个时候适当地补充潜在的采用者、执行者和持续者可能会收集到更多有价值的信息与建议。

当然，如果某个健康教育项目的计划人员完全是后期项目实施与可持续管理时的采

用者、执行者和维持者，那么项目从计划到实施将会实现无缝衔接，也更有利于提高项目的最终效果。然而大多数时候项目的设计人员或多或少都会不同于实际的采用者、执行者和维持者。在这种情况下，除了在组织管理小组中增加额外的项目实施人员外，还可以考虑建立项目计划与项目实施的链接机制，即通过某些人/机构在计划人员与实施人员之间建立沟通桥梁。

## 二、健康教育干预项目实施的主要任务及决定因素

### （一）项目采用、执行和维护的主要任务

健康教育干预项目的实施包括项目的采用、执行和维护三阶段。要保证项目达到预期的目标，其工作的重点是在每一阶段确认：谁负责？需要做什么？从而确保项目的顺利实施与可持续管理。

1. 项目采用。

健康教育项目的采用意味着有人对采用这个项目做出决定。这里的决定者可以是个人，比如某管理人员，也可以是一个团体，比如某个组织的委员会。此外，还可能存在需要多个层面的组织做出决定的情况。比如，某项目计划在某个地区所有学校开展低脂饮食的健康教育活动，那么不仅仅需要该地区内的有关学校校长决定是否采用该项目，可能还需要该地区的教育主管部门相关领导来做出决定。如果能够提前了解到谁应该做出决定以及如何做出决定，无疑有助于后期项目的实施。

项目采用的结果可以体现在通过某种行动证明某人/机构采用了某项目。比如，通过上级教育部门领导签署了相关文件，某小学的校长采用了学生低脂饮食的健康教育项目。那么项目的采用方需要做什么来促使项目被采用？在上面的例子中，学校校长需要做以下事情来促使学生低脂饮食的健康教育项目在学校能够被采用：

（1）查看该低脂饮食项目的有关材料。

（2）注意项目的目标、方法和优势。

（3）征求家长、教师和食堂工作人员等对该项目的意见。

（4）如果有可能的话，获取其他已经采用过该项目的学校的经验。

（5）通过咨询潜在的项目执行者（如食堂工作人员）的意见来了解执行过程中可能存在的阻碍因素。

（6）从链接机制的相关人员获得消除这些阻碍因素的可能办法。

（7）从项目的潜在执行者和上级主管领导处获得支持。

（8）通过上级教育主管部门签署相关文件来正式确定采用该项目。

2. 项目执行。

项目采用并不能一定保证项目成功执行。项目的执行者往往并不能完全理解项目的彻底执行意味着什么。通常情况下，项目的执行者并非相关知识背景人员，并且难以获得足够的培训，对于哪些任务需要被执行较难形成完整的认识。如果项目本身没有良好的执行计划，往往会导致项目无法完全按照原先的健康教育设计思路进行。通常从三个

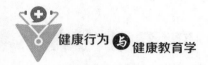

方面评估项目执行情况：保真度（Fidelity）、完整度（Completeness）和数量（Dose）。保真度指的是项目按照原始设计时的理论和方法执行的程度。完整度指的是项目原始设计的活动等实际执行了的部分占总计划执行部分的比例。数量则指项目参与人员实际进行的干预活动等的数量。对于很多健康教育干预项目而言，完整度和数量往往都能达标，但保真度是较难保证的。

健康教育项目的执行可以以行为目标的达成所需要的具体执行措施来呈现。不过相较于项目的采用而言，执行需要不同的人来完成不同的任务，总体上要更复杂一些。比如，对于学校采用低脂饮食的健康教育项目而言，要使学生形成低脂饮食行为，项目执行需要教师、食堂工作人员、学校管理人员以及家长来完成不同的任务。执行低脂饮食项目的学校教师需要具体做到：

（1）教师参加低脂饮食相关培训来为教学课程做准备。

（2）教师将低脂饮食的课程纳入教学计划中。

（3）教师执行低脂饮食的教学计划，为学生开设并讲解该课程等。

3. 项目维护。

项目实施的最后一步是项目的维持和制度化，统称为维护。制度化指的是将该项目所包含的内容融入组织的日常行为中，从而保证在投资项目撤出以后，在没有了原来的资金支持、人员支持之后，项目的效果仍能延续。项目的维护有三方面的目标：①维持项目带来的健康效益；②将项目制度化到组织的日常行为中；③提高目标社区或组织的能力建设。项目不仅需要制度化到组织的日常行为中，而且还要保证它能够持续带来健康效益和提高社区或者组织的能力，从而使社区或组织日后能自行解决它们的健康需求问题以及对现有的项目进行提高和改良。

为了实现项目可持续管理，需要回答"该组织的负责人需要做什么来将该项目融入该组织的长期日常活动中"这一问题。以前述学校低脂饮食的健康教育项目为例，对应的可持续管理的任务应该是：

（1）学校校长把该校的教师低脂饮食相关培训纳入学校的年度计划。

（2）学校校长将低脂饮食课程的考核纳入该校教师的年度考核和绩效奖励。

（3）学校校长或财务负责人将低脂饮食的健康教育项目纳入年度预算当中。

（4）学校教师将该低脂饮食的健康教育项目的效果定期反馈给家长。

当然，相较于项目的采用和执行而言，项目可持续管理的不确定性要大得多，可能由于种种原因导致原计划不能持续实施。比如，某健康教育干预项目最初由当地某组织负责采用、执行和维护，但该组织由于缺少资金不能继续负责维护该项目。为了应对类似情况，健康教育干预项目的计划人员需要做好预案。

## （二）健康教育项目实施的决定因素

健康教育项目实施一方面与负责项目采用、执行和持续的人/组织有关，如其相关知识储备、感知到益处、自我效能、执行项目的技能、价值观念等；另一方面还可能受到社会因素、结构因素的影响，这些因素可以是时间、资源、社会支持、组织能力和项目背景等。一般影响健康教育项目实施的决定因素有以下几类：

1. 健康教育项目的本身特质。

这些特质关乎项目采用者对该项目的直观感受。这些项目特质包括该项目相较于其他项目的优势、该项目与当前项目执行者工作的兼容性、该项目执行时的复杂程度、该项目的效果是否容易观察、对与参与对象的关系的影响、退出的难易程度、需要的时间投入、存在的潜在风险或不确定性等。其实，不仅仅是在本阶段计划健康教育项目利用时，在需要进行干预时，计划人员也应该考虑项目本身特质的影响。对于不同类型的健康教育项目，计划人员考虑的项目本身的特质也不尽相同。对于开发项目而言，项目计划人员考虑的可能影响项目利用的本身的特质可以是该项目要求的时间投入、项目的复杂程度、该项目与当前的项目执行者工作的兼容性以及项目可以被修改的潜力等。对于扩散项目而言，项目计划人员可能会考虑项目相较于其他项目的优势和可传播性等。与这些项目特质有关的项目采用的绩效目标（也就是变化目标）则可以是：某小学的校长就低脂饮食健康教育项目与学校的目标的兼容性向学生家长和教师进行解释。

2. 健康教育项目采用者、执行者、维护者的认知。

人们的知识储备可以影响项目的采用。在这里，知识可以分为三个层面：意识到该项目的存在、知道如何利用该项目、了解项目的机制（即知道该项目是如何运作的）。若用社会认知理论来解释项目采用的决定因素，那么在采用者决定采用该项目之前，他/她需要意识到该项目的存在，拥有对项目正面的结果预期、足够的自我效能和行为能力来采用和（或）执行。例如对于某个旨在干预患者的疾病自我管理行为的项目，正面的结果预期包括项目的潜在采用者所持有的项目可以实现患者更好的自我管理进而提升健康水平和生活质量的信念、项目可以帮助医护人员减轻负担的信念；相反，负面的结果预期则包括潜在的项目采用者持有的项目将干扰医患关系，导致不适宜的患者自我管理进而造成患者的健康状态和生活质量水平恶化的信念。

3. 健康教育项目采用者、执行者、维护者的行为。

对于促进项目执行来说，主要的挑战之一是正确地预估项目潜在执行者的技能水平和相关的自我效能。如果高估了项目执行者的技能水平，就可能导致后期项目真正执行时不能得到充分贯彻；如果低估了项目执行者的技能水平，那么就可能因额外的针对技能水平提升的培训而浪费项目资源。

某一对五项不同的健康教育干预项目的执行对于项目结局的影响及影响因素的研究进行回顾的荟萃分析（Meta-analysis），发现项目执行的程度对项目的结果有着重要的影响。该研究共发现了 23 个对项目执行有影响的因素，分为五个类别：创新特征、执行者特征、社区因素、组织能力以及培训和技术支撑。在与其他类似的回顾性研究进行对比之后，研究人员发现他们与其他研究发现的 11 个因素达成了一致。这 11 个因素是项目的资金支持、正面的工作环境、共同决定事务、与其他机构协同、任务的规划、领导力、项目支持、行政支持、执行者的技能、培训和技术支撑。这些因素主要包含了项目的特征、项目执行的任务目标和决定因素。

## （三）制订健康教育干预项目实施的任务矩阵表

在这一步中，项目组织管理小组人员需要做的是连接项目采用、执行和维护的任务

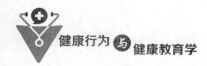
健康行为 与 健康教育学

目标和决定因素，从而创建健康教育干预项目实施的任务矩阵表。这里关注项目的采用、执行和维护的主要任务（任务目标）以及决定因素（具体行动目标）。表7-1是以学校低脂饮食健康教育项目为例制订的实施任务矩阵表的一部分，主要考虑了实施者的决定因素，在实际工作中，还需要考虑来自非实施者的外部社会环境决定因素。

表7-1 学校低脂饮食健康教育项目实施任务矩阵表（部分）

| | 任务目标 | 实施者的决定因素（具体行动目标） | | | |
| | | 知识 | 技能或自我效能 | 结果预期 | 态度 |
|---|---|---|---|---|---|
| 项目采用 | 学校校长判断低脂饮食健康教育项目是否能满足学生的需求 | 了解低脂饮食健康教育项目的特点 | — | 预期采用该项目会提升学生的健康水平 | 对于该项目的特点表达出积极的态度 |
| | 学校校长决定采用该低脂饮食健康教育项目 | 了解该项目相较于其他项目的优缺点 | — | 预期学校的教师会按标准执行该项目 | 对于该项目的特点表达出积极的态度 |
| | 教师评估学生对低脂饮食的需求 | 1. 确定评估学生低脂饮食需求的方法 2. 总结学生的需求 3. 确定需求的优先级别 | 表达能够做到需求评估的信心 | 期望通过了解学生的低脂饮食需求来选择更加合适的项目 | — |
| 项目执行 | 教务处同教师将健康饮食的课程纳入教学计划中 | — | — | 预期新的教学计划可以很好地兼容当前课程 | 对于新的教学计划的实施有正面的态度 |
| | 教师参加相关培训，为提供健康饮食课程做准备 | 学习健康饮食课程的有关知识 | 掌握健康饮食课程传授的相关技能 | 预期通过培训能够给学生提供相关课程 | 认为培训对于提高学生的健康水平是有利的 |
| | 教师执行健康饮食的教学计划，为学生开设并讲解该课程 | — | 相信自己能够将相关知识正确地传授给学生 | 预期学生的知识得以提高、态度得以转变 | — |

176

| | 任务目标 | 实施者的决定因素（具体行动目标） | | | |
|---|---|---|---|---|---|
| | | 知识 | 技能或自我效能 | 结果预期 | 态度 |
| 项目持续 | 学校校长将持续培训该校的教师纳入学校的年度计划 | 了解到持续该低脂饮食对于全校学生的重要性 | — | 预期将该项目纳入年度计划有助于项目效果的继续维持 | 对于实施该年度计划有正面的态度 |
| | 学校校长将健康饮食课程的考核纳入该校教师的年度考核和绩效奖励 | 知道如何将该项目的课程与教师的年度考核和绩效奖励相结合 | 相信能够克服少数教师的压力从而推行新的制度 | 预期新的制度将会鼓励教师继续支持该项目 | — |
| | 学校校长或财务负责人将低脂饮食健康教育项目纳入年度预算当中 | 了解该项目的年度花费相较于项目带来的收益是否值得 | — | — | 相信该项目的年度花费相较于项目带来的收益是值得的 |
| | 教师将该低脂饮食健康教育项目的效果定期反馈给家长 | 1. 了解如何评估项目的效果<br>2. 知道如何将项目效果正确地呈现给家长 | 1. 表达能够做到效果评估的信心<br>2. 表达能够正确反馈项目效果给家长的信心 | 预期家长会对项目的效果做出积极的反应 | 相信将项目效果反馈给家长有助于项目的持续 |

## 三、健康教育干预项目实施的质量控制

干预过程的质量控制是贯穿于健康教育干预实施过程的监督与技术保障，是了解健康教育计划实施的过程和结果、及时发现和妥善解决实施工作中存在的问题、保证健康教育干预顺利进行和取得计划预期效果的重要环节。其核心任务是使干预活动按照计划要求的进度和质量进行，使项目始终向着目标实现的方向前进。

质量控制通常伴随着干预活动的实施，主要体现在以下三方面：①干预活动开始前的技术、资源保障；②干预活动按照计划中的质量要求进行；③干预后对活动进展和相应资源消耗的回顾。建立质量控制体系是实施项目质量控制的必要保障。质量控制系统既是质量控制的体系，也是实施质量控制的机制。体系是指实施质量控制的人员和人员结构，机制是指实现质量控制的方法和运作制度。根据本节介绍的健康教育干预项目实施的相关人员，参加健康教育干预过程质量控制的人员主要包括项目采用负责人、干预执行人员以及项目管理人员等，他们各自参与不同层次、不同内容的具体干预活动的质量控制工作。

### （一）质量控制的内容

质量控制包括以下内容：工作进度监测、干预活动质量监测、项目工作人员能力监测、阶段性效果评估、经费使用监测。

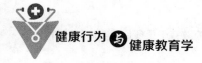

1. 工作进度监测。

干预活动是否按时间进度表进行是反映项目质量的一个方面。符合质量要求的干预项目应该严格执行进度表上的进程，以保障干预活动及整个项目按时完成。如有特殊情况需要调整干预活动的时间安排，应与项目管理者沟通，做出统一部署，以免对其他干预活动或整个进程造成影响。

2. 干预活动质量监测。

各项干预活动都有特定的质量要求，如在学校组织两期健康饮食讲座，使 90％的学校教职员工参与，在学校低脂饮食健康教育项目中，学校教师的健康饮食培训课程包括 2 学时儿童肥胖预防、3 学时健康饮食食谱等。可见，干预活动质量监测注重各项干预活动是否按照计划的活动内容执行，并达到了预期的数量、覆盖了预期的人口，可以用数量、干预活动暴露率、媒体覆盖率、有效指数等指标表示。如发现干预活动质量不能达到要求，并影响项目目标实现，则应考虑干预活动的重复进行和调整。在多部门合作的项目中，还应对其他部门的干预活动进行质量监测，如广播节目的播出时间、内容、次数等，发现问题及时与合作伙伴协商解决。

3. 项目工作人员能力监测。

项目工作人员的能力会直接影响项目工作的顺利开展和干预活动的有效进行。在工作人员能力监测方面，主要考察其是否按计划接受了培训、培训后知识和技术的运用情况、是否有新问题出现、是否有必要进行再培训，做出调整工作人员的建议。

4. 阶段性效果评估。

干预活动进行到一定时期，对产出进行阶段性效果评估，有助于总结经验，及时纠正偏误，确保项目目标的最终实现。通常在阶段性效果评估中会对目标人群卫生保健知识、态度、信念、健康相关行为等内容进行考核。

5. 经费使用监测。

经费使用监测包括：①审计活动的实际开支与预算的符合程度；②分析经费开支与预算之间出现差距的原因。尽管我们希望能够尽可能少花钱、多办事，但在预算合理的情况下，经费使用也是反映干预活动质量的一个重要指标。当支出明显低于进度要求时，可能是干预活动没有按时或按质量要求进行。另外，若支出大大超出进度，可能有没有预计到的问题出现，提示需要调整活动，否则可能出现项目后期因经费短缺而无法完成其余活动，项目无法实现预期目标的情况。

（二）质量控制的方法

质量控制的方法包括记录与报告、定期召集例会、现场督导、审计、专项调查。

1. 记录与报告。

要求各分项目负责人做好记录。健康教育项目中，对干预活动和其他工作的如实记录是项目实施中的一项重要任务，目的在于提供项目干预的基本数据，从而真实反映干预实施质量，并通过这些资料数据，揭示干预中存在的问题，为干预活动的调整提供依据。通常情况下，干预活动记录由干预活动的具体组织者进行。记录内容应包括干预活动时间、地点、参与者、内容、现场实施情况等，如记录参加培训班的人数、培训时间、培训内容、培训现场情况、工作人员情况等。各项干预活动的基础资料应定期上报实施干预的负责人、项目管理者，使其及时掌握项目动向，监控实施质量，并根据上述资料进行决策。报告制度的具体情况会根据项目规模、周期等确定，通常范围大、涉及合作伙伴多的项目，其报告制度更为严格。

2. 定期召集例会。

例会制度也是质量控制中常用的方法，多与记录、报告结合。在例会中，各部门汇报项目进展及质量，管理者提出阶段目标和要求，使各级项目实施人员、管理人员面对面交流沟通，集中研究、解决新问题，提高工作效率。

3. 现场督导。

项目管理者、实施人员等进入干预现场，直接参与干预活动，现场监督干预活动的组织者是否按技术质量标准实施干预活动，发现其中的偏误，进行当面指导，或从中获取直接评估干预质量的资料，有效保障干预活动质量，提高工作效率。现场督导可以有计划地进行，一并纳入实施活动时间表，也可以不定期进行，以便更真实地暴露问题、分析问题和解决问题。

4. 审计。

审计主要用于在项目干预中从财务方面进行的质量控制。通过审计，发现各项活动的经费是否有效使用，是否存在不合理的财政支出，从财务方面反映干预实施质量，发现问题，为进一步的决策提供依据。一般而言，大型项目经费开支的审计复杂，包括总体审计、阶段性审计和项目审计。在审计中，如果发现事先没有预料到的开支，而这些开支又是合理和必需的，则需要根据实际情况调整干预活动，并调整预算，或争取经费补充不足，以保障项目目标的最终实现。

5. 专项调查。

专项调查是为特定目的而进行的资料收集和调查研究。在健康教育干预质量控制中，通过专项调查可以收集各类反映干预质量的资料，如干预活动数量、受益人数、工作人员能力、阶段性效果等。在专项调查中可以采用的资料收集方法包括定量调查（Quantitative Survey）、半定量调查和定性调查（Qualitative Survey）。①定量调查：一般情况下，定量调查需要足够的样本量才能达到统计学上代表总体的目的，同时对样本的年龄、地域分布等也有一定要求，因此，需要耗费较多的人力、物力和时间，不适宜频繁进行，多用于基线调查和终末效果评价，对于周期长的项目，也可以用于中期效果评估。在定量调查成本低、可行性高时，进行年度调查可以获取连续的监测资料，能更客观真实地反映项目干预质量。定量调查通常采用结构问卷调查法，包括访谈式问卷调查、自填式问卷调查、电话调查、信函调查等。②半定量调查：半定量调查是一种介于定量调查和定性调查之间的调查研究方法，能够在一定程度上以数据表达问题，但不能获取定量调查所能够得到的完全量化的资料。批质量保证抽样法（Lot Quality Assurance Sampling，LQAS）是当前常用的一种半定量调查方法，具有抽取样本量少、节约资源的优点。其基本原理：在确定某卫生保健行为发生率要达到某一标准的情况下（如居民户碘盐食用率达到 70%），将不同地区（单位或社区）看作不同的批次，根据分级监督抽样样本确定表，查得每个批次中需要调查的人数（居民户数）和可允许的事

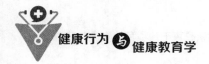

件发生的上限和（或）下限标准（未食用碘盐户数），随机抽取这些居民户进行调查，判断该批次是否达到标准。批质量保证抽样法适用于健康教育项目的质量监测与评价。③定性调查：定性调查侧重于探究运用定量调查研究不容易了解的问题，或不需要获得确切数据的问题，具体方法包括参与式快速评估、小组讨论、深入访谈、观察法等。通过定性研究可以了解干预现场背景、干预活动的进行过程、目标人群满意程度等。这些信息可以单独用于界定干预活动质量，也可以与定量调查或半定量调查结果结合运用，是项目质量控制中常用的方法。

### 四、健康教育项目实施对项目评价的作用

健康教育项目实施过程中收集的信息对完成项目的评价而言非常重要。项目评价分为过程评价和效果评价两部分。目前的健康教育项目往往只关注评价项目的效果，而缺乏对项目其他部分的衡量，导致不能很好地了解其扩散能力。2003年，来自美国的研究人员提出了应用"范围（Reach）、效果（Efficacy or Effectiveness）、采用（Adoption）、执行（Implementation）和维护（Maintenance）"（简称 RE－AIM）的方法来更加全面地对项目进行评价。

具体的评价方法将在下一节进行详细的介绍，这里只做初步的分析，主要是了解其与采用、执行和维护之间的关系。对于过程评价来说，最开始需要解决的问题是该项目是否采用以及如何采用，可以考虑运用本节提到的项目采用的任务目标和具体行动目标。范围指的是该项目计划的目标人群最后被干预覆盖的程度，具体而言，需要了解项目目标人群是否全部受到项目的干预。项目的执行主要关注完整度（即项目的执行部分占所有计划部分的比例）以及保真度（即执行时是否和原先设计的一样）。本节前面提到的项目执行的任务目标和行动目标能够指导对项目执行完整度和保真度的评估。最后，评价时还可以参考项目维护的任务目标和行动目标，从而评估项目在可持续管理方面的表现。

# 第二节 健康教育干预项目的评价

项目评价指的是运用系统的方法收集、分析、表达资料以回答关于项目执行和结果的价值问题，为健康教育干预项目的进一步扩散和项目决策提供依据。它包括对一个项目的持续监测，对项目的过程或影响进行有计划的间隔式评估。评价不仅能使我们了解健康教育项目的效果，还能全面检测、控制，最大限度地保障计划的先进性和实施的质量，因此也成为计划取得预期效果的关键。评价贯穿于整个健康教育干预项目管理过程。

### 一、健康教育项目评价的重要概念和意义

一项完整的健康教育项目通常包括诊断、计划、实施与评价四个主要步骤。现实

中，有些健康教育项目人员对评价的重要性了解不够，对评价的有关概念掌握不清，导致有很多项目在完成后便戛然而止，缺少项目评价这一重要步骤。因此这里对项目评价的重要概念和意义进行介绍。

## （一）健康教育项目评价的重要概念

效果评价（Effect Evaluation），有时也叫结局评价（Outcome Evaluation）或影响评价（Impact Evaluation）。评价内容为就结局而言，实施该项目与未实施该项目的差异。通常用到的效果评价指标可以是生活质量、健康相关指标、行为目标以及行为的决定因素。效果评价需要判定某些因素的改变是否是由该项目的效果导致的，因此通常情况下会将参与干预项目的人群与未参加干预项目的人群就相关指标进行比较。评价一般不需要测量所有与结局相关的指标，指标的选取取决于干预的逻辑模型、评价的资源、利益相关方的观点以及项目的目的。健康教育项目评价通常不止关注一种结局，因此评价需要决定哪种/哪些是主要结局、哪种/哪些是次要结局。若有多个主要结局，那么需要采用相应的统计手段来辅助分析，如 Bonferroni 校正。

过程评价（Process Evaluation）主要关注项目的执行情况。从某种意义上来说，过程评价相较于效果评价有着更为重要的地位。过程评价反馈的结果有利于保证项目后续的有效执行。在过程评价反馈结果不甚理想时，可以据此反思项目的设计、执行等问题，进而可以对后续的执行进行相应的改进。过程评价在其他方面也与效果评价有着不同。例如，效果评价往往关注两组（干预组和对照组）的比较，而过程评价则通常只关心干预组的情况。某些过程评价指标，如参与对象对该项目的判断，往往只能从干预组中获取。某些过程评价指标也可以从对照组中获得，其主要目的往往是确定在对照组中有无沾染情况。沾染是指对照组意外地接受了干预组的干预活动，如果干预措施有效，那么沾染会导致干预组与对照组的差异缩小，造成对项目效果的低估。

效率评价主要用于综合评价项目的成本支出和效果。常用的一种方法是成本效益分析（Cost-benefit Analysis），它主要关注某个项目的投入与产出的情况并且对所有的投入和产出都进行货币化和量化来确定项目的成本与效益。另一种常用的分析方法是成本效果分析（Cost-effectiveness analysis），它与前者的区别在于，它只将项目的投入进行货币化和量化。两者皆有优缺点。前者的优点在于其最终可以用数字来直观地呈现某个项目的成本和收益，从而确定其价值；后者的优点在于它可避免实际中不便实施的地方，如健康教育项目的产出往往是人群的健康水平和生活质量的提升，很难或不应该完全进行货币化和量化。无论使用哪种方法，效率评价的重要性都是不言而喻的。在考虑一个项目的投入和成本时，了解其成效有助于有关方面决定是否需要继续延续、扩大或者中止该项目。

## （二）项目评价设计的时间与内容

自 20 世纪 70 年代以来，虽然各种定性定量评价方法运用得越来越多，但是对于项目评价仍常常需做出一些妥协性决定，主要原因在于需要在项目评价带来的益处和项目评价需要消耗的时间、人力和物力等各种资源之间达到平衡。很明显，越细的评价，对

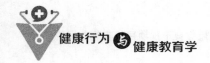

了解项目的效果越有用，但是往往项目所拥有的资源是有限的，无法允许大规模的评价活动。如果执行评价本身占用了比执行项目更多的资源，那么其往往就是不必要的评价。因此评价者首先需要对此做出一个决定，在有限的资源和充分的评价之间找到平衡点。

1. 项目评价设计的时间。

项目评价始于健康教育诊断。事实上，大多数评价都将理解项目的设计作为第一步。评价者需要回答以下问题：确实有实施该项目的需求吗？项目的干预人群是真正有需求的人群吗？各利益相关者就项目的目标是否达成了一致？该项目的理论基础有无瑕疵？项目的执行渠道是否正确？因此，对项目的评价进行设计需要从头开始去评估整个项目。接下来，评价者需要认定该干预项目是否达到了预期的目标以及其具体原因。

无论什么时候，一旦项目的设计完成，就应该着手计划项目的评价。如此，评价的数据收集就可以开始于项目开展之时，从而有利于跟后期的数据进行比较进而做出推断，特别是对于那些后期可能再也无法收集到的数据而言尤其重要。比如，某评价想要了解干预对象在参加项目之前的态度，很有可能干预对象到后期已经无法给出准确的答案，且回忆的可信度也不高。

2. 项目评价设计的内容。

对评价进行计划需要明确相应的指标、数据收集的方法以及数据分析方法等。评价者需要预期后期如何运用评价的结果及如何依据这些结果对后续项目做出相应的决定。不过，需要注意的是，评价方案并非一成不变的，有时可能需要根据实际情况做出一定修改。比如项目实施本身发生了改变，那么相应的评价方案也需要做出一定的调整以适应变化。

明确评价问题是非常重要的，但无疑也是具有挑战性的，这需要知道项目人员最后想要得到什么结果。若项目人员不是很清楚此点，那么评价者需要做出一定努力与项目人员协作得到答案。如果某个项目涉及多个利益相关者，那么很有可能每个利益者的需求都不同，对评价的期待也不同，这种情况需要评价者根据情况做出反应。明确评价问题有助于后期数据收集和数据分析方案的确定。

## （三）项目评价的意义

对某个健康教育项目进行评价可了解到项目的效果，科学地说明健康教育项目的价值。通过评价，能准确地衡量健康教育项目对健康相关行为及健康状况的影响，明确项目的贡献与价值。通过评价，可及时为项目的实施提供反馈，为决策者修正计划提供决策依据。例如，过程评价有助于实时地了解项目的执行情况以及项目的阶段性成果，从而有助于对项目设计进行反思，若有必要，可对后续方案进行适当的调整，使之更适合目标人群的特点和需要。而效果评价则有助于了解该项目的效果、目标是否达到，以及更为重要的问题——该项目是否有必要延续甚至扩散，这也决定了项目资源分配等核心问题。

评价结果可以科学地向公众、社区发布，扩大项目影响，争取更广泛的支持。

对项目进行评价有助于理论和方法的创新发展，可以更好地将理论与实践结合起来，并能在实践中丰富和发展理论，促进健康教育学科的进步。如果健康教育项目只关注设计和实施，从不对效果等指标进行评价，那么就无从得知项目所使用的理论、方法等是否适宜和有效，也就无法进行改进或提升。

## 二、主要的评价类型

如果决定对某个项目开展评价，项目评价者需要首先确定选择哪种类型的评价方法。以下是几种常见的评价分类方法。

形成性评价（Formative Evaluation）指的是对项目的实现形式进行评价。总结性评价（Summative Evaluation）指的是对项目的结果和效应影响在项目进行时或者项目完成后进行评价。形成性评价有几种子类型，包括执行评价（Implementation Evaluation）、过程研究（Process Studies）和可评价性评估（Evaluability Assessment）等。总结性评价也有几种子类型，后面会详细介绍。

按照时间，评价可以分为持续性评价和间隔性评价。持续性评价指的是对项目进行监测，以随时了解其状态。间隔性评价则是对项目进行一次或多次的横断面调查，以获取数据进行评价。

按照评价者的身份，评价可以分为观察者评价和参与者评价。一般情况下，评价者多是来自项目外部的人员（即观察者），他们能以尽量客观的原则去评价项目的结果。然而，有观点认为，来自项目内部的人员或者利益相关者（即参与者）也应该参与项目的评价，这样做的目的是让评价的结果能够很好地得到利用和贯彻。比如，某项目邀请外部人员对其进行评价，了解了项目结果的好坏，同时评价者还提供了如何提升该项目的建议。如果评价者中没有来自项目内部的工作人员，项目人员可能会觉得评价组提出的建议与实际工作脱节，难以执行，从而妨碍项目进行优化与扩散。

按照评价的目标，评价可以分为基于目标的项目评价以及无目标的评价。具体而言，评价者往往会基于证据来判断一个项目的价值，但是在最终给出该项目是否合适、质量是否过关、效果是否明显等答案时，他们需要项目的标准。这些标准可以基于法律法规、组织的使命或者该项目申请时的标书等。但有些时候，评价者可能面临无标准可用的情况，因此他们需要从利益相关者或者其他评价项目那里获取一定的参考。在可参考资料很少的情况下，评价者则需要自己构建评价标准。在这种情况下，评价者并没有明确的目标，也就是无目标的评价。

按照评价时的数据类型，评价还可以分为定性评价和定量评价。定性评价主要运用开放式问题，而定量评价主要运用封闭式问题。定性评价的数据可以是语言或者图片等，定量评价的数据则通常是数字。就主要的方法而言，定性评价更多运用开放式访谈、焦点小组或者参与式观察等方法，而定量评价则更多运用结构式问卷来收集数据，这些问卷可以是纸质的，也可以是电子的。混合式方法（Mixed-method）在评价中较为常见，它指的是评价既运用定性方法也运用定量方法。该方法中定性和定量各自占的比重以及二者的实施顺序等则由具体问题所决定。在下一章中，我们会对定性和定量方法进行更为深入的探讨。

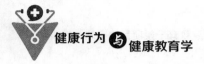

本节主要对其中三种常用的评价类型进行详细的介绍。

## （一）探索性评价

有时，在早期便形成一个完整的评价计划是不现实的。因此，相较于直接设计完整的评价方案，可以选择更为实用的方法——快速、低成本的探索性评价。探索性评价可以帮助评价者或者项目人员找到未来进一步评价时的方向，且保证未来评价的可行性。

接下来主要介绍可评价性评估、快速反馈评价（Rapid Feedback Evaluation）等几种常见的探索性评价方法。每一种方法都可以快速完成评估，得到的结果都有助于未来的评价，且每一种方法都可以增加后续评价的可行性和准确性。其中最为重要的当属可评价性评估。

1. 可评价性评估。

可评价性评估主要关注项目是否可以做进一步的大规模评价，以帮助各利益相关者确定评价的目标、标准和指标等。可评价性评估包括六个步骤：①纳入预期使用者和其他重要的利益相关者；②明晰项目设计（项目的投入，预期的干预活动和产出，预期的短期、中期、长期目标以及假设的投入与产出和结果之间的关系）；③探索项目的实际情况；④评估项目的可信度（项目活动能够产出预期结果的可能性）；⑤在项目设计或者执行的改变上达成统一意见；⑥在项目的后续评价上达成统一意见。尽管这六个步骤的顺序不一定非得严格执行（如有人认为步骤③应该在步骤②之前），但是六个步骤中的每一步都是很重要的，能保证后期的正式评估是可行及有用的。在评估的早期阶段，可以全部执行六个步骤，然后在后期选择性地重复其中的某些步骤，从而保证评估的反馈能够持续。接下来我们将对这六个步骤进行较为详细的介绍。

（1）纳入预期使用者和其他重要的利益相关者：评估人员首先回顾项目有关的材料，包括但不限于相关指南、基金申请书、财务预算、中期检查报告、结题报告等。接下来，评估人员与少数的项目管理人员和利益相关者见面，确定最有可能被纳入可评价性评估中的相关人员。这些相关人员需要随时了解与掌握评估的进展等情况。

（2）明晰项目设计：评估人员通过访谈项目的有关人员，明晰他们对项目的期望、顾虑以及信息需求等。评估人员需要了解他们对该项目的设计、执行、目前的结果、预期结果、阻碍项目有效执行的因素、期望的信息等方面的观点。如此，评估人员便可以了解主要的项目投入、项目计划的活动、项目的产出、项目计划的短中长期目标以及这些因素之间的关联。根据这些信息便能够画出该项目的逻辑模型。逻辑模型之前在项目诊断和计划阶段有介绍过。需要特别指出的是，在这里评估人员可能会有不止一个逻辑模型。逻辑模型的数量取决于不同观点的数量。然后评估人员需要明确逻辑模型相应的数据来源和数据类型等。比如，针对干预活动，评估人员需要知道从哪里获取这些数据以及这些数据是定性的还是定量的。

（3）探索项目的实际情况：尽管项目的实际情况可能会非常复杂，但是项目的某些部分可以相对简单，能够用作评估，特别是在评估资源非常有限的情况下更是如此。在这一步中，评估人员将项目的设计（比如之前提到的项目设计的投入、活动、产出、短中长期目标等）与实际情况进行对比，明确可行的测量指标，并且确定阻碍项目有效执行的因素。评估人员通常会用到三种类型的信息来源：现有的文本资料（基金申请书、项目报告等）、少量的现场参观或电话访问，以及与包括项目执行人员在内的知情人士进行讨论。利用全部三种来源的信息，评估人员可以确定阻碍项目有效执行的因素。比如，项目的实际投入和活动情况与项目设计一致，但是并没能按照计划给出相应的产出，那么阻碍这一结果的原因则有可能是背景因素。

（4）评估项目的可信度：根据前三步了解到的情况，项目评估人员接下来可以初步估计项目预计的产出能够对干预对象产生作用的可能性有多大以及项目预计的结果能够实现的可能性有多大。这便是对项目有效性的初步评估。

（5）在项目设计或者执行的改变上达成统一意见：项目评估人员与评估结果的预期使用者需就目前了解的情况与接下来的计划达成一致。评估结果的预期使用者指的是那些会利用最终评估结果的人，他们可以是项目的设计人员，也有可能是项目的投资人员等。至少，项目评估人员应该就项目的设计及其之间的链接关系达成一致。也就是说，项目设计的逻辑模型和实际的逻辑模型需要双方共同确定。

（6）在项目的后续评价上达成统一意见：在这一步，评估人员会列出后续评价的选项，以供评估结果预期使用者选择。每一个选项都会确定以下几个内容：首先是项目投入、活动、产出和结果的数据；其次是会使用到的数据分析方法；再次是数据收集、分析等可能产生的花费，花费可能包括时间方面、人员方面或金钱方面等；最后是相应的评估结果使用的方式。可以选择保持现状（即没有后续评价）和各种不同程度的后续评价。通过让评估结果预期使用者做出相应的选择，与他们就后续评价方案达成一致。

2. 快速反馈评价。

快速反馈评价是可评价性评估的一种延伸，它发生在各利益相关者确定评价目标等问题之后。快速反馈评价的主要目的是通过与评估结果预期使用者达成一致，给后续评价提供一个良好的基础。其主要运用评价综合（Evaluation Synthesis）、小样本研究（Small Sample Studies）、项目数据、现场参观以及与知情人士讨论等方法来了解项目效果，为详细的评价做出初步设计，进一步明晰评价的预期用途。

前面介绍的可评价性评估主要是定性的，而快速反馈评价则主要是定量的。快速反馈评价是基于可评价性评估而产生的相较于可评价性评估更为成熟的后续评价。在快速反馈评价中，评估人员主要利用三种来源的数据估计项目效果：首先是过去的研究或者评估资料、监测报告或者其他现有的数据，其次是与包括领域内的专家、项目工作人员等在内的知情人士讨论，最后采用预测试（Pilot-testing）的方法来确定后续评价中会被采用的指标。

快速反馈评价包括以下五个步骤：

（1）收集项目有关的现有数据。首先，评估人员回顾和提炼现有的定性和定量数据的信息。数据来源可以是有关记录、项目数据系统、研究进展报告等。

（2）收集少量关于项目具体表现的新数据。数据可以来源于包括领域内的专家、项目工作人员等在内的知情人士，也可以是评估人员亲自前往项目实施地进行考察的结果。实地考察能够确定相应的指标和分析方法是否可行，以及修正从知情人士那里获取的相关信息。考虑到这里只是探索性评估，因此新数据的收集量无需太多。

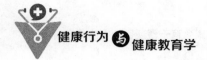

（3）估计项目效果并且明确该估计的把握程度有多大。利用之前收集到的与项目有关的现有数据以及新数据，评估人员可以估计项目效果，并且确定这种估计的把握程度有多大（比如，如果样本较小，那么估计结果的不确定性就大，或者收集到的数据相左的话，那么把握程度也不会太大）。在某些情况下，现有的和新收集的定量数据或许足够用于对项目效果做出估计，但是大多数时候评价者会用到定性数据（包括从知情人士那里收集的数据）来估计项目效果。该方法的优势之一体现在评估人员不仅提供预估的项目效果，而且可以对该预估的项目效果的把握程度进行说明，从而让评估结果预期使用者有较为客观的判断。接下来评估人员需要考虑如何提高预估的把握程度。

（4）提供后续评价的选项并且就每一个选项的可行性、经费支出等进行分析。评估人员在考虑可行性和花费等情况下对更多的后续评价的可能性进行探讨。如前所述，可能的选项还包括保持现状（即不进行后续的评价）。项目的花费可能是时间方面、人员方面或金钱方面等。每一个选项会明确哪些数据会被收集、需要用到的数据分析方法、相应的花费以及时间安排等。此外，还需要列出的信息是每个选项对应的优缺点。

（5）与评估结果预期使用者就后续评价达成一致。评价者需将前面整理的结果报告给评估结果预期使用者，讨论关于项目有效性的不确定性，向评估结果预期使用者提供可能的后续评价的选项（包括花费、可行性、优缺点等），以及帮助评估结果预期使用者就后续评价方案做出选择。

3. 评价综合。

评价综合既是快速反馈评价可能用到的方法之一，也是探索性评价的类型之一。评价综合通过系统回顾所有相关的前期研究和评价研究，总结目前该类型项目有效性的研究进展情况。不同于常规意义上的系统回顾，评价综合回顾的资料不仅包括已经发表的文献，也包括未发表的文献和报告等。此外，这些研究的设计可以是设置对照组的前后测试，也可以是不设对照组的前后测试，甚至可以是定性研究。对回顾的数据进行提取，然后运用定性和定量的方法进行分析。与常规的 Meta 分析相比，评价综合的区别在于覆盖范围比 Meta 分析更大，需要纳入分析的研究更多。

4. 小样本研究。

同评价综合一样，小样本研究既是快速反馈评价可能用到的方法之一，也是探索性评价的类型之一。小样本研究的主要目的是测试项目评价的指标，因此在正式对某个健康教育项目进行评价之前，评价者最好能够用小样本研究来测试其提出的指标是否有效。此外，小样本研究还可以大致估计项目的有效性，并且可以帮助提高后续正式评价的可行性。

开展小样本研究主要是通过随机抽样的方法来获得较为可靠的项目有效性估计，这些估计同时还具有一定的外推性（即估计的结果能够外推到其他非研究对象的人群中）。在使用小样本研究时，需要特别注意的是平方根定律，即在一定的置信区间的条件下，简单随机抽样的估计结果的准确性取决于在抽样过程中所接触过的潜在参与对象数量的平方根。

5. 选择合适的探索性评价。

评价者经常会面临一个困境，即未来的评价应该集中在项目的何处。在这种情况下，评价者先行实施探索性评价是很有帮助的。探索性评价有助于评价者在确定后续正式评价之前对项目的整体形成初步的了解，并且可以保证后续正式评价的可行性。在前文中介绍了四种常用的探索性评价方法，每一种都有其特点，如何从这四种探索性评价中进行选择是评价者面临的一个问题。表 7-2 是对这四种方法各自特点的总结和比较。

表 7-2　四种探索性评价的特点比较

| 探索性评价 | 目的 | 耗时 | 适用场景 |
|---|---|---|---|
| 可评价性评估 | 评价该项目是否可以进行正式评价，对项目的目标和评估标准达成一致，明确后续正式评价的重点 | 1~6 个月 | 大型的、分散管理的健康教育项目（如政府针对某市所有居民的健康管理干预项目），评价标准不明确的项目 |
| 快速反馈评价 | 估计项目的有效性，确定该估计的把握程度，为后续的正式评价提供较为详细的选项，明确后续正式评价的重点 | 3~6 个月 | 对于项目的预期目标已有共识，需要快速地收集信息供后续正式评价 |
| 评价综合 | 对前期研究以及评价研究的发现进行回顾和总结 | 1~4 个月 | 需要快速地收集信息供后续正式评价 |
| 小样本研究 | 估计项目的有效性，确定后续正式评价的相关指标 | 1 周~6 个月 | 对于项目的预期目标已有共识，收集评价数据需要抽样的项目 |

综上，探索性评价可以明确项目目标以及后续正式评价的标准，可以为短期效果评估提供有价值的发现，且有利于后续正式评价的设计，有助于提升项目质量并帮助明晰项目的价值。本节介绍的四种探索性评价各具特点，适用于不同的场景。

评价综合和可评价性评估或许能够为评价工作提供一个好的开始。评价综合总结现有的干预研究和评价研究的发现，可评价性评估帮助评价者和项目人员明确项目目标和后续正式评价的重点。这两种方法都可以在对项目目标达成共识前使用。如果对于项目目标已有共识，那么小样本研究则可以就达成该目标所需要明确的指标等进行确定，而快速反馈评价则可就达成该项目所需要进行的后续正式研究的方案进行确定。

## （二）过程评价

1. 过程评价概述。

健康教育干预项目的效果评价非常重要，但对其过程进行评价同样具有举足轻重的作用。过程评价（Process Evaluation）是贯穿健康教育项目整个过程的评价，包括对项目方案、实施过程的各个环节、管理措施、工作人员情况等的评价。如果将项目最后的效果归功于项目的实施，那么必须要看该项目是否实施，实施了哪些部分以及是如何实施的。换句话说，如果不进行过程评价，评价者无从知晓为什么该项目成功或者失败。如果某个项目失败了，可能的原因是项目的逻辑模型有问题，如所利用的方法或者

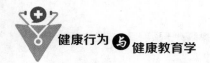

理论有误，还有可能是项目的实施过程出现了问题。如果不去评价项目是否真实地实施，实施了什么以及如何实施的，评价者得出的结论有可能是误导性的。它的后果不仅仅是对该项目的误判，而且还有可能影响到该项目后续的扩散以及领域内对该类型项目效果的误读。此外，过程评价还可以有效地监督和保障计划的顺利实施，促进计划目标的实现。

在过程评价时，评价者需要对项目计划人员做出的每一个决定或者假设进行仔细研究，这会涉及对效果评价的解读。过程评价既可以是形成性评价，也可以是总结性评价；既可以是一次性评价，也可以是长期连续性的评价。过程评价通常关注两点：目标人群项目实施的情况，以及项目实施时与原设计的保真度。此外，过程评价还可以包括对项目如此实施原因的探索。

2. 过程评价的内容。

就过程评价的内容而言，可考虑以下几个方面。

（1）环境因素：对项目执行可能造成影响的社会环境因素。

（2）覆盖范围：实际接受干预的人数与项目计划干预的目标人数的比值。

（3）实施的数量：项目实施时执行的活动。

（4）接受的数量：干预对象实际参与和接受的活动。

（5）保真度：项目按照原设计实施的程度。

（6）执行：项目已执行活动数和计划应执行活动数的比值。

（7）招募的方法与渠道：项目吸引干预对象的方法与渠道等

（8）目标人群满意度：对干预活动内容的满意度、对干预活动形式的满意度、对干预活动组织的满意度、对人际关系（包括与项目工作人员、其他参与者的相处情况等）的满意度等。

下面就覆盖范围和保真度进行重点介绍。

覆盖范围的评价可以从以下问题入手：实际参与本项目的人数占计划干预的人数的比例是多大？有没有哪些群体没有很好地在参与人群中体现？有没有非目标人群实际参与了项目？有多少非目标人群实际参与了项目？他们是否被建议纳入新的人群？目标人群接受的干预活动有多少？没有接受的项目有何特征？存在未接受项目的主要原因是什么？

保真度：保真度的评价可以从项目利用和项目组织有关的问题入手。与项目组织有关的问题包括：实际执行项目的工作人员是否与项目计划的一致？项目执行的工作人员是否有项目相关材料？项目的时间安排如何？与项目利用有关的问题包括：项目的实施是否完全按照标准规范执行？是否存在项目实施脱离了标准规范的情况？具体是哪些部分或者活动脱离了标准规范？

3. 过程评价相关指标如下。

（1）干预活动执行率：

$$干预活动执行率 = \frac{某时段已执行干预活动数}{某时段应执行干预活动数} \times 100\%$$

（2）干预活动覆盖率：

$$干预活动覆盖率=\frac{参与干预活动的人数}{目标人群总人数}\times100\%$$

（3）干预活动暴露率：

$$干预活动暴露率=\frac{实际参与干预活动人数}{计划参与干预活动人数}\times100\%$$

（4）有效指数（Effectiveness Index，EI）：

$$有效指数（EI）=\frac{干预活动暴露率}{预期达到的参与百分比}\times100\%$$

## （三）效果评价

1. 效果评价的逻辑模型。

在干预项目的效果评价中，逻辑模型非常具有参考价值。逻辑模型第一次出现在健康教育诊断阶段，用于评估某人群的需求；第二次出现在健康教育计划阶段，用于确定相应的目标，包括健康相关行为和决定因素（环境因素与个人因素）目标等。这里再次提到逻辑模型，评价者可利用它来回顾项目目标，包括生活质量或健康水平、健康相关行为目标、行为决定因素目标等，并由此确定效果评价内容。

逻辑模型通常被用来描述项目的理论模型，它指的是完成一个项目的逻辑途径。健康教育效果评价的逻辑模型具体见图7-1。

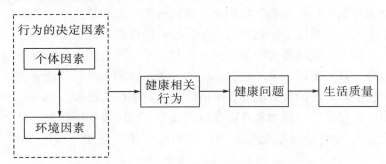

**图7-1　健康教育效果评价的逻辑模型**

如图7-1所示，从逻辑模型的右边开始，评价者关注的是项目对目标人群的生活质量、健康问题、健康相关行为的影响。在项目计划阶段，项目计划团队已经就这些方面的目标做出了明确期望，这是评价的基础。具体而言，评价者可以回答以下三个问题：

（1）在计划的时间范围内，目标人群的生活质量是否有所改善？改善了多少？

（2）在计划的时间范围内，目标人群的健康问题是否有所改善？改善了多少？

（3）在计划的时间范围内，目标人群的行为以及决定因素是否有所改善？改善了多少？

2. 效果评价中应注意的问题。

（1）时间因素是需要重点考虑的一个因素。某些情况下，行为的改变需要较长的时间，而健康水平和生活质量的改善更是一个较为漫长的过程。因此，虽然行为变化属于

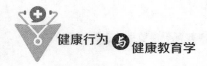

逻辑模型的一个重要部分，但它并不总是一个合适的短期评价目标。行为决定因素方面的改变，比如知识、自我效能、技能等，有时更加适合成为短期评价目标。例如，某艾滋病干预项目是在中学生中开展，但是由于中学生往往还未开始性活动，因此在这种情况下，不能将是否坚持使用安全套这种行为作为项目的短期评价目标。相反，中学生在干预后相关知识储备、技能以及自我效能的提升可以作为干预项目的短期评价目标。

因此，评价者需要基于项目本身的特点来制订合理的评价时间标准，从而保证评价结果的可靠性。有时，项目的资金提供方、项目计划人员以及其他利益相关者将过程评价结果的改变视为项目有效，如项目的参与度、行为的决定因素（知识、态度和自我效能等）的改变。然而，有时某些资金提供方、项目计划人员以及其他利益相关者会期望看到最后的健康水平或者生活质量的提高。这无疑对项目评价是一个巨大的挑战。首先，干预的影响需要一定的时间才能体现出来。其次，健康教育项目往往关注的是人们未来的行为，且行为改变是一个长时间的过程，因此可能不能很快地显现出来。

（2）项目评价中目标的确定也是需要注意的。一方面，项目计划人员想要证实项目对健康问题的改善有积极的作用；另一方面，在干预后某些方面的指标并不一定能够及时呈现出来。因此评价计划的核心部分之一便是预判在既定的时间范围内什么样的结果是可能出现的。如前文的艾滋病干预项目：如果评价的时间为干预活动结束之时，那么评价目标应是参与对象的个人决定因素，如知识、态度、技能等；如果评价的时间是两年或以上，那么评价目标就可以是参与对象的性行为结果；如果评价的时间更久，那么评价目标则可以是该群体的艾滋病发病率、健康水平，甚至是生活质量等。

在时间范围较小的情况下，相应的评价目标可能往往不能包括健康水平等指标。那么项目计划人员就需要提供强有力的证据来证明当前时间范围内的指标改变能够导致目标人群今后的行为甚至健康水平的改善。比如，项目计划人员必须能够证明目前学生在艾滋病知识和技能等方面的提升能够在今后降低该群体的艾滋病发病率。相关的流行病学或实验证据应该包括：①行为和环境条件的改变可以改善健康问题；②个人决定因素的改变能够促使行为或者环境发生改变；③相应干预方法对于改变决定因素有促进作用。

很多研究关注行为和环境条件的改变可以改善健康问题这一方面，故该方面的研究证据较多，如体力活动对心血管疾病的预防作用等。个人决定因素的改变能够促使行为发生改变的证据最有可能来自对中介效应的研究，也并非很难找到。但相应干预的使用对于改变决定因素有促进作用的证据则可能较为欠缺。通常情况下，干预研究往往是使用多种干预方法来改变多个决定因素，进而改变行为和健康水平。但正是由于干预方法和决定因素往往都不是单一的，因此并不能完全确定它们之间的对应关系，如我们并不能确定某种方法是增加了参与对象的自我效能还是提高了他们的技能水平。因此，在这些地方需要特别注意。

### 三、评价的测量指标和评价设计

#### (一)评价的测量指标

项目评价的测量指标主要来自项目计划阶段制订的变化目标矩阵。在计划阶段,项目计划人员通常会针对项目要达到的健康水平、生活质量、行为、环境和个人决定因素等制订有关目标。这些目标特别是变化目标和绩效目标非常详细,每个目标需要达到的改变都必须进行量化,且一般会设定时间范围,但往往不会设置相应的指标。在项目评价时对这些目标进行指标化。例如,某项目针对老年人开展的体力活动,其行为目标是半年内参与对象的体力活动水平增加30%。该指标既对目标进行了量化(增加30%),也设定了时间范围(半年内)。具体到体力活动水平上,测量参与对象的体力活动水平需要相应的指标。如测量参与对象参加干预项目前后的每周活动类型和活动时间等,然后通过公式计算相应指标。

测量指标其实是对某个问题进行量化或分类,一般情况下,会用数字来表示。这里会对制订评价的测量指标提供一些基本的介绍,但是在实际工作中,测量指标应该来自文献,特别是那些有相似特征的项目文献。

1. 测量指标的效度和信度。

测量指标的效度指的是测量指标能够准确测出所需测量的事物的程度。换句话说,效度是指所测量到的结果反映所想要考察内容的程度。测量结果与要考察的内容越吻合,则效度越高;反之,则效度越低。

测量指标的信度则指的是测量指标的稳定程度。比如评价者使用同一测量指标对同一事物分别进行多次测量,如果多次测量结果的一致性高,那么信度就高,反之则信度较低。

2. 利用现有的指标还是创建新的指标。

如前所述,信度和效度对于指标而言非常重要。因此健康教育评价者需要获取信度和效度均很高的指标来进行测量。但是不能为了一味追求指标的信度和效度而忽略另一个非常重要的问题,那就是匹配程度。很多评价者非常相信文献里面的指标,因为这些指标是经过了严格的设计和反复测量验证的,但要注意的是,文献中的指标不一定适用于所有项目。比如,某针对小学生的低脂饮食健康教育项目,评价者想要测量小学生干预前后的知识水平,他们找到一篇非常好的研究低脂饮食干预的文献,通过文献报道,该指标具有很高的内部一致性(Internal Consistency,即效度)以及反复测量可信度(Test-retest Reliability,即信度)。因此项目评价者认为该指标适合自己的评价。然而,在实际应用中应结合现实情况考虑。如果该文献评价的人群不是小学生,而是成人,那么由于小学生和成人之间巨大的知识背景差异,该指标很可能不适合小学生相关知识的测量。又或者该文献中对于低脂饮食的测量内容与小学生低脂饮食干预的知识内容有着较大差异,如果直接照搬文献里的测量指标,会造成新的评价指标测量效度不高。因此,利用现有的指标固然有很多好处,比如较为简便以及具有较好的信度和效度

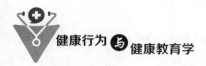

等，但是在决定利用其来评价自身的项目前，应该对其是否合适做一个判断。如果不合适，就应该考虑创建新的指标。

3. 效果测量指标。

在效果评价的过程中，项目评价者欲评价项目对目标人群健康水平和生活质量的影响，应该从计划人员在健康教育诊断阶段明确的可测量的目标着手。紧接着，评价者需要根据计划人员在健康教育诊断阶段确定的与健康水平和生活质量相关的行为目标和决定因素目标来制订相应的测量指标。之后，再根据与行为目标和决定因素有关的个人和环境决定因素来制订测量指标。接下来我们就如何制订相应的测量指标进行阐述。

（1）决定因素的测量指标：具体行动目标是所有目标中最为细化的，因此相较于其他目标而言，根据具体行动目标制订测量指标更加容易。当然，这里并不是说要针对每一个具体行动目标来制订一个测量指标，而是主要依据一列也就是一个决定因素来制订，见表7-3。

表7-3　目标矩阵示例

| 行为目标/决定因素 | 决定因素1 | 决定因素2 |
| --- | --- | --- |
| 行为目标1<br>行为目标2 | 具体行动目标1.1<br>具体行动目标2.1 | 具体行动目标1.2<br>具体行动目标2.2 |

每一行对应的是不同的行为目标，而每一列则对应的是不同的决定因素，在行为目标和决定因素的交汇处我们需制订相应的具体行动目标。比如行为目标1是半年内参与对象的体力活动水平增加30％，决定因素1是自我效能，那么具体行动目标1.1就是使参与对象相信自己有能力克服困难来坚持参加体力活动，使自己的体力活动水平在半年内能够提高30％。

当我们明确测量指标时，注意不是针对每个具体行动目标均确定一个评价问题，相反，需要针对每一个决定因素来制订一个或者多个（一般情况下是一个）评价指标。例如，针对决定因素"知识"，我们只需问参与对象"体力活动的好处和坏处有哪些？"

常用决定因素的指标如下。

1）健康相关知识均分：

$$健康相关知识均分=\frac{目标人群知识总得分}{目标人群总人数}$$

2）健康相关知识合格率：

$$健康相关知识合格率=\frac{健康相关知识合格的人数}{目标人群总人数}\times100\%$$

3）健康相关知识知晓率：

$$健康相关知识知晓率（正确率）=\frac{知晓（正确回答）某健康知识的人数}{目标人群总人数}\times100\%$$

$$健康知识总知晓率=\frac{目标人群共知晓健康知识题数}{目标人群总人数\times每人回答问题数}\times100\%$$

4）信念持有率：

$$信念持有率=\frac{持有某种健康信念的人数}{目标人群总人数}\times100\%$$

5）环境、服务、资源等方面的改变，如某地学校安全饮用水普及率：

$$安全饮用水普及率=\frac{某地使用安全饮用水的学校数}{当地学校总数}\times100\%$$

6）重要人群态度的改变，如某地婆婆对去医院分娩的支持率：

$$婆婆对去医院分娩的支持率=\frac{某地支持去医院分娩的婆婆人数}{某地孕产妇婆婆的总人数}\times100\%$$

（2）行为目标的测量指标：绝大多数的健康问题或者生活质量问题都是由行为和环境共同作用形成的。有时，评价某个项目的行为目标相对容易，比如，驾车时坚持使用安全带。但有时情况就要复杂得多，比如学校低脂饮食健康教育项目，评价者需要关注多个方面，比如学生减少高脂食物的摄入、食堂减少高脂食物的供应等。我们可以看出，对于行为目标的评价最好是基于针对行为目标的具体执行性目标。

就具体操作而言，测量指标的最终确定可以由观察方法得来，比如干预对象是否选择了更为健康的饮食。此外，还可以利用问卷或访谈等方式来了解干预对象的自我报告行为。比如，针对驾乘车时坚持使用安全带这一点而言，其问题可以是"您是否在驾乘车时系好安全带？"选项可以是"总是、经常、一般、偶尔、从不"（Likert 量表法 5 分制）。需要注意的是，这种自我报告采集的信息需要利用一些方法进行验证，比如观察法。干预对象自我报告其驾乘车时每次都会系安全带，但有可能观察发现他/她在实际中并非每次都系安全带。因此，需要项目评价者做出客观的判断。

常用行为结果指标如下。

1）行为流行率：

$$行为流行率=\frac{有特定行为的人数}{目标人群总人数}\times100\%$$

2）行为改变率：

$$行为改变率=\frac{在一定时期内改变某特定行为的人数}{观察期开始时有该行为的人数}\times100\%$$

（3）健康水平和生活质量的测量指标：如果要评价某健康教育干预项目是否使目标人群的健康水平或生活质量有所提升，那么其主要测量指标的来源应当是项目诊断。在项目诊断阶段，项目计划人员确定了导致生活质量低下以及由特定的行为和环境造成健康水平较低的原因。在这个阶段，健康水平和生活质量有了可以测量的目标。但是，对于健康水平和生活质量的测量，其指标的构建可以简单也可以复杂，这主要取决于时间因素。比如，对于心血管疾病管理的干预项目而言，其测量指标可以仅仅是发生心血管事件的次数。然而，对于其他时间更长的干预项目而言，情况可能不一样，比如某癌症预防项目，由于疾病的进展需要很长的时间，其对应的测量指标（如癌症的死亡率、发病率等）实际可行性较差，因此，对于这一类项目而言，其对应的健康水平和生活质量测量指标可能依赖前面提到的行为目标。

常用的健康水平和生活质量测量指标如下。

1）生理和心理健康指标：目标人群身高、体重、体质指数、血压、血色素等生理指标在干预后的变化，心理健康指标如人格、抑郁等方面的变化。

2）疾病与死亡指标：目标人群某种疾病的发病率、患病率、死亡率，以及婴儿死

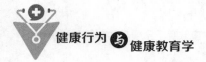

亡率、5 岁以下儿童死亡率、孕产妇死亡率等的变化。

3）两周患病率：

$$两周患病率=\frac{两周患病人次数}{目标人群人数}\times1000‰$$

4）生活质量指数（Physical Quality of Life Index，PQLI）：

$$PQLI=\frac{婴儿死亡率指数+1\ 岁期望寿命指数+识字率指数}{3}$$

$$婴儿死亡率指数=\frac{229-婴儿死亡率}{2.22}$$

$$1\ 岁期望寿命指数=\frac{1\ 岁期望寿命-38}{0.39}$$

$$识字率指数=识字率\times100$$

5）生活满意度指数（Life Satisfaction Index）：由生活满意度量表（Life Satisfaction Scales）获得。生活满意度量表由一个他评量表——生活满意度评定量表（LSR）和两个自评量表——生活满意度指数 A 问卷（LSIA）和生活满意度指数 B 问卷（LSIB）构成。

## （二）评价的设计

在社会行为与健康项目的效果评价中，根据不同的评价目的以及项目的具体情况（如项目的周期、资源等），有多种不同的评价方案可供选择。下面介绍几种常用的评价方案。

1. 不设对照组的前后测试方案。

不设对照组的前后测试方案（One Group Before/After Design）（图 7-2）是常用评价方案中设计最为简单的一种。该方案不设对照组，只有干预组，即接受社会行为与健康项目的人群。在项目进行前以及项目实施后分别对目标人群进行观察、测量以及收集与评价指标相关的资料，通过比较社会行为与健康项目实施前后目标人群自身相关指标的变化情况，反映项目的效应或结局。

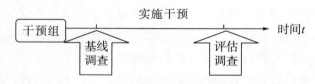

**图 7-2　不设对照组的前后测试方案**

该方案设计与实际操作相对简单，节省人力、物力资源。如对农村育龄妇女进行"怀孕前期坚持服用叶酸减少出生缺陷"的培训，为了评价该培训项目的效果，进行不设对照的前后比较，即对参加培训的妇女在培训前和培训后进行相关知识的测试，然后比较分析培训前后妇女叶酸相关知识的变化，从而反映该培训对育龄妇女知识改善的效果。然而，社会行为与健康项目的目标人群在干预实施前后不仅受到干预因素的影响，还受环境因素、时间因素、样本选择因素、测试或观察因素等的影响。不设对照组的自身前后测试无法控制这些因素的影响，会影响效果评价的准确性，从而影响对健康相关行为、健康结局效果评价的准确性。故该方案适用于周期较短或人力、物力资源有限的社会行为与健康项目。

2. 简单时间系列方案。

简单时间系列方案（Simple Time-series Design）（图 7-3）的基本思想是不设对照组，对目标人群在干预实施前后连续进行多次观察，以获得目标人群相关指标的变化情况。比较实施前后目标人群的相关知识、行为及健康状况的变化情况，从而反映社会行为与健康项目的效应或结局。

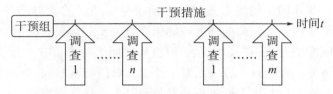

**图 7-3　简单时间系列方案**

简单时间系列方案可以了解目标人群在没有实施干预时的健康相关行为等的自然变化规律，并了解干预后目标人群各项指标的变化规律，有可能揭示干预与行为改变之间的剂量反应关系。在干预实施前后进行多个观察点的测试，有学者认为至少需要 50 个时间点，因而时间跨度较大，对观察测试的稳定性、可靠性要求很高，其结果易受到失访、拒访或观察测试水准不一致等因素的影响。同时，由于观察测试的次数多，故所需大量的人力、物力支持。

例如，在学龄儿童增强体育锻炼、减少肥胖的社会行为与健康项目评估设计中，可以在启动学龄儿童增强体育锻炼的健康教育系列活动之前，连续一周每天记录目标人群（学龄儿童）体育锻炼的活动类型及时间，每个月记录一周，连续记录 2 个月。在增强体育锻炼的项目实施后，再以同样的方式连续记录 6 个月。比较分析在不同时期参加体育锻炼的活动类型、时间、运动量的变化，同时还可以比较在不同时期，学龄儿童体重及体质指数的变化，从而反映该项目的效果。

3. 非等同比较组方案。

非等同比较组方案（Nonequivalent Control Group Design）（图 7-4）是类实验设计的一种，其基本思想是设置与接受干预的目标人群（干预组）相匹配的对照组，将干预组、对照组在项目实施前后的变化进行比较，评价社会行为与健康项目的效应和结局。如某低脂饮食健康教育项目计划在某小学开展，那么可以将该小学的学生设为干预组，而将另一个小学的学生设为对照组。对照组在学校规模、区域特征、学生学习成绩等很多方面都需要与干预组有相似性。

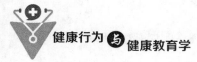

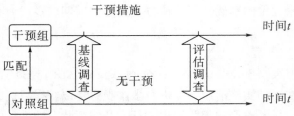

图7-4 非等同比较组方案

然而，在设计非等同比较组方案时，干预组与对照组的人群的特征不可能完全等同，但是为了在最小误差范围内准确反映健康教育干预的效果，应选择主要特征与接受干预项目人群相匹配的对照组，以保证干预组与对照组的人群在干预实施前的可比性，即差异无统计学意义。在项目实施前后对干预组人群进行观察与测试时，应同时采用完全相同的方法和指标对对照组人群进行观察与测试，并保持观察时间一致。例如，为倡导边远农村妇女住院分娩，拟开展"倡导住院分娩健康教育"项目。欲评估此项目的效果，可以选择没有开展该项目且经济、文化习俗、地理环境等主要特征与开展项目的地区基本一致的边远农村地区为对照组，以保证对照组与干预组之间的可比性。在干预组与对照组的样本地区分别以同样的方法收集项目实施前后妇女对住院分娩的认知和态度、孕产妇的分娩行为以及样本地区住院分娩率的变化情况资料。

非等同比较组方案的优点在于通过设置对照组，在一定程度上可消除时间、测量与观察因素、客观环境变化等混杂因素对项目效果和结局的影响，从而更科学、准确地确定干预对人群卫生保健知识、行为、健康状况，乃至生活质量的影响。在设非等同比较组方案时，对照组的选择在很大程度上影响方案的精确性。选择各主要特征十分接近干预组的人群作为对照组，保证两组的可比性，能有效避免选择偏倚对项目效果评估的影响。

4. 复合时间系列方案。

复合时间系列方案（Multiple Time-series Design）（图7-5）在设计思想上融合了简单时间系列方案与非等同比较组方案，既设立对照组，又进行多点观察，通过观测对照组和干预组的主要特征在社会行为与健康项目实施前后的多时点相关资料，比较干预组与对照组在项目实施前后的变化情况，从而反映项目随时间变化的效应和结局。

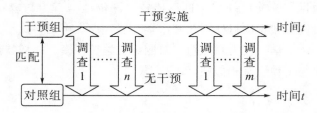

图7-5 复合时间系列方案

例如，在贫困农村地区拟开展婴幼儿营养改善的社会行为与健康项目，即针对贫困农村婴幼儿贫血状况，指导婴幼儿看护人正确及时添加辅食。评估该项目的效果，可以在同一乡镇选择经济、文化和地理环境相似的村，随机分配为干预村和对照村，在辅食添加干预实施前，分别对干预村和对照村的 6~12 个月婴幼儿的辅食喂养情况进行相关调查并检测婴幼儿的血红蛋白。在干预村启动辅食添加干预活动 3 个月、6 个月后，分别再次对干预村和对照村所有的婴幼儿看护人进行辅食喂养行为调查并检测婴幼儿的血红蛋白。

复合时间系列方案兼具简单时间系列方案和非等同比较组方案的优势，可在一定程度上排除混杂因素的影响，也可获得社会行为与健康项目与行为改变的剂量反应关系。但由于观察点多，特别是需要在没有干预的情况下对对照组进行多点观察，不仅增加资源的消耗，也会增加对照组研究对象失访的可能性。

5. 随机对照实验方案。

随机对照实验方案（Randomly Experimental Design）（图 7-6）的基本思想是引入随机化原则，研究对象被随机分为干预组和对照组，通过比较干预组和对照组在社会行为与健康项目实施前后相关指标的变化情况，来评价项目的效应和结局。

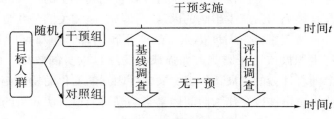

**图 7-6　随机对照实验方案**

例如，在上述的贫困农村地区开展婴幼儿营养改善的社会行为与健康项目，按随机对照实验方案进行设计，将所有研究对象纳入抽样框，将研究对象随机分到干预组和对照组，然后对干预组的婴幼儿的看护人进行正确添加辅食方法的指导。在干预实施前后分别对干预组和对照组的研究对象进行相关测试，评价该项目的效果。

在随机对照实验方案中，随机化原则能充分保证干预组和对照组间的一致性，避免选择因素的影响，同时也克服测试或观察因素、历史因素及回归因素的影响。相较于非随机对照实验，随机对照实验的可靠性更高，有很多专家都将随机对照实验作为评价设计的金标准。但在实际的社会行为与健康项目中其操作难度大，特别是在社区、学校和工作场所中，较难实现真正的随机化。断点回归设计就是一种当随机对照实验实施条件不满足时，可以选择的干预设计方法。

进行随机对照实验时需要注意以下问题：

（1）随机性往往得不到 100% 的保证。项目人员有可能有意或者无意地造成这种问题。比如，有研究人员为了证明方法有显著效果，而有意识地将更年轻、身体条件更好的人放到干预组，以期获得更好的结果。

（2）交叉情况。对照组的人在项目评价者不知情的情况下有意或无意地进入干预组接受干预。

（3）测量偏倚。评价者在知晓人群分组的条件下对结果进行测量时，可能会有意识或者无意识地将干预组的结果测量得更为理想。为了解决该问题，可以使用盲法让评价

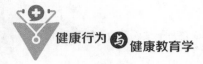

者在测量指标时无法知道分组情况。

（4）沾染。沾染（Contamination）指的是对照组的人意外地接受了干预的情况。比如某项目将同一个班的学生分为两组，一组干预、一组对照。对照组的学生由于和干预组距离太近，可能会受到干预。为了解决这一问题，可以利用群体随机对照实验，降低对照组进入干预组的可能性。

## 四、影响评价结果的因素

为确定社会行为与健康项目实施后对目标人群的改变在多大程度上归因于项目的干预，要特别注意防止混杂因素对项目结果的影响。常见的影响评价结果的因素有五个。

### （一）时间因素

时间因素又称为历史因素，指在计划执行或评价期间发生的重大的、可能对目标人群健康相关行为及其影响因素产生影响的因素，如与健康相关的公共政策的出台、重大生活条件的改变、自然灾害等。时间因素不属于干预活动，但却可以对目标人群的行为、健康状况等产生积极或消极影响，加强或减弱项目本身的效果。此外，人群的行为、健康状况也会随着社会的发展，经济、文化等因素的变化而发生相应的改变。当项目周期长时，这些历史事件也作为时间因素影响到对项目真实效果的确认。

### （二）测量或观察因素

在评价过程中，需要对项目实施情况、目标人群健康相关行为、健康状况等进行观察和测量。测量与观察的真实性、准确性取决于测量者、测量工具、测量对象（目标人群）三个方面。

1. 测量者。

（1）暗示效应：暗示效应是指测量者或评价者的言谈、态度、行为等使目标人群受到暗示，并按照测量者的意愿而表现的现象。尽管测量到的是目标人群当时的表现，但其知识、态度、行为等表现并非干预所致，而是接受暗示的结果。

（2）测量者熟练度：随着项目的进展，测量者及其他项目工作人员能越来越熟练地开展干预活动，运用测量工具和技术，从而出现测量偏倚，表现为即使用同样的工具测量同样的内容，早期的测试结果也不同于后期的测试结果。

（3）评定错误：社会行为与健康项目实施后，测量者存在对项目取得预期效果、达到预定目标的主观愿望，可能导致测量者在效果评价中有意或无意地放松对评价标准的把控，这可能使其所呈现的项目效果偏离真实情况。

2. 测量工具：社会行为与健康项目评价中的测量工具包括问卷、仪器、试剂等，其有效性和准确性会直接影响对项目结果的评价。在进行测量前，应选择适宜的测量方法和工具，并检验工具的可靠性，进行有效测量。

3. 测量对象。

（1）测量对象成熟性：在项目进行过程中，目标人群也在不断成熟，其更加了解并关注项目内容，这可能使测量结果好于项目干预的真实结果。

（2）霍桑效应：在得知自己正在被研究或被观察而表现出异乎寻常行为的现象称为霍桑效应。此现象可能影响对项目效果的客观反映。

### （三）回归因素

回归因素指的是由于偶然因素，个别被测量对象的某特征水平过高或过低，在之后又恢复到实际水平的现象。回归因素的影响相比其他因素较难被识别，可采用重复测量的方法来减少回归因素对项目效果的影响。

### （四）选择偏倚

设立对照组的目的在于克服时间因素、测量因素、回归因素等对项目效果的影响。但如果对照组的主要特征与干预组不一致，则不能有效发挥作用。这种选择对照组产生的偏差称为选择偏倚。

### （五）失访

失访是指在社会行为与健康项目实施或评价过程中，目标人群由于各种原因不能被干预或评价。当目标人群失访比例高（超过 10%）或是非随机失访，即只是其中有某种特征的人失访时，会影响评价结果。应尽量降低失访率，并对应答者和失访者的主要特征进行比较，判断是否为非随机失访，从而估计失访引起的偏倚。

（周峻民）

## 【思考题】

1. 健康教育干预项目的实施包括哪些内容？试述这些内容的重要性。
2. 举例说明健康教育干预项目实施的主要任务和决定因素。
3. 为什么要对健康教育干预项目进行评价？
4. 试述影响健康教育效果评估的因素。

# 第八章　健康行为研究方法

## 【本章提要】

传统上的公共卫生工作的开展主要依据定量数据，如通过监测了解疾病的流行率、人群分布等。但随着行为和生活方式成为公共卫生工作的重要内容，在某些情况下，单纯依赖定量数据不能完全解决问题。因为在行为改变过程中，涉及行为者的动机一类的心理因素，定量研究封闭式的特点无法满足研究需要，此时对行为动机的探讨需要应用定性调查。因此，目前在健康行为研究中很多情况下需要将定量研究与定性研究综合应用。

本章主要介绍健康行为研究中的以下内容：

- 定性研究的概念、用途、主要特征；
- 定性研究的主要方法；
- 定量研究的概念、特点、形式；
- 调查工具的设计；
- 行为理论应用的注意事项；
- 行为健康研究中的指标选择。

## 第一节　健康行为研究中的定性研究

### 一、定性研究概述

#### （一）定性研究的概念

定性研究（Qualitative Research）也称为质性研究，是一种在自然情境下，从整体的角度深入探讨和阐述被研究事物的特点及其发生发展规律，以揭示事物内在本质的一类研究方法。收集这类资料的调查称为定性调查。

定性研究主要收集文字、图片、语言等非数字资料，着眼于某种行为或现象出现的过程和原因。定性研究被应用于多种学科，主要是人类学和社会学。近年来，在医学和健康领域，定性研究越来越多地被用于挖掘健康行为相关选择的深层原因，了解患者的疾病经历和治疗体验等。由于定性研究关注当事人的主观体验，有助于从更全面的角度把握社会现实，理解社会现象和相关行为，因此它不可被定量研究替代，二者互为补充。在健康行为领域，有越来越多的研究者同时使用定性研究和定量研究方法。

### （二）定性研究的主要用途

定性研究与定量研究相辅相成。以干预性研究为例，在整个研究过程中，定性研究能够让研究者了解研究对象对健康行为、健康相关干预以及健康政策等的看法、接受度以及满意程度，从而产生研究假设，指导干预设计，完善干预，了解干预的实施过程、解释干预结果，并提出相关建议等。因此在健康行为研究中，定性研究有助于研究者提出重要的研究问题和假设，更好地实施和开展定量研究，也能够帮助我们更好地理解和解释定量研究的结果。

1. 了解健康行为相关选择的深层原因。

对于已经得到证实和推广的健康行为，定性研究能够帮助研究者了解采取或不采取该健康行为的深层原因。而对于新的健康保护/促进策略，定性研究能够让我们了解到人群对该新策略的态度和认知，从而为进一步的干预和推广做好铺垫。以男男性接触人群（Men Who Have Sex With Men，MSM）为例，他们是感染 HIV 的高危人群，而安全套使用能够有效减少 HIV 传播，但是 MSM 的安全套使用率低。有研究者在南非MSM 中开展定性研究以了解该人群安全套使用的障碍。通过定性访谈，研究者了解到，阻碍安全套使用的因素包括缺少安全套使用的知识、跟伴侣的关系欠佳、酒精使用、获取安全套困难和经济条件差等。通过开展此类定性研究，研究者可进一步设计提高安全套使用率的干预方法，并提出相关的政策建议。同样针对 MSM，暴露前预防用药（Pre-exposure Prophylaxis，PrEP）是一种新型的 HIV 预防感染策略，通过定性访谈可以了解到 MSM 对 PrEP 的使用意向以及相关障碍。研究发现，尽管 PrEP 为MSM 所接受，但是大多数 MSM 都认为 PrEP 是一种额外的保护措施，而且服用 PrEP的人可能会被认为是行为不检点而遭受歧视。因此在 PrEP 推广中的针对性宣传教育很有必要，推广的方案设计也应考虑目标人群的担忧。

2. 完善定量研究的设计和实施。

在研究早期，开展研究对象访谈、专家访谈、小组访谈等定性研究，有助于形成研究问题，也可以指导定量研究中问卷的设计，并辅助评价问卷的合理性，对定量评估条目进行修改。在研究设计阶段，通过定性研究，可以更深入地理解研究问题，形成研究假设，基于定性访谈结果，还可以对研究内容进行调整和细化。例如，对参加美沙酮维持治疗的吸毒者开展治疗依从性的研究，拟基于行为学理论构建模型解释和干预治疗依从行为，定性访谈有助于研究者理解治疗脱失可能的原因，进而选择适宜的理论（如维持行为理论）。在问卷设计阶段，定性访谈可以使研究者进一步了解所选择的理论构念（Construct），如自我效能、效果期望等在这一研究问题中的合理性，所设计测量条目的适宜性，以及来自利益相关者（调查对象、家属、工作人员等）的反馈和建议，从而进一步完善定量研究设计。

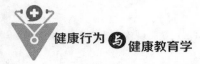

3. 评价干预的效果，了解健康干预实施过程的效果以及问题。

在干预项目实施中和结束后，定性评估有助于研究者开展过程评价和结果评价。在过程评价中，通过对研究对象和工作人员的访谈，可以了解干预的各个要素是否被研究对象所接受、干预是否按照计划进行、干预实施的保真度如何等。过程评价有助于研究者在项目实施中收集信息，为后续干预预期结果是否出现的解释提供线索。干预结束后，可以通过定性研究收集研究对象的认知、行为等方面的信息，进一步解释定量结果背后的原因，也可以获得研究对象和工作人员对干预各要素可接受性的信息，指导未来进一步研究的开展。例如，在上述美沙酮维持治疗脱失研究中，研究者基于维持行为理论设计六个月的行为、心理干预，由社会工作者向参加治疗的吸毒者提供支持性干预服务，在干预服务结束后，通过对患者、患者家属、社会工作者、美沙酮门诊医生、疾病预防控制中心工作人员等的定性访谈，了解患者在接受服务中的主观体验、家属感受到的患者治疗情况、美沙酮门诊医生对社会工作者服务内容模式的看法、社会工作者对干预实施的体会和建议等，支撑定量研究所发现的结果，也为这一服务模式的推广应用提出实践建议。

## （三）定性研究的主要特征

定性研究一般通过提问回答和深入观察来发掘问题、理解事件现象、分析人类行为和观点，其往往具有以下特点。

1. 演化式设计：反复、灵活、逐步进展。

与定量研究相比，定性研究没有预先固定的、精确的流程和预期，具有探索的特征，资料分析常常基于扎根理论（Grounded Theory），研究者在收集到的许多不同的证据之间进行反复推理和演绎，从相互联系中产生理论。这是一个自下而上的过程。而这个过程是根据沟通的过程而灵活修改的，随着信息的逐步浮现，研究渐渐完成，到信息饱和的时候，研究即可终止。由于定性研究是以获取充足的信息为目的，因此相对于定量研究，其样本量一般不大。

2. 认识论和整体观。

定性研究以现象学等流派为自己的理论支持。以现象学为代表的理论学家认为人为万物的尺度，因此应关注人的价值、意义、态度与理解，关注价值世界，注重情感、创造性的智慧和对生命的感受。而这一切是无法用数学语言和数据形式来表现的，只能通过描述性、解释性的语言来实现。

3. 研究人员的作用。

在定性研究中，研究者和研究过程就是最重要的研究工具。这种方法注重从研究者本人内在的观点去了解他们所看到的世界。他们在自然情况下通过和参加者交谈，与研究对象长期接触，观看他们的日常生活，自然地、直接地接触研究对象的内心世界，以期获得研究对象在自然情景中的第一手研究资料。研究者在研究过程中就像一个透镜，通过他自己的认知体系和价值观念，折射出研究对象和研究问题。

4. 研究对象和结论外推性。

定性研究只能对当前研究的案例做出解释，任何超出现有研究背景的推论都是站不住脚的。因此在定性研究中，研究者难以做出一般推论，并且其不适用于定量研究的统计分析方法。

### （四）定性研究和定量研究的区别

1. 研究设计和目的。

定性研究是灵活的、不断改进的和发展的过程，而定量研究是预先确定的、结构化的设计。定性研究在于描述和理解行为和现象，以及发现问题和产生假设；定量研究在于预测和控制，明确和证明假设。

2. 研究方法。

定性研究多采用现场观察、访谈、讨论等方法，而定量研究多采用试验和数据分析。

3. 研究对象和研究环境。

定性研究在自然的、研究对象所熟悉的环境中进行，定量研究在人为创建的、不熟悉的环境中进行。定性研究的研究对象数量少，非随机获取；定量研究的研究对象数量较大，多采用随机化方法以减少偏倚。

4. 数据资料收集和分析。

定性研究的研究者本身就是研究工具，通过访谈和观察收集资料；定量研究通过量表、问卷等工具获取数据资料。在数据分析方面，定性研究采用归纳式方法由研究者进行分析，定量研究通过统计学方法进行推断。

5. 研究结果。

定性研究结果更加详尽、广泛、全面；定量研究结果更加精确、严格，可做出一般推论。

## 二、定性研究的主要方法

### （一）访谈法

1. 访谈法的来源和概念。

访谈法（Interview）来自 20 世纪二三十年代美国"芝加哥学派"兴起的方法学革新运动所产生的一系列定性研究方法。访谈法主要通过访谈者有目的地和被访谈者进行交谈或向其提出一系列问题来了解被访谈者的认知、态度和行为等。按照不同的应用情况，访谈法可以分为定性访谈法、定量访谈法以及定量定性相结合类访谈法。

2. 定性访谈法的类型。

定性访谈法是一种带有研究性质的非正式谈话交流，具有非结构化、探索性和深入式的特点，提问方式为开放式提问。定性访谈法一般指半结构化访谈和深入访谈，特别是深入访谈。半结构化访谈包含结构化访谈和非结构化访谈的组成部分。在半结构化访谈中，访谈员准备一组相同的问题，供被访谈者回答，同时，在访谈期间可能会提出其他问题，进一步解释或者扩展某些问题。深入访谈属于无结构访谈，只有一个访谈的主

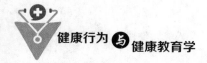

题或者范围，由访谈者和被访谈者围绕这个主题或范围进行自由交谈，没有明确和固定的问题，因此能否获得更多的细节信息，全在于访谈者的灵活发挥，需要访谈者有较高的访谈技巧。

3. 访谈法的实施步骤。

准备工作：①组成访谈研究小组，包括主要研究者、访谈员、转录员、分析员以及报告总结人等。对小组成员进行相关培训，特别是对访谈员进行访谈技巧的培训，访谈人员的素质将直接影响访谈成功与否。②根据研究目的、研究问题以及经费和时间等，确定访谈对象，选择合适的访谈法并制订好访谈计划。③选择合适的访谈环境。④通过研究伦理委员会批准。

访谈对象的选择：根据研究目的确定访谈对象，访谈对象应能够为研究者提供尽可能丰富的信息。选择访谈对象时应结合研究内容，考虑到性别、年龄等可能影响访谈结果的因素，尽量纳入具有不同特征的人员。例如，想了解高危人群对定期进行 HIV 抗体检测的看法，而年龄、高危行为特征、文化程度不同者可能对检测的看法非常不同，访谈对象应能覆盖上述不同特征的人群。至于访谈的样本量，一般没有具体计算公式，而是通过信息饱和的原则决定是否停止招募，即如果新招募的访谈对象通过访谈已经不能提供更多的有效信息，则认为信息达到饱和，可以停止招募。一般的定性研究的招募对象人数从十几人到数十人不等。

编写访谈提纲：紧密围绕研究目的，结合访谈对象的不同类别拟定访谈提纲，例如针对艾滋病患者、家属、工作人员开展访谈时，需要准备不同的提纲。问题要有一定的逻辑性和层次性，在正式访谈前，可以进行预访谈，使得所制订的访谈提纲符合实际，并进一步完善。在正式访谈中，并不要求一定拘泥于访谈提纲的内容和顺序，在覆盖访谈内容的基础上，往往会根据研究目的、谈话内容和节奏对提纲内容进行调整。有经验的访谈者会抓住谈话中的关键点进一步追问和挖掘，获得重要的、预先没有设计在提纲中的线索和内容。

访谈过程：①开场语部分，向访谈对象介绍研究团队、研究目的，说明对方的权利和可能获得的益处，并强调访谈者意见的重要性和访谈的保密性，在征得对方同意并签署知情同意书后，才能开始访谈及录音。②暖场部分，如果有必要，可以在进行正式访谈前与访谈对象聊天，让对方放松、拉近距离，方便进行接下来的访谈。③正式访谈部分，此时要注意适时、适度提问，提问时要做到简单、清楚、明了、准确，便于访谈对象理解。访谈过程中，要全程采取倾听的形式，要"积极关注地听""有感情地听"，同时要快速将访谈对象提供的信息加以理解和同化，并适时追问，与对方进行平等的交流，共同构建新的认识和意义。访谈过程中也要适当做出回应，可以是"很好""是的"等语言行为，也可以是点头、微笑等非语言行为，还可以是重复、重组和总结。整个访谈过程中，访谈者要注意控制主题，尽量避免被提问，且所有的问题应以中立的方式提出，避免诱导访谈对象。此外，访谈者还需要认真做好笔记，访谈结束后要尽快将细节补充进去。④结束语部分，访谈结束前，访谈者要对本次访谈进行总结，避免遗漏一些细节，之后要对访谈对象表示感谢，结束访谈。

访谈资料的整理和分析：定性访谈资料的整理和分析是同步进行的，分析运用的是归纳法，即通过收集、整理、分析资料得出假说或理论。访谈资料的转录通常包括对口头所讲述的言语的再现，比如将录音转成文字，还包括非言语信息的记载，如沉默和肢体语言（摇头、挥手）等，以及情感方面的记录，比如哭泣、咳嗽、叹气等。

基于研究问题和访谈提纲编制初步的编码框架，通过开放式编码，对部分访谈对象的转录文字进行预编码，并对编码框架进行完善，进而对所有访谈文本进行编码，对文本中的相关内容标记编码号。这一工作可以通过手工或者软件协助完成。

访谈报告的撰写：定性访谈结果的报告分为两大部分。①方法：介绍寻找访谈对象的方式及其人口社会学特征、建立访谈提纲的方式、提纲的内容以及对资料的分析过程等。②结果：总结访谈对象的想法并引用其原话来验证，探讨不同背景身份访谈对象的观点或想法。如同时有相关的定量研究，应解释定量研究与定性研究结果的异同，最后根据研究结果提出核心问题、假说或理论模型。

4. 访谈法的优缺点。

访谈法的优点：方便可行，引导深入交流可获得可靠有效的资料；访谈者直接与访谈对象进行交流，可通过访谈者的努力，消除访谈对象的顾虑，使其放松心情，做周密思考后再回答问题，提高调查材料的真实性和可靠性。缺点：样本量小，研究结果外推性弱；对访谈者的要求较高，访谈者一般应具有对专业问题的深入理解，并具有良好的沟通和启发思考能力；无法控制访谈中的影响因素（如角色特点等）；访谈对象影响较大，研究结果往往难以将访谈者本身的观念、特征等完全剥离；记录及文本处理相对困难，应用上受到一定限制。

## （二）专题小组讨论

1. 专题小组讨论的概念。

专题小组讨论（Focus Group Discussion, FGD），又称焦点组访谈，由哥伦比亚大学社会系著名教授 Merton 和他的同事开创和运用，是指一个同类人员组成的小组在主持人的带领下，根据研究目的，围绕某个研究问题开展深入、自由、自愿的座谈讨论。

2. 专题小组的组成。

专题小组的成员包括参与者、主持人和记录员。参与者是根据讨论的主题，从研究的目标人群中选出的，具有相似背景和共同需求与兴趣的人。主持人的责任是引导讨论和主持会议。主持人不必是讨论主题的专家，但必须非常熟悉讨论主题从而提出各种有关的问题。记录员应以观察者的身份参加小组讨论，不参与讨论发言，但必须在场做记录（无论有无现场录音）。记录员也应熟悉讨论主题，观察和注意非语言方面的信息。专题小组讨论的人数应便于出席者之间的相互交流，通常为 6~8 人，最少 4 人，最多12 人，人数太多和太少都不适于推动讨论。

3. 专题小组讨论的实施步骤。

（1）制订专题小组讨论计划：①确定研究目的以及研究问题，并列出主要问题清单；②确定经费和时间，事先根据整体的项目经费等资源计划全部专题小组讨论的时间，而且应控制各次专题小组讨论的时间，以每次 1~2 小时为宜；③确定专题小组讨论场次数，根据研究项目的需要、资源，遵循信息量最大原则，即围绕研究目的再组织

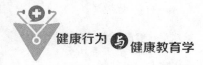

专题小组讨论无法得到新的信息。

（2）确定专题小组的数量及类型：根据研究目的确定专题小组的数量，一般需要 2 或 3 组。选择小组参与者时，首先应根据研究目的确定哪些人可以提供必要、有效的信息，其次应注意人员组成的均质性，即组织有相仿社会人口学、经济学特征的人在同一组展开讨论，目的是使每个讨论者能自由、开放地参与讨论。

（3）制订调查提纲：提纲应该依据研究目的和访谈组的类型而定，通常包括三类问题：一是普通问题，指开始调查和让参与者表达一般观点和态度的问题；二是特殊问题，指那些发现关键信息和表达参加者的感情和态度的问题；三是深度问题，指那些揭示比较深层次信息的问题。专题小组的议题不宜太多。

（4）培训调查人员，进行预实验：正式访谈前需对调查人员进行培训，说明专题小组的作用，组织协调专题小组，并通过角色扮演进行预实验。

（5）专题小组准备工作：人员的配置以及场地的准备。讨论场所应安静、无干扰，不要太大，也不要太小。小组成员最好能围坐成圈，便于主持人注意到每个人对讨论内容的反应。

（6）进行专题讨论：在专题小组讨论时，主持人、记录员应先到场以轻松、友好的语气介绍专题讨论目的，介绍每一位出席者，以便让被访者消除紧张情绪，取得他们的信任。讨论的过程分为初步讨论、深入讨论和小结三个阶段。

（7）会后总结：专题小组讨论结束后，主持人和记录员应及时交流意见和看法，并写出报告。内容包括一般项目（时间、地点、人物）、讨论过程与出现的问题、获得的信息与得到的结果等。

4. 专题小组讨论的优缺点。

专题小组讨论的优点：专题小组讨论省时省力，尤其在时间紧、经费少、难以开展其他方法研究时，仍能获得大量可信的资料，因为不需要做大范围的人群调查，所以实用性强；因为是面对面直接交流，所以可以及时获得充分的反馈信息；能获得较深入的信息，可表明某种趋势或形式；小组成员可以自由坦率地表达自己的观点，避免了采用问卷形式时调查对象为迎合调查者的回答而引起的偏倚。缺点：专题小组讨论不能确定讨论参与者表达的观点对应某个人的行为，难以保证每个人陈述的内容都是自己的观点和意见；小组讨论时，声音最大或地位最高的人容易控制群体的意志，很难收集到每个人的意见和观点；小组讨论结果的解释和分析亦具有一定的主观性。

## （三）德尔菲法

1. 德尔菲法的起源和概念。

20 世纪 50 年代，兰德公司（Rand Corporation）开发了一种新的系统方法——德尔菲法（Delphi Method）。该方法的核心是运用重复的问卷调查过程去获得群组专家对某个特定问题的态度、意愿和预测等。起初德尔菲法主要应用于美国国家防御事务中，如今德尔菲法以其适用性强和简单易行的特点，逐渐被众多研究者应用于公共卫生领域。

2. 德尔菲法的基本特征。

德尔菲法具有以下基本特征：①匿名性（Anonymity），主要采用背靠背的方式进行问卷调查，因此可避免或减少身份、地位、资质等因素对专家的判断造成影响，一般采用信件或者电子邮件的形式收集问卷。②重复性（Iteration），通过多轮的重复性调查，专家将根据反馈信息回顾并不断修正与完善自己的观点。③可控性（Controlled Feedback），反馈信息的可控性是调查的重中之重，它旨在将上一轮专家的综合意见反馈到每一位专家，再由专家各自比较自己与他人观点的不同之处，从而重新考量、修正和完善自己上一轮的观点。④综合性（Statistical Aggregation），经过几轮的反馈，专家的意见逐渐趋同，通过汇总专家组意见计算中位数或均数得出最终结论。

3. 德尔菲法的具体实施步骤。

传统德尔菲法（Conventional Delphi）的经典过程主要包括六大步骤。

第一步：确立专家组，根据研究项目的大小和涉及面的宽窄，成立专家组。入选专家应具有代表性、权威性，但不局限于某一领域，人数一般在8~20人。

第二步：采用信件或者电子邮件的形式，向所有专家发放首轮问卷。问卷内容应包括所要征询的问题及有关要求，并附上所有的背景材料，同时征询专家还需要哪些材料。由专家对问卷做书面答复，保证整个过程匿名进行。

第三步：专家应根据所有材料，结合自身的知识和经验，提出预测或评价意见，并应具体说明做出此预测或评价的依据和理由。

第四步：归纳总结第一轮专家的意见，第二轮以反馈信息形式再次发放给各位专家，由专家各自比较自己与他人观点的不同之处，从而重新考量、修正和完善自己上一轮的观点。此外，也可以请其他身份更高的专家进行评价，再把其意见反馈给各位专家，以便他们参考。

第五步：按照以上步骤，逐轮收集专家意见并以问卷形式及时反馈意见。反馈时应注意只给出各种意见但并不暴露发表意见的专家姓名。收集意见和信息反馈一般要经过三或四轮，直到所有专家都不再改变意见为止。

第六步：将专家意见进行综合处理，最终将专家共识形成结论。

4. 德尔菲法中有关的统计指标计算方法。

（1）专家积极系数：专家积极系数即回收专家咨询表份数与发出专家咨询表份数之比，回收率越高，说明专家参与积极性越高。

（2）专家权威程度（$C_r$）：专家权威程度一般由两个因素决定：一是专家做出判断的依据（$C_a$），二是专家对问题的熟悉程度（$C_s$）。$C_r$越大，表明专家权威程度越高，取值0~1之间。一般认为$C_r \geqslant 0.7$为可接受信度。计算公式为：

$$C_r = \frac{C_a + C_s}{2}$$

（3）加权算术平均值：指标要素加权平均值越大，指标要素的相对重要性越高。加权平均值体现了专家意见的集中程度。计算公式为：

$$C_i = \frac{1}{m}\sum_{i=1}^{m} C_r C_{ij}$$

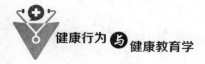

式中，$C_i$ 为指标要素 $i$ 的加权平均值，$C_{ij}$ 为专家 $j$ 对指标要素 $i$ 的评分值，$m$ 为专家人数。

（4）满分频率：满分频率即对指标要素 $i$ 给出满分的专家数 $m_i$ 与对指标要素 $i$ 做出评价的专家总数 $m_i$ 之比，体现了专家意见的集中程度。

（5）变异系数（$CV$）：变异系数是代表评价波动大小的重要指标。$CV$ 表明了专家对指标要素 $i$ 相对重要性认识上的差异程度，也就是协调程度。$CV$ 越小，专家的协调程度越高。

（6）$Kendall's\ W$ 系数：$Kendall's\ W$ 系数即协调系数，表明所有专家之间对指标的协调程度，取值在 0~1，其值越大，表明协调程度越好。计算公式为：

$$W = \frac{12}{m^2(n^3-n)-m\sum_{i=1}^{m}t_i}\sum_{i=1}^{n}d_i^2$$

$$\sum_{i=1}^{n}d_i^2 = \sum_{i=1}^{n}(R_i-R)^2$$

式中，$d_i^2$ 为专家对指标要素 $i$ 的评价等级的离差，$n$ 为指标要素的总数，$R_i$ 为指标要素 $i$ 评价等级和，$R$ 为全部指标要素的评价等级和的均值，$L$ 为专家 $j$ 评价值中有相同评价值的组数，$t_l$ 为 $L$ 组中的相同等级数。

$$t_i = \sum_{l=1}^{L}(t_l^3-t_l)$$

协调系数显著性检验：

$$\chi^2 = \frac{1}{mn(n+1)-\frac{1}{n-1}\sum_{i=1}^{m}T_i}\sum_{i=1}^{n}d_i^2$$

$$自由度\ df=n-1$$

如果 $P<0.05$，说明专家评估或预测协调性好，结果可取。否则说明结果不可取。

（7）指标期望值：根据每一指标的加权算术平均值、满分频率、等级以及变异系数，用等概率原则求出它们的期望值，以评价各指标相对重要性的大小。

5. 德尔菲法的应用。

国外某研究曾招募了 34 位专家预测在众多伤害事件中发生率最高的伤害事件，通过两轮问卷调查获得 79 项相关伤害事件，通过比较均数确定伤害事件发生率从高到低依次是烧伤、机动车事故、暴力。国内一项研究为建立 MSM 艾滋病感染风险指标体系，应用德尔菲法确定风险指标和指标权重，共筛选出 6 个一级风险指标、32 个二级风险指标，初步建立了 MSM 艾滋病感染风险指标体系，为将来进一步定量评估、筛选高风险亚人群和制订有针对性的防治措施提供参考依据。另一项国内研究为构建社区居家老年综合健康评估指标体系，招募了涵盖多个领域的 20 位专家，经过两轮问卷调查确立了 5 个一级指标和 12 个二级指标，为居家老年健康评估提供有价值的参考。

6. 德尔菲法的优缺点。

德尔菲法的优点：德尔菲法能集思广益，取各家之长，避各家之短，且能把各位专家意见的分歧点表达出来；德尔菲法主要采取背靠背的方式，因此不用担心权威人士的意见影响他人的意见，且每个人的意见都会被收集；可以保证在征集意见时没有忽视重要观点。缺点：德尔菲法过分强调共识的形成，在无形中产生让参与者跟随主流意见的压力；德尔菲法的信度和效度很难衡量，只有对相同情境下的研究过程才具有比较性；专家之间缺少交流和沟通，导致主观片面性；只有当专家组的意见包括了全体意见时，德尔菲法才是有效的；研究者的领导角色可能会对研究产生偏倚，因此合理设计研究至关重要。

# 第二节　健康行为研究中的定量研究

## 一、定量研究概述

### （一）定量研究的定义

定量研究（Quantitative Research）是社会和自然科学领域的一种基本研究方式，通过收集可量化数据，运用统计学、数学或计算技术对现象进行统计分析，并报告研究变量之间的关联。收集这些定量数据的目的是理解、描述或预测现象的本质，特别是基于模型和理论来阐述变量之间的关系。定量研究通过客观、精心的设计，在具有代表性的较大样本中进行数据收集，得到的结果具有较强的普遍性和外推性。

### （二）定量研究的特点

相对于定性研究，定量研究的主要特点包括：

其一，研究的重点在于验证假设，注重事物的结果，逻辑推理比较严谨，可检验性强。定性研究侧重对现象的理解和解释，一般不预先设定假设，而且尽量避免"先入为主"的观念；而定量研究往往先基于前期研究或文献提出研究假设，结合理论提出解释框架，通过数据收集和分析验证所提出的假设是否正确、理论是否合理。

其二，标准化和精确化程度较高，能够促进现象之间普遍的因果关系的精确分析。定量研究采用统一的问卷，对同一批研究对象进行调查，要求研究对象对总体有较好的代表性，因此研究结果具有较好的外推性，所发现的变量间的关系也具有一定的普遍意义。此外，调查中往往采用公认的量表和统一的方法对某个特征进行测量，因此标准化程度高，不同研究得到的结果可比性高。而在定性研究中，开放式问答受到研究者本身和访谈当时情境的影响。

其三，定量研究结果一般由样本到总体，可用具体统计指标表达。定量研究强调所获得样本对总体的代表性，根据样本指标的统计学分布原理推测总体情况。例如，研究中获得 MSM 样本（400 人）的 HIV 感染率为 3%，可以通过统计学方法推测 MSM 总体的 HIV 感染率为多少，这样的结果对于指导公共卫生政策和实践具有重要的意义。

其四，定量研究具有较好的客观性和科学性，有较强的说服力。定量研究强调研究结果具有可重测性，即不同人、不同时间（不受时间影响的指标）调查的结果应较为一

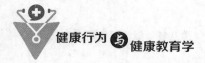

致，相对于定性研究更为客观。

其五，研究者与研究对象接触时间较短。相对于定性研究一般需要几十分钟甚至数小时进行访谈，定量研究调查时间较短，一般问卷在十几分钟至半小时内完成，研究者多作为数据的收集者而非倾听者，调查效率较高。

但定量研究也具有一定的局限性：①因样本量往往较大，需要花费较多的人力、财力和时间；②调查采用标准化工具，很难获得深入、广泛的信息，容易忽略事物深层次的问题；③由于社会医学问题的复杂性，使一些社会因素与健康和疾病的关系很难用定量结果加以解释；④一些健康相关的社会因素及医学问题难以用数据指标表达。

## 二、定量研究的形式

### （一）面对面调查

面对面调查（Face to Face Survey）是指研究者选择和培训调查员，由调查员携带调查问卷分赴各个调查地点，按照调查方案和调查计划的要求，与所选择的调查对象进行访问和交谈，并按照问卷的格式和要求记录调查对象的各种回答。

1. 面对面调查的主要方式。

在访问中，调查员需严格按照调查问卷中问题的顺序提出问题，不能随意改变问题的顺序和提法，也不能随意对问题做出解释。答案的记录也完全按问卷的要求和规定进行。面对面调查具有可靠性强、回答率高等优点，面对面交流可以建立与调查对象间的信任关系，有利于后期工作（如随访），获得非语言信息，有利于了解调查对象。但面对面调查对人力、财力和时间耗费较多，并且对于某些较敏感问题（如高危性行为）的调查，采用面对面调查的效果可能不好。

2. 面对面调查的实施流程。

（1）准备工作：研究的设计、调查问卷的设计、确定调查对象、准备现场并获得伦理委员会的批准等。

（2）调查对象的选择：定量研究需要较大的样本量，因此在选取调查对象时依据研究设计选择合适的抽样方法，并计算具体样本数量。对调查对象制订明确的纳入和排除标准。

（3）调查人员的选择和培训：在选择调查人员时，一般应尽量选择拥有相应理论基础和实践基础的人员，如在调查 HIV 感染者的相关研究中，可以选择参加艾滋病相关工作的人员，并在研究前针对研究目的、方法等进行培训。如果调查员缺少相关工作经验，培训中还需要加强对调查对象人群特点和注意事项等方面的培训。

（4）调查过程：调查员进行自我介绍，介绍本次调查的目的，强调调查的保密性和自愿性，注意语言及调查技巧，注意调查对象的非语言信息，最后检查调查问卷，纠正错误和补充完善，向调查对象致谢。

（5）数据分析与论文撰写：整理分析数据，撰写报告。

## （二）网络调查

网络调查（Online Survey）是指通过互联网平台发布问卷，由上网的群体自行选择填答的调查方法，在互联网日益普及的背景下被经常采用。从样本来源角度看，网络调查可以在非常广泛的范围内，对较多的人进行数据收集，资料庞大，数据收集又快又容易，可以节省人力、物力和时间。同时，因不需调查员参与其中，所以没有调查员偏倚。但网络调查的应答率可能较低或者无法获得应答，对调查对象的答题过程无法监控，因此主要的问题包括抽样偏倚、对目标总体的覆盖程度难以把握以及测量误差等。

网络调查的实施流程如下：

1. 准备工作：确定研究目的，明确网民中可以参与调查的有效群体的规模是否满足调查；依据研究目的设计合理的调查问卷；研究应获得伦理委员会批准。

2. 选择方式：选择具体的问卷推送方式，例如通过目标群体经常浏览的公共网站公布调查信息、通过网络平台工具向目标群体定向推送等。

3. 问卷收集：问卷开头应该注明本次研究的目的，确保调查对象个人隐私信息不会被泄漏，在调查对象知情同意后正式开始调查。由于调查由调查对象自行完成，无法向其提供任何解释，亦无法直观评估调查的过程，所设置问题尤其应注意：内容尽量简洁、易懂，并设置逻辑检错，在正式调查前开展预调查十分重要。

4. 数据分析与论文撰写：导出、整理、分析数据并撰写论文。

## （三）电话调查

电话调查（Telephone Survey）指的是调查者按照统一问卷，通过电话向调查对象提问，笔录答案。电话调查简便易行、花费较少、调查的范围广，可以对任何地区、单位和个人直接进行电话询问。但是，电话调查也存在样本的代表性不强，调查对象因看不见书面问卷，对调查项目的理解有时会产生偏差，问卷完成率低等缺点。另外，电话调查的时间不能太长，通常情况下应控制在 15 分钟以内。同时，询问一些敏感的私人问题时回答可能存在困难。

电话调查的实施流程如下。

1. 准备工作：设计研究，根据调查目的设计好电话访问的问卷，并将问卷按照"计算机辅助电话访问系统"的格式录入计算机。研究应获得伦理委员会批准。

2. 调查对象的选定：在系统中设置随机抽取电话号码的计算机程序，抽取调查对象。

3. 调查人员的选择和培训：挑选和培训一组电话访问调查人员，调查人员需要具有相关的理论和实践基础。

4. 实施调查：简短介绍调查目的，强调本次调查的重要性，承诺并确保调查对象的信息不被泄漏。调查人员实施电话访问，完成调查后致谢。

5. 整理、分析数据，撰写报告。

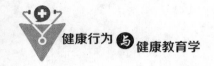

### （四）被动数据收集

被动数据收集（Passive Data Collection）是指在没有任何明显与调查对象交互的情况下进行的数据收集，通常包括捕获用户偏好和使用行为，例如来自个人移动电子设备的数据、医院病历系统数据等。实际上，大多数调查对象甚至没有意识到实际上被收集了多少数据，也没有意识到数据是如何被使用的。最著名的例子是在用户的计算机上使用 cookie 来捕获 Internet 浏览历史记录。

与其他收集数据方式不同，被动数据收集是完全客观的。被动数据收集有时需要复杂的计算机应用程序，有时只需简单的查看历史数据。相比前述方法，被动数据收集可以更客观地记录个人的行为偏好，并预测未来行为，而不是他们在调查、访谈等中所"表达"出的观点或行为。被动数据收集可以客观地记录调查对象的特征、特定活动的持续时间和频率、偏好和习惯等，可以在短时间内提供相同现象的大量样本，以供研究者分析探索。利用数据挖掘、文本识别技术识别和提取病历数据进行统计分析，利用神经网络模型进行图像及医疗影像资料的识别，以及利用移动电子设备记录和收集心率、移动步数等，都是利用被动数据收集的主要体现。

## 三、调查工具的设计

问卷，又称为调查表，是一组问题及相应答案组成的表格，在定量调查中用于收集资料。问卷设计的好坏直接影响所收集资料的准确度，从而对调查结果产生影响。在行为学研究中，应结合问卷调查的一般原则和对应的行为学理论，设计相应的调查表，以提高调查的质量。

问卷一般包括标题、封面信、指导语、问题和答案、编码和调查记录等。标题要概括说明调查研究的主题，应简明扼要，激发调查对象的兴趣和责任感。封面信是写给调查对象的短信，内容应包括问候语、调查目的、调查结果的用途、调查者的身份、致谢以及隐私保护等。指导语是告诉调查对象如何正确填答问卷，或提示调查对象如何正确完成问卷调查的语句。问题和答案是问卷的主体，一般可分为特征问题（如性别、年龄等）、行为问题（如吸烟、饮酒等）、态度问题（如对某行为的看法、态度等）。编码是指给问题和答案编上数码，用这些数码来代替问卷中的问题及答案。调查记录是为了核查和明确责任，在问卷的最后调查员签名。

### （一）问卷设计的原则和步骤

1. 问卷设计的原则。

问卷设计的原则包括目的性、反向性和实用性。目的性是指调查内容必须与本次研究目的、主题相一致。所有问题的目的明确，避免可有可无。反向性是指问卷的设计与研究步骤恰好相反，问卷中的问题是在考虑最终想要得到的结果的基础上反推出来的，并且在提出问题时，已考虑问题的统计分析方法。实用性是指问卷设计和用词都要让调查对象容易理解和接受，尽量避免使用专业术语。

2. 问卷设计的步骤。

问卷设计的步骤包括：①明确研究目的；②建立问题库；③设计问卷初稿；④试用和修改；⑤效度和信度检验。

一般在设计研究问卷之前，必须要首先明确研究目的是什么，然后根据研究目的，建立问题库。问题主要来源于头脑风暴法或借鉴其他问卷题目。头脑风暴法适用于首次测量的领域，或对现有的问卷进行修改，以适用于当前的调查对象和研究目的。参与讨论的小组成员可包括调查对象及其家属、医生、护士、社会学家以及行为学领域的专家，让他们围绕研究目的和内容，自由讨论，交换意见，最后将他们提出的问题进行归类、合并、删除等。借鉴其他问卷条目，即根据研究目的从已有的问卷或者量表中筛选出符合要求的条目。尽管被借鉴的条目经过反复的检测和应用，筛选、组合后的问卷依然需要进行信度、效度检验。若是引用外文的问卷或条目，翻译后也需要进行信度、效度检验。

根据研究目的和调查对象的特点，从问题库中筛选合适的条目，并进行适当的归类和合并处理，对选择的问题进行规范化、标准化和量化处理，合理安排问题顺序，形成问卷初稿。对于问卷初稿，要通过预调查或该领域的专家发现问卷中存在的错误、缺陷，并进行针对性修改。如果条件允许，可首先通过专家进行主观性评价，进行第一次修改，然后通过预调查进行客观评价，进行第二次修改。最后要对问卷进行信度和效度检验，只有经过信度和效度检验后才能确定问卷的正式应用版本。

## （二）问题和答案的设计

1. 问题的设计。

根据是否有备选答案，问题可以分为三种类型：开放式问题、封闭式问题和混合式问题。

开放式问题没有拟定的答案，调查对象可以充分发表意见。如"您认为引起您肥胖的最主要的三类因素是什么"就是一个开放式问题，不同的调查对象可能有不同的回答。开放式问题的优点是可用于不确定问题答案有几种以及问题答案超过 10 种的情况，缺点是要求回答者有较高的知识水平和语言理解能力，并且需要回答者花费较多的时间和精力，导致应答率较低。

封闭式问题有固定的备选答案，调查对象可以通过备选答案快速作答。如"您的性别是_____？1＝男，2＝女"就是一个简单的封闭式问题。其优点是容易回答，节省时间，回答者乐于接受，因而问卷的回收率较高。缺点是某些问题的答案不易列全，并且容易发生笔误的情况。

混合式问题则是在封闭式问题和答案的最后一项加上"其他"，由调查对象自由发表与该问题相关且不再选项中的内容。混合式问题克服了封闭式问题的缺陷，发挥了开放式问题的优势。例如"您认为您最可能的 HIV 感染途径是：①注射毒品；②异性传播；③同性传播；④性接触 ＋ 注射毒品；⑤母婴传播；⑥不详 ⑦其他_____（请注明）。"

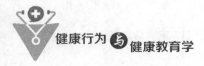

2. 答案的设计。

问题的答案格式在一定程度上是由问题特征和研究目的来决定的。一般来说，常用的答案格式有五种。

（1）填空式：常用于一些能定量回答的问题。例如，"您的身高为_____ cm"。

（2）二项选择式：问题的答案为"是"与"否"或"有"与"无"等相互排斥的答案。这种形式对于研究者和调查对象而言，简单易行，故应用广泛。然而人为合并许多相关但有程度差异的答案，例如，在调查行为意图时，答案仅有"会"与"不会"，调查对象如果对接下来的行为意图不确定，在选择答案时就会无所适从，不知如何作答。无论选择"会"还是"不会"，均与实际情况不符。

（3）多项选择式：备选答案种类超过 2 个的形式，在问卷设计中应用最广，无论测量的尺度如何，在设计问卷时均可采用多项选择式的答案格式。对具有连续性特征的变量的测量，也可采用多项选择式的答案设计。一般认为 5~7 个答案比较适宜，不宜超过 15 个。排列答案时，对于没有顺序的答案，可以任意排列；对于有一定顺序关系的答案，应按照顺序排列，以免逻辑混乱，影响调查对象的选择。

在实际使用中，如测量人们对各种问题的态度和看法时，常用到 Likert 量表法，如询问性工作者："如果不用安全套，在未来的一年你感染艾滋病的可能性有多大？"回答是"没有""很小""一般""很大""非常大"，即常见的 Likert 量表法 5 分制。

（4）图表式：有些问题的答案可以用图表的方式列出，常用的形式有线性尺度、表格、矩阵、脸谱、梯形等，其中线性尺度和表格用得最多。线性尺度的通常做法：绘出一条 10cm 长的刻度线，线的两个端点代表某种特征的两个极端情况，调查对象可依据自己的实际情况，在线上的适当地方做标记回答。例如在医药卫生领域广泛应用视觉模拟评分量表，其左端点取值为 0，右端点取值为 1（或 100），线上的刻度即为 0~1（或 0~100）之间的数值。该法简便易行，常用于对疼痛、情绪和能力以及病情变化等的测量，如对服药依从性的测量。然而线性尺度操作起来比较困难，调查对象选择时有失误的可能，且极少有人选择线性尺度的极端。

（5）排序式：有的提问是为了了解调查对象对某些事情重要性的看法或者意愿，其答案是列出要考虑的有关事情，让回答者排序。例如，在 HIV 高危人群中，提问"您最愿意接受的 HIV 检测方式是什么？请按 1（最愿意）到 4（最不愿意）进行排序。_____自助检测，_____医院检测，_____疾控检测，_____社会公益组织检测"。

3. 概念的操作化与测量。

在健康行为的量化研究中，目前主流的研究方法是对健康行为理论的应用，因此在定量研究中非常重要的步骤是在设计测量工具的时候要考虑对关键概念操作化。操作化是指将抽象的概念转化为可观察和测量的具体指标的过程。在科学研究中，操作化是连接抽象层次的理论与经验层次的事实的桥梁。

健康行为理论只有可以操作化地设计成定量测量的工具才具有科学价值。如何将健康行为理论操作化呢？我们以理性行为理论中的主观行为规范为例。主观行为规范是理论行为理论与计划行为理论中的关键概念，根据理论的定义，主观行为规范包括对规范的信念和遵从规范的动机两个维度，相关解释请见第三章。我们以研究母乳喂养为例来说明概念的操作化过程。

（1）对规范的信念：在母乳喂养的行为中，对规范的信念一般是指对于孕产妇有重要影响的人群对该行为的信念，如孕产妇的丈夫、父母、公婆的信念，也可以包括好朋友的信念。因此可以这样操作化：你的丈夫（或父母、好朋友）是否赞成母乳喂养，对应的回答可以采用 Likert 量表法"1～5"或"1～7"等级评分来表示从非常支持到非常不支持。而更精确的操作化可以针对不同的关系人进行测量，将丈夫、父母与好朋友分开评价。

（2）遵从规范的动机：对于母乳喂养行为的遵从规范的动机的设计就是：你是否在意你的丈夫（或父母、好朋友）对母乳喂养的态度，同样可以用 Likert 量表法"1～5"或"1～7"等级评分来表示从非常在意到非常不在意。

综合两个维度的评价可以测量出调查对象有关母乳喂养行为的主观行为规范。

## （三）问卷设计中的注意事项

1. 双重装填：一个问题包括了两个或两个以上问题。有些回答者可能难以做出回答。

2. 含糊不清：使用俚语、俗话和专业术语，使问题难以理解。

3. 抽象问题：涉及幸福、爱等概念的提问一般难以回答，最好给出具体的看法，让回答者仅回答赞成与否。

4. 诱导性提问：这类提问会人为地增加某些回答的概率，产生偏误，因此最好采用中性提问。

5. 敏感性问题：有些问题对于回答者来说是非常敏感的，如未婚先孕、流产、同性恋、吸毒等。有时，在肯定存在这类行为的人群中调查时，可以进行适当诱导提问，不给否定答案。

## （四）问题的排列

当研究的各个问题合并为一张问卷时，容易回答的、无威胁性的问题放在前面，如年龄、性别、职业等事实方面的问题宜放在前面。封闭式问题放在前面。开放式问题需要时间考虑，回答不易，如将这类问题放在前面，容易导致拒答，影响问卷的回收率。问题要按一定的逻辑顺序排列。应考虑人们的思维方式，按事件发生的先后顺序，问完一类问题再问另一类问题。

检查信度的问题须分开。在很多问卷中，研究者有意设置一些高度相关或内容完全相同而形式不同的问题。这些成对出现的问题的目的是检验问卷的信度，它们不能排在一起，否则回答者很容易察觉并使回答无矛盾，达不到检验的目的。对于可能跳答的问题，要有醒目的连接语或转折语，引导回答者跳到其被要求回答的条目，以避免不必要的时间浪费和可能出现的漏答现象。

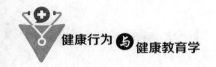

（五）问卷的信度和效度调整

1. 问卷的信度。

信度（Reliability）即可靠性或可信度，它是指采用同样的方法对同一对象重复测量时所得结果的一致性或稳定性程度，其目的是控制和减少随机误差的产生。信度指标多以信度系数表示，这里介绍常见的三种信度。

（1）复测信度（Test-retest Reliability）：复测信度是指用同样的问卷对同一组调查对象间隔一定时间重复测量，计算两次测量结果的相关系数。由于复测信度需要对同一样本测量两次，调查对象容易受到各种事件、活动和他人的影响，重复测量的时间以2~4周为宜，因此在实施中有一定困难。复测信度系数越高，说明测量误差越少，测量结果的一致性和稳定性越高。一般来说，$r \geqslant 0.70$，即可认为该测量结果有足够的可信度。

（2）折半信度（Split-half Reliability）：折半信度是指将调查项目分为两半，计算两半得分的相关系数，进而估计整个量表的信度。如果折半信度很高，说明题目之间的难度系数相当，调查结果的信度高。进行折半信度分析时，如果量表中含有反意题项，应先将反意题项的得分做逆向处理，以保证各题项得分方向的一致性，然后将全部题项按奇偶或前后分为尽可能相等的两半，计算二者的相关系数，然后用斯皮尔曼-布朗公式（Spearman-brown Formula）校正，求出整个问卷的信度系数。

（3）内部一致性信度（Internal Consistent Reliability）：内部一致性信度是指问卷对每个概念的测量往往都要用一系列的条目，因而根据这些条目之间的相关性可以评价信度。克朗巴赫信度系数（Cronbach's alpha）是目前最常用的信度系数，它评价的是量表中各题项得分间的一致性，属于内在一致性系数，取值在 0~1。一般来说，Cronbach's α 系数在 0.6 以下，说明内部一致性信度不足；在 0.7~0.8，说明问卷具有相当的信度；在 0.8~0.9，说明问卷信度非常好。一般要求问卷的 Cronbach's α 系数大于 0.8。

2. 问卷的效度。

效度（Validity）即有效性，指测量工具或手段能够准确测出所需测量事物的程度。测量结果与要考察的内容越吻合，则效度越高；反之，则效度越低。其基本类型主要有以下四类。

（1）表面效度（Face Validity）：表面效度指从表面上看，测量结果与人们头脑中的印象或学术界形成的共识的吻合程度。如果吻合和度高，说明表面效度高。它属于专家评价的主观指标。

（2）结构效度（Construct Validity）：结构效度是指问卷所能衡量到理论上期望的特征的程度，即问卷所要测量的概念能显示出科学的意义并符合理论上的设想。它是通过与理论假设相比较来检验的，根据理论推测"结构"与具体行为和现象间的关系，判断测量该结构的问卷能否反映此种联系。它是用两个相关的可以相互取代的测量尺度对同一概念交叉测量。如果取得相同结果，说明有结构效度，一般用相关分析、因子分析等方法评价结构效度。

（3）内容效度（Content Validity）：内容效度是指预测内容的适合性和相符性，即测量所选题目能在多大程度上符合研究目的所要求达到的多个领域，它属于主观指标。内容效度的评估方法主要包括专家判断法、统计分析法和经验推测法。

（4）准则效度（Criterion Validity）：又称效标效度，是指测量结果与一些能够精确表示被测量概念的标准之间的一致性程度。该指标评价测量结果与标准测量的一致性，即准则测量间的接近程度，用相关分析（即相关系数）表达效度系数。

# 第三节　健康相关行为研究中应注意的问题

健康相关行为的研究具有明显的多学科特点，在研究中应用了公共卫生、社会学、心理学等多学科的理论与方法，因此在研究方法上有一些需要注意的问题。

## 一、根据研究情况综合考虑定性研究与定量研究

定性研究与定量研究并不是相互排斥的，而是相辅相成的。在很多情况下，先开展定性研究有助于完善定量研究的工具，从而提高定量数据的质量。传统上，通常认为定性研究处理的样本有限，但随着一些定性分析软件的不断迭代，目前一些定性研究可以帮助处理较大的样本。但在定性研究中，由于数据收集与编码并不是完全结构化的，需要研究者对收集的信息有深入的理解才能产出高质量的研究成果。

## 二、健康相关行为理论应用的注意事项

健康相关行为学理论在定性研究和定量研究中的应用都十分广泛。定性研究主要通过行为学理论来设计访谈内容，从而了解研究对象的认知、意愿等理论要素的情况，为后续的行为干预提供线索。在定量研究中，行为学理论主要用于指导问卷和干预的设计。将适当的行为学理论用于研究可以更有效、全面地解释健康相关行为，但理论的应用也有一些问题需要注意，以保证研究质量。

### （一）应用理论时应具有针对性

理论的应用应该针对一个具体行为，例如吸烟、饮酒、卫生服务的利用、锻炼、安全套的使用等。该行为应在研究设计之初明确，再根据该行为应用适当的行为学理论，研究后续的调查问卷、行为干预等都将基于选定的理论围绕该行为设计。

例如一项基于计划行为理论的吸毒小姐高危性行为研究，该研究所针对的行为是高危性行为，为探索高危性行为的影响因素，研究者基于计划行为理论设计了问卷，内容包括对坚持使用安全套的态度（正面）、对坚持使用安全套的态度（负面）、主观行为规范、知觉行为控制力、行为意愿。基于理论的问卷要围绕具体的行为来设计，否则问卷测量的内容将无法解释相关行为的变异。同样，在干预性研究中，干预也应该围绕一项

具体的行为来设计。

### （二）同一行为可用不同的行为学理论进行研究

对于同一种健康行为可以用不同的行为学理论进行研究。例如关于高危性行为的影响因素研究，有研究者基于计划行为理论探索了女性性工作者安全套使用行为的影响因素。研究结果表明，计划行为理论较好地解释了低档娱乐场所女性性工作者的安全套使用行为意向及行为。同时该研究团队也利用健康信念模型探索健康信念对低档娱乐场所女性性工作者安全套使用行为的影响。研究结果发现，健康信念模型能够较好地解释低档娱乐场所女性性工作者安全套使用行为。除此之外，也有大量研究利用其他行为学模型探索高危性行为的影响因素。

### （三）理论涉及的中介变量

当利用行为改变理论探索健康行为影响因素时，若部分行为变异不能被解释，且要素的影响方向与现实情况存在矛盾，可以考虑理论要素之间是否存在中介变量。对于计划行为理论，有研究者探讨了行为与行为意向之间可能存在的认知机制，探索了行为意向与行为之间存在的中介变量，并提出了一种新的认知机制——行为的执行意向，而且已经有大量研究证明了执行意向的效果。除此之外，评价基于行为理论的干预措施的效果时，也应客观考虑干预措施对理论中所涉及的中介变量的影响，进而探索这些中介变量对行为改变的影响，以此验证理论的适用性和有效性，同时也为理论的进一步发展提供依据。

### （四）理论的联用

经过多年的发展，多数行为学理论已经日趋成熟和完善，不同的理论适用于不同情况。各种行为理论也存在各自的局限性，在一些情况下，应用单个理论可能无法解释所有的行为变异，因此越来越多的研究开始将两种或多种理论结合起来解释行为变异。联合行为模型就是多个模型联合的产物，该模型同时具有理性行动理论和计划行为理论的组成部分，整合了其他一些重要的理论模型，已经有研究证明该模型有较好的效果。除此之外，也有研究将联合行为模型与健康信念模型联用，健康信念模型与计划行为理论整合，健康信念模型与社会认知理论联用。结果证明，多个模型的适当联用可以有更好的效果去解释某一行为。

在行为改变理论的实际应用中，有必要对可能影响目标行为的因素进行全面分析，充分考虑社会、经济、文化等影响因素的差异，探讨行为学理论和其他社会、心理因素的联用模式。多数行为学理论没有考虑到社会、心理因素，如社会支持、社会歧视、抑郁和焦虑等，但是大量研究表明社会心理因素对健康行为的影响十分重要，因此理论和其他社会、心理因素的适当联用可以更好地解释健康相关行为的改变。Khani 和 Gholampour 将健康信念模型和社会支持联用探索肠镜顺应性和接受大便潜血试验的影响因素，结果表明这种联用能有效解释目标行为。

## （五）理论的选择

在研究中选择某一理论时应充分了解各种行为学理论的适用范围，理论的选择应固定在一定时间、一定情境内来考量。掌握相关健康行为理论的基本内涵、优缺点、应用领域等，并比较不同健康行为理论之间的异同点是选择合适理论的基础。即使是同一行为，在不同人群中其行为学模型的适用性也不同。一项基于计划行为理论的吸毒女性性工作者高危性行为研究发现，该理论在状态较好、较差组的适用性不同。除此之外，一篇系统综述的研究结果显示，以健康信念模型为基础的教育干预可以促进女性乳房 X 线筛查行为，但是在行动障碍的妇女中，基于健康信念模型的干预却没有效果。目前尚没有研究能证明一种理论优于另一种理论，所以要根据具体情况来选择适当的理论，尽可能涵盖全面的影响因素，多角度地预测人群健康行为的发生原因及机制，据此设计有效的行为干预措施。

## 三、健康相关行为研究中的指标选择

行为医学评定的内容非常广泛，对基本功能的评定有智力测验、人格测验、学习能力测试等；行为功能的专门评定有神经行为功能测试、家庭功能评定、器官功能评定等；对总体健康状况的评价有一般健康状况评定、总体生活质量评定、心理健康状况评定等；对心理状况的评定有焦虑、抑郁、孤独、情绪障碍等不同的方面；心理行为因素需要根据不同的行为因素如吸烟、饮酒、饮食、睡眠等，分别采用不同的方法进行评定；不同疾病的心理状况、行为危险因素、生活质量等均需要根据不同的评定要求采用适宜的评定指标进行评定，以便为行为诊断、行为干预治疗以及预防等提供客观的依据。

## （一）一般指标的选择

1. 常用的社会人口学指标：年龄、性别、民族、社会经济地位（收入、职业、教育水平）等。

2. 社会、心理指标：反映社会支持、社会融入、参与社会活动的指标，以及焦虑、抑郁等反映心理状况的指标。

3. 行为指标：通常作为健康相关行为研究中关心的结局变量或重要的协变量。对待研究的行为要有明确的定义，有标准可查的要尽量参照公认的标准，但是很多行为指标的分类标准并不一致，比如对于轻度吸烟的定义，文献中出现的定义有每天吸烟少于 1 盒、每天少于 15 支、每天少于 10 支、每周 1~39 支等，在研究中要根据具体的行为查阅文献，选择适合自身研究的分类定义。

4. 检测指标：在行为健康研究中，为克服自报行为所产生的偏倚，我们常常选用检测指标来客观反映某种行为是否发生以及所产生的后果，例如用睡眠检测仪检测睡眠状态，用 CD4 细胞计数、病毒载量等客观指标间接反映艾滋病患者的服药依从性等。

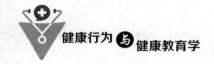

## （二）指标的测量方法和选用原则

行为医学研究中，大部分指标都可以用相应的量表进行评价。行为医学评定量表是指用于行为医学理论研究、实践的评定量表。常用的量表可以测量人的心理、行为、功能状况（包括不同群体和个体、不同健康状况、不同疾病状态的心理行为功能）等指标。

1. 指标评定的基本特征：用于心理、行为测量的量表，是用来量化心理、行为、功能状态的一种测量工具，用量表量化评价分析的过程称为评定。规范的评定量表应具有项目名称、项目定义、项目分级、评定标准等特征。

2. 评定量表的种类：按评定者性质分为自评量表和他评量表，按量表功能分为描述性量表和诊断性量表，按量表内容分为智力评定、人格测验、行为功能测试、心理健康状况评定等多种量表。

3. 指标的评定形式。

（1）主观评定量表：为他评量表，量表各项目描述精细，知情人根据其观察印象逐项判断受评者的心理特质、行为等项目，不仅要判定每一项目受评者是否出现，而且要按照量表项目程度等级标准做出程度估计。评定者的评价是主观的，但评定依据是客观的，具有相当的真实性。

（2）自陈量表：受评者自己按照量表内容要求提供自己的心理特质、行为及个人社会经济背景等资料，如问卷、调查表等为自陈量表，具有项目数量多、项目描述清晰、内容全面、信息量大、可以团体实施等特点。受评者的自陈资料常常带有某些偏向。

4. 量表的选用原则：根据研究目的和量表的评价功能选择。量表的选用可以从下面几点考虑：①能实现研究目的的特异量表；②辅选具有同类评价功能或其他评定功能的量表；③可比证研究结果的可靠性；④坚持简便、实用原则；⑤优先选用具备国内常模资料的量表；⑥优先选用结果统计、分析简便的量表。

5. 指标评定的注意事项：①评定者应具备该量表评定的基本知识和基本的评定操作技能，一般应经过系统的学习和实际评定训练，并取得评定结果的一致性检验；②评定量表应严格按使用手册（或指导语）的要求应用；③遵守量表评定的时间、环境等要求；④评定者与受评者之间应保持友好和信任的关系，取得受评者的配合；⑤注意检查评定资料的完整性，防止资料遗漏或信息丢失。

## 四、健康行为研究中的伦理学问题

健康行为研究的过程需要健康教育工作者与研究对象接触，为了保护研究对象应享有的权利，需要伦理学的原则约束；同时，健康行为与健康教育本身也是一种医学科研，需要遵循医学科研中应遵循的规范。1994年，美国健康教育发展协会颁布了《健康教育工作者的伦理学准则》，提出了健康教育工作者五方面的责任，即对公众负责、对专业负责、对项目单位负责、对健康教育过程负责、对研究与评估负责。结合美国健康教育发展协会的伦理学准则与医学科研中的伦理学准则，进行健康行为和健康教育研究应遵循以下伦理学基本原则，这是健康教育工作者的最低行业标准和研究过程中应遵循的原则。

### （一）公平公正，尊重他人

在实施健康行为研究时，健康教育工作者应该公平地为所有人提供专业服务，不论其年龄、性别、民族、健康状况、职业、经济状况，一视同仁。与目标人群接触时，应注意自己的表情、语气；在准备相应材料时，应注意措辞等。此外，健康教育工作者在提供健康教育服务时，不能要求目标人群在情感、性、经济或其他方面予以回报。在整个健康教育过程中，秉承公平公正的态度，为每个个体提供健康教育服务。此外，健康教育工作者应尊重目标人群拥有不同价值观、态度、信仰和观点的权利，了解并尊重各种文化和社会规范，并在实际工作中时刻意识到自己正处于不同的文化与社会规范中。如健康教育工作者在少数民族地区进行健康行为研究和健康教育工作时，应注意当地的风俗习惯，避免做出与当地风俗相冲突的行为举动。另外，要尊重个体和群体积极参与到健康教育整个过程中各个方面的权利。如在项目实施前期的健康评估中，健康教育工作者应鼓励目标人群参与到评估过程中，发现自己所存在的健康问题，自主提出改善自我健康的方法，在尊重目标人群权利的同时，激发他们自主改善自我健康的意识，提高参与健康教育的热情和积极性，从而使得项目效果更佳。

值得注意的是，健康教育工作者实施的策略和方法应该使个体能够通过选择而不是强制来采取健康的生活方式，应支持个体在了解所有情况（如改变生活和行为方式后对健康的益处、拒绝改变某些行为和生活方式不利于健康的后果）后做出的有关健康的决定。虽然已经有大量证据表明，吸烟、不规律饮食、不坚持运动等行为会极大增加个体健康风险，进而增加疾病负担，但每个人都有决策自由。如面对吸烟者，健康教育工作者只能通过多种形式、多样化的健康教育，让其选择戒烟的行为，而不能强制要求个体戒烟。但是吸烟者若在公众场合吸烟，则会危害公众的健康利益。因此，在面对个人选择和保护公众健康时，在做到二者并重的前提下，底线是个人选择不能损害他人或公众的健康。吸烟者可以选择不放弃吸烟，但不能在公共场合吸烟，确保他的吸烟行为不会危害到他人的健康。

### （二）获取知情同意

知情同意是指向研究参与者告知项目的各种情况后，研究参与者自愿表明同意参加该项目的过程，同时，签署知情同意，书写日期作为文件证明。知情同意是人体生物医学研究的主要伦理要求之一。它反映了尊重个人的基本原则，保证了可能的研究参与者在理解研究性质的基础上自由选择是否参加研究的权利，体现了研究参与者尊严的不可侵犯和自主权。在实施健康行为研究与健康教育前，健康教育工作者也需要获取研究参与者的知情同意。在获取研究参与者的知情同意时，健康教育工作者应该告知的内容包括：①本次相关研究收集资料的目的、意义；②对研究参与者完成研究过程的描述；③研究参与者可能承担的损失或风险；④研究参与者参加研究可能的受益；⑤研究得到的信息和数据的保密范围等。以此获取研究参与者的理解与配合。同时要说明研究是自愿的，研

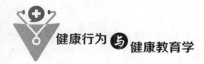

究参与者有权在任何时候中止参与并且不会受到任何处罚。严禁健康教育工作者以任何形式威胁研究参与者强行参与研究，保证所有同意的研究参与者都是自愿和知情的。

### （三）获取伦理审查

健康教育工作者除了要获取研究参与者及其家属的知情同意外，还需要在开展工作前，将知情同意交由医学伦理委员会进行审查。这种审查对于保护对医学的概念和技术不熟悉的人以及能力受到限制不能给予充分知情同意的个体（如儿童、智力或行为有障碍的成人等）尤其重要。在项目进行过程中也要接受医学伦理委员会的检查和监督；同时，在项目结束后发表成果时，其成果也要经过医学伦理委员会的审查，确保整个工作中研究参与者的健康利益。医学伦理委员会的审查是保护研究参与者利益、维护科研秩序的必要手段。

### （四）保护隐私

健康教育工作者应根据法律和专业标准保护研究参与者的隐私。在实施项目过程中，由于研究的需要可能要收集研究参与者部分较为敏感的信息，如婚育史等；同时，在项目相关工作中，有时研究参与者会是某些特殊疾病如艾滋病、结核病等的患者，由于这些疾病为需要长期治疗的传染病，大部分研究参与者会因担心受到歧视而不希望自己的病情曝光，如果曝光可能会造成研究参与者生活的困扰，所以研究参与者的信息不宜传播给与项目无关的人员。因此，在进行研究参与者相关资料收集时，应授意无关人员离开，不得让更多人知晓研究参与者的隐私。如因工作需要拍摄研究参与者照片时，应事先征得研究参与者的同意，同时应注意不得擅自将照片上传网络或分享给与项目无关的人员。当需要使用研究参与者的资料进行学术交流时，也应提前获得研究参与者的同意，并在交流材料中对敏感内容进行处理，材料中不应出现任何可识别的个人信息。健康教育工作者应避免将研究参与者的隐私作为谈资与他人分享，应履行他们对研究参与者的承诺，尊重研究参与者的隐私并严格保密。

### （五）避免伤害

在健康行为研究与健康教育过程中，不伤害原则表现在避免对研究参与者身体的伤害、对研究参与者及其家属的心理伤害和精神伤害，以及研究参与者及其家属的经济损害。

健康教育工作者在进行相关资料收集时，收集资料的方法应对研究参与者无伤害或伤害最低。如在进行问卷调查或访谈时，应注意时间，不扰乱研究参与者的正常工作或学习，不过多占用研究参与者的休息时间；需要采集某些生理指标时，应尽量避免有创检查，采集尿液、粪便、毛发等进行检测（若需进行有创检查，如需要采集研究参与者的血样，应招募专业护士统一培训后再进行血样采集，并在采集过程中严格遵守无菌操作规范，尽量减小对研究参与者的伤害，保证他们的安全与健康）。

除了避免对研究参与者身体的伤害，还要注意避免伤害研究参与者和家属的心理和精神。如在进行艾滋病健康教育时，按照通常的思维模式，在开展健康教育时经血液传播没有什么可避讳的，然而某些地区经血液途径传播艾滋病多数是因有偿献血（即卖血）所致，卖血意味着贫穷和耻辱。艾滋病健康教育研究参与者有患者，也有患者家属，在这一背景下，如果针对卖血强调艾滋病经血液传播，有可能伤害艾滋病患者及其家属的自尊心。因此在这些地方进行艾滋病健康教育时，应注意讲话的方式方法，不宜过分渲染卖血这一途径，以免在无意间伤害到部分艾滋病患者及其家属的精神与心理。

此外，健康教育工作者还应避免对研究参与者及其家属的经济伤害。经济伤害指健康教育工作者在实施工作的整个过程中，由于个人专业水平和服务理念的偏差造成研究参与者因干预活动而遭受经济损失。如进行需求评估时，部分个体健康状况略低于平均水平，但健康教育工作者却由于个人医学专业水平认为这些个体健康状况很差并告知他们，导致这些研究参与者不断去医院检查，过度诊疗而造成经济损害。

### （六）科学严谨，关注个性化需求

在实际工作中，健康教育工作者一般需要完成调查研究、干预和评价效果三个环节的工作。在项目实施的过程中，应始终注意项目的质量控制。在项目的选题中，健康教育工作者不能过分地强调个人的兴趣、名利，而应以增进健康、提高人类健康水平和生活质量为目的，与个人、集体科研水平和国家人民的需要相契合。对已经确定将进行研究的课题，要做到有所发现、有所创造，否则将失去其价值。在工作开展前，健康教育工作者应根据公认的科学和道德标准在大量文献复习的前提下进行健康教育研究的设计，要遵循统计学"随机、重复和对照"的三个原则。在调查研究前注意统一培训调查员，保证调查员现场行为的一致性。在调查研究中不断核查收集到的资料，确保收集的资料无遗漏、无逻辑错误。在收集数据资料后通过双人录入数据、一致性检验、双人独立分析数据等方法确保结果的可靠性。而在进行干预时，教育干预措施应基于一定的理论框架并有相应的经验证据支持。在整个项目研究过程中保持认真严谨的科研态度。同时，当健康教育工作者接受他人的健康相关咨询时，提供的健康相关建议应使用当前的专业标准、理论和指南。若因健康教育工作者自身的问题导致个人或群体的健康受到严重损害，健康教育工作者应自行承担相应的后果。

此外，健康教育工作者还应根据不同人群的需求调整战略和方法。目标人群的个性化需求决定了健康教育过程不能一成不变，应根据目标人群的个体差异制订合适的健康教育方案。

### （七）及时评价效果，真实发表结果

健康教育工作者应定期评估干预的有效性，及时评价项目执行情况，保证计划执行的质量和进度；同时，及时评价进而修正和完善项目计划，使之更适合目标人群的特点和需要。在进行干预有效性的评估时，应注意合理规划，在确保效果的前提下，以最小的样本量、最少次数的资料收集进行评价，尽量减少对研究参与者正常生活的干扰。

此外，在整个项目结束后，应及时、真实地报告自己的研究和评估结果。无论项目的结果是否符合预期目标，都应如实报告，坚决杜绝篡改、伪造数据的行为，更不能将他人的研究成果据为己有。在实际工作中，健康教育工作者有时会作为第三方去评估其

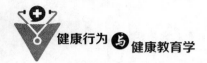
他项目的干预效果，而评估其他项目的健康教育工作者应只与邀请他们进行项目评估的人讨论评估项目的结果，除非对该结果保密会危害他人的健康或安全。同时，健康教育工作者自己的项目结果也不应受第三方的影响，不涉及利益的冲突，也不隐瞒。

在正式出版物发表自己的研究结果时，应充分认识到自己在研究工作中对他人的成果做了哪些借鉴与利用，并在正式出版物中标识出他人的研究成果，予以充分的肯定。值得注意的是，正式出版物中作者署名顺序应与自己在实际工作中的贡献相符。同时，健康教育项目往往是依靠团队齐心协力共同完成的，因此，健康教育工作者应对自己的学生和同事的专业贡献给予适当的认可。此外，在正式出版物的致谢部分，应真诚地感谢每一位为本项目提供帮助、支持的人。

### （八）提升专业素养，以身作则

由于个人知识、水平与经验有限，健康教育工作者在健康行为研究与健康教育领域的专业能力势必存在一定的不足。因此，健康教育工作者应准确认识到自己专业能力的有限与不足。知识水平、专业素养都会影响健康教育工作的效果，因此，应通过不断的教育和学习来保持自己的专业能力，与时俱进，及时学习新的理论、指南和专业标准。另外，健康教育工作者应接受对自己专业能力的批评性话语，善于听取不同的意见，以更好地提升自己的专业能力，不能采取不正当的手段要求别人肯定或赞美自己的专业水平。在健康教育的研究过程中，交流观点、互相分享掌握的数据，可以使得有限的人力、财力和物力资源发挥更大的作用。因此，除了不断地学习专业理论知识外，健康教育工作者还应本着资料共享的原则，在做到在一定范围内适当保密、保证自己及团队科研成果合法权益的前提下，分享自己发现的有效的方法策略，以此让更多的研究者提升自己的专业素养。只有健康教育工作者不断进行自我完善，不断适应环境的变化，才能为指导大众生活、提升大众健康起到积极的作用。

健康教育工作者的言行与生活方式对大众起到了较强的示范作用。因此应格外注意自己的言行举止，用健康的生活方式在无形中影响大众。如健康教育工作者想要对吸烟者进行戒烟教育，应做到自身不吸烟，否则会让吸烟者认为健康教育工作者都吸烟，自己吸烟也不会影响健康。由此可见，健康教育工作者不仅要在大众中做好健康相关知识的宣传、教育和普及工作，更要以身作则，亲自示范，让大众更好地明白怎样的选择是有益于健康的，从而不断提高大众的健康素养、改善大众的生活方式。

（顾菁）

### 【思考题】

1. 定性研究和定量研究有什么区别？请举例说明。

2. 某研究欲通过定性访谈了解艾滋病暴露前预防用药（PrEP）在男男同性性接触人群中推广的困难，请列出定性访谈研究的要点。

3. 定量研究有哪些优点和缺点？请举例说明。

4. 某研究欲通过问卷调查了解高校大学生性健康现状，应如何设计调查问卷？

5. 健康行为研究中，应如何选择测量指标？

# 第九章　重点人群的健康教育

## 【本章提要】

健康教育是为提升人民群众健康水平、提高人民群众健康素养而服务的。健康教育干预活动针对不同的重点人群。不同的重点人群有不同的特点与需求，因此需要不同的干预策略和措施。本章将针对重点人群中的妇女、儿童青少年、老年人展开讨论，详细介绍针对重点人群特点的健康教育干预内容、方法、策略。

健康教育的核心是教育人们树立健康意识，促使人们改变不健康的行为和生活方式，以减少或消除影响健康的危险因素，达到促进健康的目的。在健康教育的实施过程中，首先要关注的对象就是有较多健康危险因素的个人或群体，如妇女、儿童青少年以及老年人。从公共卫生的角度，这类人群被称为脆弱人群（Vulnerable Population）。本章将就上述三类重点人群的健康教育的主要内容和实施原则进行介绍。

## 第一节　妇女健康教育

在妇幼健康领域提出的"母亲安全、儿童优先"的宗旨已成为国际社会的共识。各国政府日益重视本国妇女和儿童以及青少年的健康状况。关爱妇女、儿童和青少年的健康被普遍认为是对人类未来最重要的投入。对妇女、儿童和青少年的健康教育是该人群健康促进工作的第一步。

### 一、妇女健康教育的重要意义

一般而言，女性的一生要经历几个重大的生理变化阶段：从初潮来临，到怀孕生子，再到更年期绝经。这些阶段也往往伴随着女性社会角色的转变。这些女性特有生理特征以及社会角色变化决定了她们在这些生命阶段中会表现出独特的心理活动特征并可能产生相应的健康问题。更重要的是，妇女作为社会成员的一分子，通过辛勤的劳动不仅为国家和社会创造财富，同时也是重要的家庭成员，作为妻子或母亲，她们往往肩负着家庭教育、管理家庭日常生活、照顾子女和赡养长辈的主要责任。因此，针对妇女开展健康教育，提高她们的健康素养，不仅可提高妇幼健康水平，更可通过她们创造健康

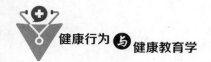

的家庭生活环境，提高家庭和子代的健康水平，促进全民健康。以下将就妇女社会角色改变的三个主要阶段（妊娠期、产褥期和哺乳期、更年期）、她们在这些阶段的身心特征以及相应可能出现的健康问题，探讨妇女健康教育的主要内容。

## 二、妇女各期的身心特征及主要健康问题

### （一）妊娠期

妊娠期，也称为怀孕期，是指受孕后至分娩前的生理时期。妊娠期全过程分为妊娠早期（妊娠 13 周末以前）、妊娠中期（妊娠第 14~27 周末）和妊娠晚期（妊娠第 28 周及其后）。妊娠期是妇女的社会角色发生重大变化的时期，也是妇女一生中最特殊和具有重要意义的时期。妊娠期妇女的身心理健康不仅直接关系到母婴安全，还与子代的远期生命质量息息相关。

怀孕所带来的神经内分泌激素水平的变化，以及胎儿生长发育的变化，会给孕妇的情绪和行为心理等方面带来一系列的影响。

妊娠早期妇女易出现情绪不稳定的表现，如在短时间内心情忽好忽坏，易激动，为一点小事气恼或哭泣，极少部分孕妇可能发展为歇斯底里等较严重的情绪改变，但这些情绪问题一般持续时间较短，预后较好。在妊娠中期，特别是当胎心、胎动出现后，多数孕妇都会为孕育生命的自豪感和初为人母的喜悦感所触动，此时大多数孕妇的情绪都会相对稳定，这是妊娠早期适应的结果。进入妊娠晚期，分娩将近，有些孕妇会出现对产程是否顺利、对胎儿性别的期待、对胎儿健康状况的担忧、分娩后的经济或照料负担等一系列问题的担心和忧虑，如果孕妇在此时无法得到丈夫或家人的支持，或者支持的力度不够，在这些问题所带来的紧张和压力下，孕妇很容易出现焦虑或抑郁的情绪症状。不良情绪问题容易促使高危妊娠发生，而一旦出现高危妊娠，就会增加孕妇的心理负担，形成恶性循环。孕妇的这种负性情绪状态如果没有得到及时的处理，就很容易发展成为产前抑郁症（Antenatal Depression）。

### （二）产褥期和哺乳期

产褥期是指胎儿、胎盘娩出后的产妇身体和心理方面调适复原的一段时间，一般为产后 42~56 天。传统的坐月子即为产褥期的前 30 天。哺乳期是指产妇用自己的乳汁喂养婴儿的时期，一般为 10 个月至 1 年。

自胎盘娩出后，产妇便进入了产褥期。在这段时间里，产妇的乳房要泌乳，子宫要复原，身体的各个系统都要逐渐恢复到孕前的状态和水平。不哺乳或部分哺乳的产妇可有月经回潮。总之，产褥期是产妇全身多系统逐渐复原的时期，大约需 42 天。为了保护母婴健康，降低婴幼儿死亡率，国际上已将保护、促进和支持母乳喂养作为妇幼卫生工作的一个重要内容。妇女在产褥期及之后的哺乳期能否顺利泌乳、能否有足量的母乳喂养幼儿是产妇及其家人非常关注的事情。

经历了妊娠及分娩的激动与紧张，多数产妇在此阶段普遍表现为精神极度放松。但

在分娩前后激素水平急剧变化、产褥期不适、产妇对哺育婴儿的担心，以及来自家庭方面相关因素的综合影响下，产妇逐渐开始出现不稳定的情绪，尤其在产后 3～5 天容易情绪低落，表现出轻度抑郁的症状。此时如果产妇在母乳喂养上遇到困难，又缺乏来自丈夫或家人对育儿或精神、情感方面的支持，则情绪更加恶化，并可能导致产后抑郁症（Postpartum Depression）。

### （三）更年期

更年期是妇女从生育期逐渐进入老年期的生理过程，一般是在 46～55 岁的年龄阶段。在这一时期，生殖系统和内分泌系统发生变化：卵巢功能衰退，雌激素水平下降，出现绝经。

更年期并不是疾病，但在这一生理转变的过程中极易诱发身心问题，常见的问题有自主神经（植物神经）功能紊乱、生殖系统萎缩等，还可能伴随一系列情绪或心理方面的变化。例如，处于更年期的女性时常会出现暴躁易怒的不稳定情绪，有时候会出现潮热、失眠、头疼、心悸胸闷等不适症状，还可发生高血脂、高血压和骨质疏松等远期并发症。与此同时，多数进入更年期的妇女，正处在子女成年离家、开始独立生活的阶段，因此还常常会感觉孤独空虚，容易多疑，常会因为一些小事情就大喊大叫甚至哭泣，还有些妇女会出现焦虑、抑郁和睡眠障碍等。临床上将妇女在更年期出现的上述系列症状称为更年期综合征，也叫围绝经期综合征（Premenopausal Syndrome）。

### 三、妇女健康教育的主要内容

针对妇女的健康教育需要结合妇女的身心特征及其所面临的主要健康问题，并且，在开展健康教育时，既要考虑普遍性的健康教育内容，在面对特定妇女群体时也需要有强化的、有针对性的健康教育内容。这里的"特定妇女群体"并非一个专业术语，本章结合妇女健康教育对象的特征，立足于妇女健康教育工作的实施场所，区分了农村留守妇女群体、流动务工妇女群体和职业妇女三个特定的群体。

### （一）妇女健康教育的一般内容

1. 与妇女生理阶段相应的健康教育。

（1）月经期的健康教育：月经相关的生理知识、月经期的情绪变化及管理。针对青春期少女的经期健康教育将在儿童青少年部分具体讲述。

（2）妊娠期的健康教育：妊娠期相关知识、健康饮食和适当体力锻炼等行为的管理，妊娠期的性活动，分娩过程的相关知识，妊娠期抑郁症状的自我识别、自我管理及必要时的求助。此外，还有针对青春期少女的早孕预防的相关干预。

（3）产褥期的健康教育：产褥期的相关知识，产后常见病的预防及处理，新生儿喂养、护理以及保健，产褥期抑郁症状的自我识别、自我管理及必要时的求助。

（4）更年期的健康教育：更年期的相关知识，更年期综合征的自我识别、自我管理和必要时的求助，情绪和心理管理，焦虑、抑郁症状的自我识别、自我管理和必要时的

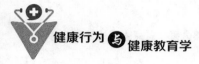

求助。

2. 妇女易患疾病的健康教育。

妇女易患疾病主要包括月经病（如月经不调、痛经、闭经等）、乳腺增生、生殖系统炎症（如阴道炎、子宫颈炎、输卵管炎等）等。严重影响妇女健康的常见病还包括生殖系统肿瘤（如乳腺肿瘤、子宫颈癌、子宫肌瘤、卵巢肿瘤等）以及性传播疾病（如淋病、生殖器疱疹、尖锐湿疣、软下疳、艾滋病等）。对妇女易患疾病的健康教育应包括采取预防性的行为、早期筛查行为、相关的患者教育等。对于性传播疾病，尤其是艾滋病，应在重点人群（如女性性工作者）中进行相应的干预（如知识宣传、避孕套发放以及同伴教育等）。

3. 与妇女家庭角色相应的健康教育。

（1）通过妇女进行儿童健康教育：女性所承担的母亲角色，使得妇女在养育后代的任务中承担着最主要的工作。因此可以通过对妇女的健康教育获得改变、规范儿童相关行为的效果。这方面的健康教育主要在人际层面展开，包括通过妇女影响儿童保护视力、营养膳食、合理锻炼、心理健康以及预防意外伤害等方面的行为。

（2）健康生活方式教育：在中国的绝大多数家庭中，妇女通常既是家庭环境的缔造者，又是家庭大小事务的管理员。可以通过妇女在家庭中的影响力，让家庭成员自觉认同并接受健康生活方式，培养良好的行为和生活习惯，提升家庭成员的行为健康水平。这方面的健康教育也主要在人际层面展开，通过对妇女的教育来达到家庭成员合理饮食、合理锻炼等目的。

4. 针对特定妇女群体的健康教育。

（1）流动务工妇女的健康教育：国家统计局的最新数据显示，2018 年我国流动人口规模达到 2.41 亿人。在全国流动人口大军中流动务工妇女是健康教育工作关注的重点人群。流动务工妇女的健康教育除了普遍性内容之外，应该具有一定的针对性。比如应在流动务工妇女中积极开展优生优育方面的知识宣传和行为干预，以及开展包括艾滋病在内的性传播疾病的教育和无保护性行为的干预工作。

（2）农村留守妇女的健康教育：在当前大多数中国农村，由于男性劳动力长期在外务工，妇女与老年人、孩子留守在家中，成为农村家庭中的主要劳动力。农村留守妇女不仅要承担家庭与农村社会发展的责任，还承担着生理、心理等多方面的压力。因此，农村留守妇女的健康教育主要包括心理层面的援助和干预。并且，考虑到农村环境条件的限制，应在充分利用农村社区现有资源的基础上，与当地教育部门、医疗部门、社会服务部门和志愿者组织等充分合作，采用农村留守妇女可接受的多种方式，为农村留守妇女提供信息支持和精神方面的支持，改善她们应对情绪和心理压力的知识、态度、信念和技能，从而提高她们的心理健康水平。

（3）职业妇女的健康教育：职业妇女的健康教育应关注职业疲劳、职业应激以及职业倦怠等问题，还应提供有针对性的提升健康素养的教育活动，比如指导妇女对美容整形手术要有正确的认识，对美容护肤产品不盲从，要有科学的美容观念和美容知识。

### （二）妇女健康教育案例

张莹莹等以妇产科门诊就诊的育龄妇女为目标人群，开展了以微信为健康教育载体的农村育龄妇女宫颈癌筛查健康教育。针对目标人群，在采用常规门诊知识讲解，门诊医护人员发放宫颈癌筛查有关知识的宣传资料，提供免费咨询和讲解，介绍宫颈癌预防要点和检查手段，并提出宫颈癌筛查的相关建议的基础上，进行为期8周的微信群健康教育。研究小组创立农村育龄妇女宫颈癌筛查微信群平台，该平台提供免费咨询服务和信息互动。微信群平台定期发放宫颈癌筛查的健康教育内容。健康教育内容包括宫颈癌的概念、常见的致病因素、宫颈癌的三级预防、临床表现、生殖健康及避孕方法、常见的筛查方法和治疗方法。内容以视频、音频、图片、文字等形式发送，力求通俗易懂。相较于传统的知识讲解、知识手册阅读，微信平台可以给予育龄妇女更为直接的健康教育刺激，宫颈癌筛查相关知识通过图片、视频、音频等多种方式传播，在增加了知识的信息量的同时，也更能吸引育龄妇女的注意，使其加深对这些知识的理解，认识到宫颈癌筛查的必要性和重要性。不仅如此，智能手机的普及，让基于微信的健康教育不再受限于时间和空间。不需要农村育龄妇女特地从家赶到医院在特定时间接受健康教育，只需要轻轻一点，他们即可选择自己想了解的知识，或是在线上询问医生相关的问题。还有最为重要的一点，由于宫颈癌容易发生在女性阴道与宫颈口交接部，对广大农村育龄妇女而言，属于隐私部位，通过微信群里的医患沟通和咨询，有效缓解其面对临床医护人员的紧张感和尴尬，提高了对宫颈癌筛查的自我效能。这一研究发现，在对农村育龄妇女进行宫颈癌筛查健康教育中应用微信健康教育模式可提高农村育龄妇女对宫颈癌筛查的认知水平，促进其主动进行筛查。

# 第二节　儿童青少年健康教育

## 一、儿童青少年健康教育的意义

儿童青少年时期是个体身体不断发育至成熟的时期，同时也是心理发育的重要阶段。儿童青少年时期可塑性高、接受能力强，是形成健康的行为和生活方式、打下良好健康素养基础的关键时期。因此，抓住这一关键时期开展健康教育工作，不仅可提高该群体的健康水平，还能通过儿童青少年对父母辈以及祖父母辈的健康认知和行为形成辐射影响力，促进全民健康水平的提高。

## 二、儿童青少年身心发育特点及主要健康问题

儿童青少年时期是生长发育最旺盛、最主要的阶段。其生长发育的程度与未来生活质量密切相关。儿童青少年的生长发育有一定的规律，除了在青春早期独有的以性成熟

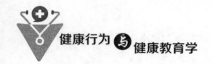

为主要表现的特征之外，此阶段的生长发育普遍表现为阶段性和连续性、生长发育速度的不均衡性、时间顺序性及统一协调性。此外，在发育过程中还可表现出生长轨迹和生长关键期现象。

### （一）儿童青少年的生长发育特点

1. 阶段性和连续性。

儿童青少年的生长发育既是一个连续过程，又可在不同的阶段呈现出鲜明的特征。心理学领域将儿童青少年的身体发育和心理发展过程划分为六个阶段：乳儿期（0～1岁）、婴儿期（2～3岁）、幼儿期（4～6岁）、童年期（7～11岁）、少年期（12～15岁）和青春早期（16～18岁）。少年期和青春早期是指由儿童逐渐发育为成人的过渡时期。在每个阶段，儿童青少年的生长发育都具有该阶段的鲜明特点。与此同时，生长发育又是连续的，即前后发育阶段规律地交替衔接，前一阶段为后一阶段奠定基础，后一阶段是前一阶段的必然趋势，任何阶段的发育出现障碍，都将对后一阶段产生不良影响。

2. 生长发育速度的不均衡性。

在儿童青少年的整个生长发育阶段中，生长速度是不均衡的，有的阶段快，有的阶段慢。因此，生长发育速度曲线呈波浪形。从胎儿到成人，有两次生长突增高峰：第一次是从胎儿期4个月至出生后1年，第二次发生在青春早期，女孩比男孩早两年左右开始发育。

3. 时间顺序性与统一协调性。

儿童青少年时期，各器官的发育速度是不均衡的，但遵循一定的规律。发育最早的是神经系统，脑在出生后2年内发育较快，发育最晚的是生殖系统，淋巴系统在儿童期生长迅速，于青春期前达高峰，以后下降到成人水平，心、肝、肾、肌肉等的增长基本与体格生长相平行。机体各系统的发育虽不平衡，但却相互协调、相互影响和适应。这是人类在长期生存和发展中对环境的一种适应性表现。任何一个系统的发育都不是孤立的，而任何一种作用于机体的因素都可对多个系统产生影响。例如，适当的体育锻炼不仅促进肌肉和骨骼发育，也促进呼吸系统、心血管系统、神经系统功能水平的提高。

4. 生长轨迹和生长关键期现象。

在外环境无特殊变化的条件下，儿童的发育过程比较稳定，呈现一种轨迹（Canalization）。该轨迹有动态的、复杂的调控系统，其中基因起关键作用。它尽力使正在生长的个体在群体范围中保持有限的上下波动幅度。一旦出现疾病、内分泌障碍、营养不良等不利现象，就会导致明显的生长发育迟滞。一旦这些阻碍因素被克服，儿童会立即表现出向原有生长轨迹靠近和发展的强烈倾向。这种在阻碍生长的因素被克服后表现出的加速生长并恢复到正常轨迹的现象，称为追赶性生长（Catch-up Growth）。

儿童青少年的许多重要器官和组织都有生长关键期，如果此期的正常发育受干扰，很可能造成永久性缺陷或功能障碍。一旦没有抓住这个发育关键期进行相应的治疗或训练，这些器官、组织即使出现追赶性生长，也很难恢复到其遗传潜力所赋予的水平。

### （二）儿童青少年的心理发育特点

在儿童青少年生理发育过程中，心理发育相伴相随，只不过生理发育到了青春期的末期（大约 20 岁）就会基本停止，而心理发育则可持续整个生命期。发展心理学认为，心理发育是指个体从出生到死亡的整个生命期间持续的、有规律的心理变化过程，包括动作（运动）、言语、行为、认知、情绪、人格和社会适应性等方面。因此，儿童青少年时期也是心理发展、构建自我、培养健全人格、发展社会技能的重要时期。

儿童青少年期的心理发展是指从不成熟到成熟的过程，也是各种认知及反应活动日趋完善和复杂的过程。该过程有以下几个特征：①儿童的运动能力、认知、情绪和行为的发展水平伴随着年龄增长而表现出一定的规律性，如童年期的孩子以形象思维为主；②同年龄儿童青少年在各项心理要素上的发展水平存在一定的差异；③处在该阶段的各年龄儿童青少年的大脑发育已趋于完善，如 6~7 岁的儿童的大脑重量已经达到成人大脑重量的 90%，在 12 岁时基本接近成人，到 20 岁左右则停止增长。大脑的发育完善说明儿童青少年已经具有心理发展的物质基础。

但是，从另一个角度来看，儿童青少年期有身心发展的双重任务，并且会出现不同程度的身心发展不平衡。例如在少年期的生长发育表现为快速的体格发育和性意识产生，但此时少年正处在从童年期向青春早期的过渡阶段，"半幼稚、半成熟、半儿童、半成人"是这一阶段的突出特点，这一时期的少年对独立感有强烈的需要，自尊心强，情感丰富且变化快，容易冲动。少年期也常被称为危险期，这是因为此阶段的孩子，从道德行为到认知程度等各方面都表现为不稳定，少年的大多数心理和社会问题都出现于这一年龄阶段。这一时期也是家庭、学校和社会正确引导的非常重要的时期。并且，儿童青少年期的心理问题往往是成人精神心理障碍的早期表现，该阶段起病的精神心理疾病，会使个体社会功能持续广泛受损，对其终身产生深远的影响。

### （三）儿童青少年的健康教育内容

1. 幼儿期的健康教育。

幼儿期是儿童生理与心理生长发育的重要时期，也是健康教育的重要时期。针对幼儿期的儿童开展可持续的健康教育，可以促进儿童身心的健康发展，提高儿童及其家庭的生活质量。

（1）生活行为习惯教育：幼儿期是培养儿童饮食习惯的最佳时期。因此，应让儿童意识到挑食、偏食及吃零食对健康的危害。在此基础上，形成良好的就餐行为习惯，如饭前洗手、均衡饮食、细嚼慢咽、不大声咀嚼食物、不吃生冷食物、不喝生水、少吃糖果、少喝含糖饮料等。同时，培养幼儿期儿童良好的卫生习惯，养成饭后漱口、睡前刷牙的习惯，预防龋齿。每天看电视的时间不宜超过 1 小时，连续看电视时间不应超过 30 分钟，预防近视。除此之外，儿童应在白天活动，夜间定时入睡，避免在入睡前激烈运动或长时间看电视等，保证儿童有充足优质的睡眠。

（2）心理教育：学龄前期是儿童心理塑造的关键时期，因此应采取多种形式的健康教育，保证学龄前儿童心理健康。因此，应培养儿童良好的人际交往能力，为其健康的

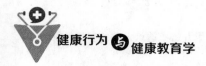

心理打下良好的基础。学龄前儿童一般自我意识强，较为任性，因此应帮助儿童塑造良好的性格。

（3）安全教育：幼儿期儿童是意外伤害的高危人群，除了对儿童的家长进行相关健康教育外，也应对儿童本身针对发现的危险行为进行安全健康教育，如不在马路上玩耍、不玩刀具或玻璃等尖锐物品、不独自骑自行车或滑滑板车、不下河游泳等，预防和控制幼儿期儿童意外伤害的发生。

2. 童年期及以后的健康教育。

儿童青少年的健康教育应遵循身心发展的规律并密切结合其身心发育过程来设计和开展。儿童青少年从童年期开始基本都是在学校接受教育，因此，针对该群体的健康教育可与以学校为基础的健康教育相结合。

根据我国最新颁布的《中国公民健康素养——基本知识与技能（2015年版）》以及教育部印发的《中小学生健康教育指导纲要》（教体艺〔2008〕12号），针对儿童青少年的健康教育应包括健康行为和生活方式、疾病预防、心理健康、生长发育与青春期保健、安全应急和避险五个领域，同时，在开展健康教育时应根据儿童青少年生长发育的不同阶段，分别从小学低、中、高年级开始，到初中、高中阶段，将五大领域的内容合理分布在不同年级。

（1）水平一（小学1~2年级）。

1）健康的行为和生活方式：不随地吐痰，不乱丢果皮纸屑等垃圾；咳嗽、打喷嚏时遮掩口鼻；勤洗澡、勤换衣、勤洗头、勤剪指甲（包含头虱的预防）；不共用毛巾和牙刷等洗漱用品（包含沙眼的预防）；不随地大小便，饭前便后要洗手；知道正确的洗手方法，正确的身体坐、立、行姿势（预防脊柱异常弯曲），正确的读写姿势；正确做眼保健操；每天早晚刷牙，饭后漱口；知道正确的刷牙方法，选择适宜的牙刷和牙膏；预防龋齿（认识龋齿的成因、注意口腔卫生、定期检查）；适量饮水，提倡喝白开水；吃好早餐，一日三餐有规律；不偏食、挑食；经常喝牛奶，食用豆类及豆制品；经常开窗通气；文明如厕，自觉维护厕所卫生；知道蚊子、苍蝇、老鼠、蟑螂等会传播疾病。

2）疾病预防：接种疫苗可以预防一些传染病。

3）心理健康：日常生活中有礼貌，与同学友好相处。

4）生长发育与青春期保健：知道生命孕育、成长的基本知识以及"我从哪里来"。

5）安全应急与避险：知道常见的交通安全标志、行人应遵守的基本交通规则、乘车安全知识；不玩危险游戏，注意游戏安全；燃放鞭炮要注意安全；不玩火，使用电源要注意安全；使用文具、玩具要注意卫生安全；远离野生动物，不与宠物打闹；家养犬要注射疫苗；发生紧急情况，会拨打求助电话（医疗求助电话120，火警电话119，匪警电话110）。

（2）水平二（小学3~4年级）。

1）健康的行为和生活方式：知道读书写字、看电视、用电脑的卫生要求；预防近视（认识近视的成因、合理用眼、注意用眼卫生、定期检查）；预防眼外伤；不吃不洁、腐败变质、超过保质期的食品；生吃的蔬菜、水果要洗净；知道人体所需的主要营养素；合理进行体育锻炼，保证充足的睡眠；生活垃圾分类放置；烟草中含有多种有害健康的物质，避免被动吸烟。

2）疾病预防：知道蛔虫、蛲虫等肠道寄生虫病的健康危害与预防，营养不良、肥胖的健康危害与预防，传染病传播链，常见呼吸道传染病（流感、水痘、腮腺炎、麻疹、流脑等）的预防，冻疮的预防（可根据地方实际选择），学生应接种的疫苗。

3）生长发育与青春期保健：人的生命周期包括诞生、发育、成熟、衰老、死亡；初步了解儿童青少年身体主要器官的功能，学会保护自己。

4）安全应急与避险：有游泳和滑冰的安全知识；不乱服药物，不乱用化妆品；知道火灾发生时如何逃生与求助，地震发生时如何逃生与求助；动物咬伤或抓伤后应立即冲洗伤口，及时就医，及时注射狂犬病疫苗；能简单处理鼻出血；知道简便止血方法（指压法、加压包扎法）。

（3）水平三（小学 5～6 年级）。

1）健康的行为和生活方式：健康不仅仅是没有疾病或不虚弱，而是身体、心理、社会适应的完好状态；健康的生活方式（主要包括合理膳食、适量运动、戒烟限酒、心理平衡）有利于健康；膳食应以谷类为主，多吃蔬菜、水果和薯类，注意荤素搭配；日常生活饮食适度，不暴饮暴食，不盲目节食，适当吃零食；购买包装食品应注意查看生产日期、保质期、包装有无胀包或破损，不购买无证摊贩食品；知晓容易引起食物中毒的常见食品（发芽土豆、不熟扁豆和豆浆、毒蘑菇、新鲜黄花菜、河豚等）；不采摘、不食用野果、野菜；体育锻炼时自我监护（主观感觉和客观检查的指标）；发现视力异常，应到正规医院眼科进行视力检查，注意配戴眼镜的卫生要求；吸烟和被动吸烟会导致癌症、心血管疾病、呼吸系统疾病等多种疾病，不吸烟、不饮酒；知晓常见毒品的名称、毒品对个人和家庭的危害、自我保护的常识和简单方法，远离毒品。

2）疾病预防：知晓贫血的健康危害与预防、常见肠道传染病（细菌性痢疾、伤寒与副伤寒、甲型肝炎等）的预防、疟疾的预防、流行性出血性结膜炎（红眼病）的预防、碘缺乏对人体健康的危害、食用碘盐可以预防碘缺乏病、血吸虫病的预防（可根据地方实际选择）。

3）心理健康：保持自信，自己的事情自己做。

4）生长发育与青春期保健：知晓青春期的生长发育特点、男女少年在青春期的差异（男性、女性第二性征的具体表现）、女生月经初潮及意义（月经形成以及周期计算）、男生首次遗精及意义、变声期的保健知识、青春期的个人卫生知识，以及体温、脉搏的测量方法及意义。

5）安全应急与避险：知晓骑自行车的安全常识，常见的危险标识（如高压、易燃、易爆、剧毒、放射性、生物安全，远离危险物），煤气中毒的发生原因和预防，触电、雷击的预防，中暑的预防和处理，轻微烫烧伤和割、刺、擦、挫伤等的自我处理；提高网络安全防范意识。

（4）水平四（初中阶段）。

1）健康的行为和生活方式：不良生活方式有害健康，慢性非传染性疾病（恶性肿瘤、冠心病、糖尿病、脑卒中）的发生与不健康的生活方式有关；膳食平衡有利于促进健康；青春期要有充足的营养素，保证生长发育的需要；保证充足的睡眠有利于生长发

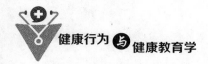

育和健康（小学生每天睡眠 10 小时，初中生每天睡眠 9 小时，高中生每天睡眠 8 小时）；知晓食物中毒的常见原因（细菌性、化学性、有毒动植物等）；发现病死禽畜要报告，不吃病死禽畜肉；适宜保存食品，腐败变质食品会引起食物中毒；拒绝吸烟、饮酒的技巧；知晓毒品对个人、家庭和社会的危害，拒绝毒品的方法；吸毒违法，拒绝毒品。

2）疾病预防：知晓乙型脑炎的预防、疥疮的预防、肺结核的预防、肝炎的预防（包括甲型肝炎、乙型肝炎、丙型肝炎等）；不歧视乙肝患者及感染者；知晓艾滋病的基本知识、艾滋病的危害、艾滋病的预防方法；判断安全行为与不安全行为，拒绝不安全行为；知道寻求帮助的途径和方法；知晓与预防艾滋病相关的青春期生理和心理知识、吸毒与艾滋病的关系；不歧视艾滋病病毒感染者与患者。

3）心理健康：知晓不良情绪对健康的影响、调控情绪的基本方法；建立自我认同，客观认识和对待自己；根据自己的学习能力和状况确定合理的学习目标；知晓异性交往的原则。

4）生长发育与青春期保健：热爱生活，珍爱生命；知晓青春期心理发育的特点和变化规律，正确对待青春期的心理变化；知晓痤疮的发生原因、预防方法，月经期间的卫生保健常识，痛经的症状及处理；女性选择和佩戴适宜的胸罩。

5）安全应急与避险：有病应及时就医；服药要遵从医嘱，不乱服药物；不擅自服用、不滥用成瘾性药物；不擅自服用止痛药物；保健品不能代替药品；知晓毒物中毒的应急处理、溺水的应急处理、骨折的简易应急处理（固定、搬运）；识别容易发生性侵害的危险因素，保护自己不受性侵害；预防网络成瘾。

（5）水平五（高中阶段）。

1）健康的行为和生活方式：知晓食品选购的基本知识、中国居民膳食指南的内容。

2）疾病预防：知晓艾滋病的预防知识、艾滋病的流行趋势及对社会经济带来的危害、HIV 感染者与艾滋病患者的区别、艾滋病的窗口期和潜伏期、无偿献血的知识，不歧视艾滋病病毒感染者与患者。

3）心理健康：合理宣泄与倾诉，客观看待事物；知晓人际交往中的原则和方法，做到主动、诚恳、公平、谦虚、宽厚地与人交往；知晓缓解压力的基本方法；认识竞争的积极意义；正确应对失败和挫折、考试等特殊时期的常见心理问题。

4）生长发育与青春期保健：热爱生活，珍爱生命；知晓青春期常见的发育异常，发现不正常要及时就医；婚前性行为严重影响青少年身心健康，避免婚前性行为。

5）安全应急与避险：知晓网络交友的危险性。

### （四）儿童青少年健康教育的实施途径及保障机制

学校要通过学科教学和班会、团会、校会、升旗仪式、专题讲座、墙报、板报等多种形式开展健康教育。学科教学每学期应安排 6～7 课时，主要课程为"体育与健康"，健康教育教学课时安排可有一定灵活性，如遇下雨（雪）或高温（严寒）等不适宜户外体育教学的天气可安排健康教育课。另外，小学阶段还应与"品德与生活""品德与社会"等学科的教学内容结合，中学阶段应与"生物"等学科的教学有机结合。对无法在

"体育与健康"等相关课程中渗透的健康教育内容，可以利用综合实践活动和地方课程，采用多种形式，向学生传授健康知识和技能，注重学生养成促进健康的行为习惯。

各地教育行政部门和学校要重视健康教育师资建设，把健康教育师资培训列入在职教师继续教育的培训系列和教师校本培训计划，分层次开展培训工作，不断提高教师开展健康教育的水平。中小学健康教育师资以现有健康教育专、兼职教师和体育教师为基础。要重视健康教育教学研究工作，各级教研部门要把健康教育教学研究纳入教研工作计划，针对不同学段学生的特点，开展知识传播与技能培养相结合的教学研究工作。

各地应加强教学资源建设，积极开发健康教育的教学课件、教学图文资料、音像制品等，增强健康教育实施效果。凡进入中小学校的自助读本或相关教育材料必须按有关规定，经审定后方可使用。健康教育自助读本或者相关教育材料的购买由各地根据本地实际情况采取多种方式，不得向学生收费增加学生负担。大力提倡学校使用公用图书经费统一购买，供学生循环使用。

要重视对健康教育的评价和督导。各地教育行政部门和学校应将健康教育实施过程与健康教育实施效果作为评价重点。评价内容包括学生健康意识的建立、基本知识和技能的掌握和卫生习惯、健康行为的形成，以及学校对健康教育课程（活动）的安排、必要的资源配置、实施情况、实际效果。各地教育行政部门应将学校实施健康教育情况作为学校督导考核的重要指标之一。

充分利用现有资源。健康是一个广泛的概念，涉及生活的方方面面。学校健康教育体现在教育过程的各个环节，各地在组织实施学校健康教育的过程中，要注意健康教育与其他相关教育（如安全教育、心理健康教育）有机结合，把课堂内教学与课堂外教学结合起来，发挥整体教育效应。

学校健康教育是学校教育的一部分。学校管理者应以大健康观为指导，全面、统筹思考学校的健康教育工作，应将健康教育教学、健康环境创设、健康服务提供有机结合，为学生践行健康行为提供支持，以实现促进学生健康的目标。

最后，除了上述常规的学校健康教育内容之外，针对儿童青少年中的特殊群体，如留守儿童、有行为问题的儿童青少年、有严重心理应激经历的儿童青少年（如学校欺凌的受害者）以及发生了违法犯罪行为的儿童青少年，健康教育工作者应该注意在以学校健康教育为依托的基础上，结合家庭、社区、少管所/监狱等特定场所的特点，针对儿童青少年所属亚群体的特点，相应地调整健康教育的主要内容及工作方法和手段，利用国家和地方相应的法规、政策，积极利用现有的社会教育资源，为这些特殊的儿童青少年群体开展形式多样的健康教育工作。

# 第三节 老年人健康教育

步入老龄阶段是个体生命周期的必经之路。按照我国《老年人权益保障法》第 2 条规定，凡年满 60 周岁的中华人民共和国公民都属于老年人。一般而言，新陈代谢放缓、抵抗力下降、生理机能下降等是老年人群的普遍生理特征，因此老年人群也是各种疾

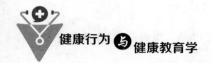

病，尤其是慢性病的易患群体，一直以来都是医疗卫生领域关注的重点人群。我国人口的老龄化程度正在加速，根据国家统计局最新的统计数据，2018 年我国 60 周岁及以上人口为 24949 万人，占总人口的比重为 17.9%，其中 65 周岁及以上人口为 16658 万人，占总人口的比重为 11.9%。在人口老龄化带来各种社会问题和健康问题的背景下，针对老年人群的健康教育工作显得尤其紧迫且重要。

## 一、老年人的身心特征

老年人在我国全人口中是一个庞大的群体，老年人群的构成也存在年龄和其他相关特征上的差异。参照人口学的标准以及国内学者的研究，老年人可划分为低龄老年人（60~69 岁）、中龄老年人（70~79 岁）和高龄老年人（80 岁及以上）三个层次。不论处在哪个年龄阶段，其生理和心理特征的总体趋势是一致的，但也有特定年龄阶段的特征性。

### （一）老年人的生理特征

老年人的典型生理特征即为"老"，意味着老化、衰老。这一特征不仅表现在老年人的外观形态上，还可反映在人体内部的细胞、组织、器官以及身体各系统功能的变化上。

1. 体表外形改变。

从体表外形上判断一个人步入老年，典型的表现：须发变白，脱落稀疏；皮下脂肪减少，结缔组织弹性降低导致皮肤出现皱纹；牙龈组织萎缩，牙齿松动脱落；骨骼肌萎缩，骨钙丢失或骨质增生，关节活动不灵；身高、体重随着年龄增加而降低等。

2. 组织、器官等的功能下降。

老年人的各种器官功能都会出现不同程度的减退，如视力和听力下降，肺活量、心排血量减少，肾脏清除功能减退，胃酸分泌下降，脑组织萎缩等。这些变化会使老年人器官储备功能下降，难以适应环境的变化，并且容易出现各种慢性退行性病变。

3. 出现老年性疾病。

进入老年后，系统功能老化，免疫力下降，易出现各种老年性疾病，例如，老年人的心血管系统、消化系统、神经系统、免疫系统等的功能都伴随着老化的进程而出现功能性障碍，如果这些功能性障碍得不到及时排除或减缓，就会导致冠心病、糖尿病、慢性支气管炎、老年痴呆、肿瘤等各种疾病的发生。

总体而言，老年人的这些改变是因年龄增大而伴随产生的正常生理现象，并且，这一过程与个人的健康状况、生活方式、精神状态以及意外事件等有密切关系，可能会有较大的个体差异，表现为不同老年人的生理衰退情况不尽相同。从另一方面来看，这些生理上的变化也可能会因疾病或外界因素的影响而加速或延缓。

### （二）老年人的心理特征

在进入老龄阶段后，个体的社会角色将面临几个主要的变化。而在这些角色转变阶段，老年人的心理与行为也会表现出相对应的一些特征。

1. 从职业角色变为闲暇角色。

对在城市就业的老年人而言，退休后就会从职业角色变为闲暇角色，他们与原工作单位及原同事的联系会急剧减少，部分人甚至会完全脱离与原单位的联系。虽然部分老年人在退休初期会以返聘等其他形式继续就业，但闲暇角色仍是他们生活的主要部分。农村老年人由于养成了劳动的习惯，多数人在步入老年后的一段时间内仍能坚持农作劳动，但最终还是会变为完全的闲暇角色。改变了工作和劳作状态的老年人的生活社交圈子变窄，由于对社会事务、劳作活动的参与度越来越低，容易出现失落和无用感，自信心不足，由于对新事物的感受机会减少，加上对新知识的学习能力减弱，一些老年人会感觉自己与时代脱节，有被抛弃感。

2. 从主体角色变为依赖角色。

老年人在退休前是家庭的主体角色，对家中的大小事务都有主动权和决定权。但在退休后，随着年龄增大，对儿女的依赖程度越来越高，逐渐从主体角色变为依赖角色。在此阶段的老年人容易出现心理安全感下降、适应能力减弱、失落感、孤独感和自卑感。

3. 从配偶角色变为单身角色。

随着年龄增长，失去配偶的可能性日益增大。一旦丧失配偶，剩下的老年人即进入单身角色。丧偶对老年人而言是一个重大的负性生活事件，会增强老年人的孤独感，并很有可能导致抑郁、焦虑等负性情绪的出现。遭遇丧偶的老年人如无法从子女或亲友处得到足够的社会支持，则极可能出现严重的抑郁、焦虑障碍。有调查发现，我国的丧偶老年人中，独居、与孙子女同住的丧偶老年人经常感到孤独的比例相对较高，而与已婚子女同住的丧偶老年人感到孤独的比例相对较低；农村的丧偶老年人的孤独感比城市丧偶老年人更高。

## （三）老年人身心问题的年龄差异性

虽然老年人活动能力随年龄增加而下降，但中、低龄老年人身体活动能力较好，可通过体育锻炼提高功能状态，从而维持较好的生命质量。高龄老年人的身体活动受限，对身体活动的需求减弱；与此同时，随着老年人年龄增长，自理能力明显下降，对他人的依赖程度上升。老年人的心理问题与其所处的年龄阶段也有密切关系，例如，低龄老年人的失落感与孤独感较小，心理状况较好。高龄老年人与中、低龄老年人相比，认知能力的受损和衰退更为严重，在情感与意志方面，高龄老年人远不如中、低龄老年人，因此，对高龄老年人开展健康教育时应特别关注其心理方面的需求。

## 二、老年人的主要健康问题

老年人的易患疾病又称为老年病，一般可分为以下几类。

1. 老年人特有的疾病，如老年痴呆、脑动脉硬化、老年性耳聋等。

2. 老年人常见的疾病，这类疾病可以在中年期就发生，少数是年轻时延续过来的

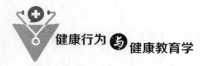

某些疾病，如冠心病、高血压、糖尿病、骨关节病、恶性肿瘤、老年慢性支气管炎等。

3. 老年人和青壮年都可以发生的疾病，但老年人的发病率与临床症状与青壮年有所区别。例如，儿童、青壮年和老年人都可能患肺炎，但是老年人往往肺炎症状不典型，病情也比较严重。

4. 老年期的精神障碍。老年期的精神障碍的范畴较宽，一般泛指在老年期发生的所有精神障碍，包括阿尔茨海默病（即第一类中列出的老年痴呆）、脑器质性精神障碍以及老年抑郁障碍等。在精神疾病中，老年抑郁障碍并未单独列出来，但老年人的抑郁症状与其他低年龄段的人相比，有其特殊性，很多时候体现为各种躯体症状。老年人最常见的脑器质性精神障碍就是谵妄。很多肺炎、心肌梗死、经过大手术的老年人，因为大脑器质性病变，会出现意识不清楚、不能辨识熟人，甚至分不清白天黑夜，以及各种幻觉。老年人除老年痴呆之外的其他精神疾病的患病率也显著高于其他年龄段的人群。

老年期的疾病还有以下几个突出的特征：①症状不典型。由于老年人机体形态改变和功能衰退，反应性减弱，对于疼痛和疾病的反应会变得不敏感，因此病症容易被忽略。②由于老年人的各器官退化，身体抵抗力较差，容易在老化基础上发生疾病，并且多种疾病同时存在很常见。③老年人躯体疾病容易引发合并症，即在已经患有的某种疾病上，再发生其他疾病，增加老年人的健康风险。

### 三、老年人健康教育的主要内容

老年人的健康教育应针对老年群体的身心特征，进行科学合理的设计，以老年人容易接受且乐于接受的方式来实施。近年来，随着国家慢性病社区管理工作的迅速推进，越来越多的地方开始尝试将"老年人健康管理"纳入社区慢性病规范化管理的工作范畴。老年人健康教育的核心内容应包括科学养生保健常识教育、常见老年性疾病防治知识教育、精神卫生相关的健康教育以及死亡相关的健康教育。

#### （一）科学养生保健常识教育

科学养生保健常识教育的主要目的是提高老年人对健康生活方式、合理膳食营养、良好生活卫生习惯的认知水平，使其形成科学的养生保健观念，并通过适当的干预措施改变以往错误的卫生习惯或不良行为和生活方式，学会科学安排膳食营养，形成健康生活方式。

进入老年阶段后，由于机体功能的变化，日常生活起居、饮食、睡眠以及休闲娱乐需要适当调整为更适宜老年生理特征、更有利于健康、长寿的方式。应指导老年人合理膳食、平衡营养。通过饮食健康教育，指导老年人学会食物热量的初步估算，科学合理地平衡膳食，控制热量的摄入，保证脂肪、微量元素、糖分、维生素等的摄入适量；不迷信市场上的各类"营养保健品"，帮助老年人学会根据自己的身体状况和需要来选择合适的正规保健产品；指导老年人合理安排休闲和娱乐活动，戒烟限酒，保证适当的睡眠时间；合理调整日常生活方式以适应生理老化的症状，例如，老年人因皮脂分泌减少以及代谢改变，秋冬季容易发生皮肤瘙痒，严重的皮肤瘙痒会给老年人的生活带来极大困扰，因此老年人在秋冬季应适当减少洗澡次数并在沐浴后使用保湿润肤产品。

### （二）常见老年性疾病防治知识教育

老年人的常见病症包括高血压、心脏病、动脉硬化、老年痴呆、脑血管障碍、关节疾病（包括风湿性关节炎、类风湿性关节炎和退化性关节炎）、骨质疏松症（发病率女性高于男性，65 岁以上女性最高）、糖尿病（老年人的患病率为 20％以上）、恶性肿瘤、感冒、肺炎、支气管炎、肺气肿、听力障碍、视力障碍以及跌倒、烫伤等各类意外事故所造成的伤害。对这些常见病和意外事故所造成的伤害的早期识别、常规治疗以及具体的预防措施是健康教育的重点。

对老年人常见病症开展健康教育的目的：通过采用老年人易于接受的知识传播方式，普及疾病防治常识，做到无病预防、有病早治、合理用药，使其学会自救和他救。针对老年人高血压、糖尿病的健康教育应与慢性病社区管理项目相结合，对已患病的老年人要强调慢性病自我管理的重要性，对未患病的老年人应突出适度运动、积极防病的重要意义。

此外，老年人肌肉、关节功能较差，视力及反应动作也不好，很容易发生意外。如何预防老年人发生跌倒、烫伤等意外伤害的健康教育也非常重要。

### （三）精神卫生相关的健康教育

老年人精神卫生相关的健康教育应包括对老年人常见精神障碍的识别与基本处理，以及改善老年人精神健康状况的具体办法。

老年人是精神障碍的高发人群。据近期发表在国际权威期刊上的一项全国精神疾病流行病学调查（2013—2015 年）数据显示，我国 65 岁及以上老年人群过去一年（2013年）的精神障碍（包括老年痴呆）患病率约为 4.9％，其中以老年痴呆患病率最高（5.6％），其次为焦虑障碍（4.7％）、抑郁障碍（3.8％）和物质使用障碍（0.3％）。老年人是我国自杀死亡的高危人群，每年全国因各种原因自杀的老年人约占自杀总人数的36％。除了已诊断的精神障碍外，研究者的调查数据发现，大约 27％的国内老年人有不同程度的焦虑、抑郁等情绪问题。精神健康不仅直接影响老年人的生命质量，在慢性病的康复中也发挥着重要的作用。因此，老年人的精神卫生相关的健康教育要包括常见老年期精神障碍的症状表现、寻求治疗帮助等内容，以减少老年人精神障碍的就诊延误和（或）治疗延误。这些主题的健康教育还应覆盖老年人的主要照料者，重点普及初步识别上述老年期精神障碍的相关知识以及求助办法、老年期精神障碍患者的照料和康复相关知识等。

国内外的研究一致发现，参与社会活动不仅可以直接提高老年人的躯体健康水平，增强老年人的社会联系与社会支持水平，还可显著改善老年人的认知功能以及心理健康水平。因此，鼓励老年人参与社会活动、保持社会交往，维持一定的社交网络关系对预防老年精神卫生问题有重要作用。同时，老年人的照料者，尤其是老年人的子女、家属，应积极营造和谐、尊老的家庭环境，不仅要给家中老年人提供足够的物质上的照顾，而且要尽量多陪伴并提供精神支持，要尽量创造条件，鼓励老年人参与社会活动，

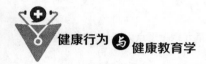

增强社会联系，帮助老年人合理安排作息时间，保持乐观的情绪，增强其社会适应能力，维护和促进老年人心理健康。对于有明显情绪症状或是心理问题的老年人，应设法让其接受专业帮助，及时转诊至精神医学的专科治疗。

### （四）死亡相关的健康教育

生命的终点就是死亡，每个人都要面对死亡，死亡是一个人自然过程的终结。但是，如何面对死亡却不仅仅是医学问题，更是一个古老的哲学问题。在生物医学领域，更多时候是生的问题，对死似乎知之甚少，加之中国传统文化对死存有禁忌，因此，包括老年人在内的中国老百姓对死亡常常充满恐惧。对于处在距离死亡"最近"并且死亡教育长期缺失的老年人而言，在生命的晚年，更应该补上这一课。

1. 对待死亡的态度教育。

许多老年人缺乏对死亡的精神准备，也不了解死亡的有关知识，因此才会对死亡心怀恐惧。死亡教育的核心内容就是要让老年人能以正确的态度认识死亡。死亡教育可帮助老年人正确地面对自我之死和他人之死，理解生与死是人类自然生命历程的必然组成部分，从而树立科学、合理、健康的死亡观，并能坦然接受死亡的到来。死亡教育还应该针对老年人对死亡的不同态度来开展。一般来说，老年人对死亡的态度可以分为接受死亡、蔑视死亡和否认死亡。蔑视和否认显然都不是正确的对待死亡的态度，死亡教育应重点针对抱有消极死亡态度的老年人。

2. 临终关怀。

临终关怀（Hospicecare）是指由社会各层次人员（护士、医生、社会工作者、宗教人士、志愿者以及政府和慈善团体人士）组成的机构为晚期患者及其家属所提供的生理、心理和社会的全面支持和照顾，其不以延长患者生存时间为重，而以提高患者临终阶段的生命质量为宗旨。针对临终阶段的老年人群的具体情况，可从以下几方面开展临终关怀。

（1）生理方面的临终关怀：主要包括了解和协助临终患者解决各种生理需要，控制疼痛等症状，尽最大可能让患者处于舒适状态。

（2）心理方面的临终关怀：主要包括了解患者及其家属的心理需要，给予心理支持，采用有效的办法使患者正视现实，摆脱对死亡的恐惧。

（3）生命伦理方面的临终关怀：侧重于指导医护人员及临终患者认识生命的价值及生命最后时间生存的社会意义，使患者保持尊严。对家属的照顾也是临终关怀的重要内容，具体包括给予家属安抚鼓励、指导患者护理、协助解决社会经济问题等，并在患者去世后做好积极的居丧照护。

（罗丹）

【思考题】

1. 为什么要对重点人群进行健康教育？

2. 请结合妇女的身心特征及主要健康问题，谈谈妇女健康教育的意义和主要内容。

3. 请结合儿童青少年的身心发育特征，谈谈学校健康教育应该包括哪些关键性内容。

4. 请简述以老年人为对象的健康教育工作的主要内容。

5. 选择一类重点人群，结合所学习的健康教育干预方法，设计一个干预方案。

# 第十章　重要疾病的健康教育

【本章提要】

随着健康教育在疾病预防中发挥越来越重要的作用，人们对健康教育的重视程度也越来越高。特别是在慢性病（高血压、糖尿病）、传染病（性传播疾病、艾滋病）等方面，健康教育拥有其他任何治疗所不具备的优势。针对不同重要疾病的特点所开展的健康教育，可以更有针对性地预防疾病、控制疾病、减缓疾病恶化。

本章将介绍以下内容：

• 慢性病（高血压、糖尿病）健康教育；

• 传染病健康教育（传染病概况、性传播疾病、艾滋病）。

当今社会许多国家人群的疾病谱发生了根本性变化，慢性病对大众的健康造成了巨大的威胁。目前看来，人类不仅要面对慢性病，还要继续与传染病做斗争。健康教育可以改变人们的不健康生活和行为方式，这使得健康教育对慢性病与传染病的预防和控制有其他任何治疗所不具备的优势。

## 第一节　慢性病健康教育

慢性病全称是慢性非传染性疾病（Non-communicable Disease，NCD），是对一类疾病的概括性总称。这些疾病具有起病隐匿、病程长且病情迁延不愈、缺乏确切的传染性生物病因证据、病因复杂、有些尚未完全被确认等特征。常见的慢性病主要有心脑血管疾病（包括高血压、脑卒中和冠心病）、肿瘤、糖尿病、慢性呼吸系统疾病等。慢性病是全球范围内的首要健康问题，也是全球范围内过早死亡的最主要原因。我国居民的慢性病患病率高，慢性病导致的死亡占总死亡的比例达 86.6%，疾病负担非常沉重。慢性病预防与控制相关的健康教育非常重要。以下将概述我国慢性病的危险因素，并以高血压、糖尿病两个重要的慢性病为例，具体介绍慢性病健康教育的策略和主要内容。

### 一、我国慢性病的主要危险因素及健康教育策略

慢性病致病因素的复杂性决定了慢性病的首要防治策略就是预防疾病。近半个世纪

以来，世界各国都在致力于慢性病的预防与控制。预防慢性病的首要环节便是识别患病危险因素。国内外的研究已经揭示了多种慢性病的患病危险因素，并且发现：慢性病的发病除了与遗传、医疗条件、社会条件和气候等环境因素有关，60％的患病原因可归为个人的行为和生活方式，包括烟草使用、不健康膳食、体力活动不足、有害使用酒精和精神紧张在内的这些不良行为和生活方式，才是导致慢性病的主要原因。也正因为慢性病主要是由不良行为和生活方式所致，因此也被称为生活方式病。

慢性病健康教育的核心策略就是通过健康教育，让人们充分认识到健康的行为和生活方式对预防慢性病的重要意义；同时，制订有针对性的干预策略，促进人们形成并建立有益健康的行为和生活方式，有效预防、减少或推迟慢性病的发生。

据《中国居民营养与慢性病状况报告（2015）》的数据显示：我国现有吸烟人数超过 3 亿人，暴露于二手烟的非吸烟者比例为 72.4％且年轻化趋势明显；全国 18 岁及以上成人的人均年饮酒量为 3 升，其中有害饮酒比例达 9.3％；成人经常锻炼率仅为 18.7％。以上情况表明，我国慢性病患病率持续上升的态势恐在短时间内无法得到有效遏制；而另一方面，从调查显示的高血压和糖尿病的治疗控制率数据来看，我国居民的慢性病风险因素防控意识薄弱，医疗投入仍聚焦于临床，医疗负担日益加重。慢性病健康管理实践的成熟模式尚未形成。因此，开展全人群、全生命周期及全过程慢性病健康教育迫在眉睫。

## 二、高血压的健康教育

### （一）高血压常识

1. 高血压的概念及诊断标准。

高血压（Hypertension），又称高血压病或原发性高血压，指以体循环动脉血压增高为主要特征（收缩压≥140mmHg，舒张压≥90mmHg），可伴有心、脑、肾等器官的功能性或器质性损害的临床综合征。另外还有一类高血压是由肾脏病、肾上腺肿瘤等引起的，称为继发性高血压。本小节的内容是针对由行为危险因素所导致的原发性高血压。

在未服用抗高血压药物的情况下，非同日 3 次测量血压，收缩压≥140mmHg 和（或）舒张压≥90mmHg，可诊断为高血压。正常人的血压随内外环境变化在一定范围内波动。在整体人群，血压水平随年龄增长逐渐升高，以收缩压更为明显，但 50 岁后舒张压呈现下降趋势，脉压也随之加大。近年来，人们对心血管疾病多重危险因素的作用以及心、脑、肾靶器官保护的认识不断深入，高血压的诊断标准也在不断调整，目前认为同一血压水平的患者发生心血管疾病的危险不同，因此有了血压分层的概念，即发生心血管疾病危险程度不同的患者，适宜血压水平也不同。

2. 高血压的症状及危害。

高血压早期或轻型高血压通常多无症状，很多患者即使血压很高，仍然不会感到不适。少数人可能有头晕、头痛、眼花、耳鸣、失眠、乏力、注意力不集中或鼻出血等症

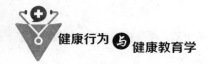

状，但因不是高血压所特有的，往往不会引起患者的注意。晚期高血压患者的血压常持续在较高水平，并伴有心、脑、肾等靶器官受损的表现。

高血压被称为人类健康的"杀手"，是心脑血管疾病的主要危险因素，会导致冠心病、心绞痛、心肌梗死、心力衰竭、脑卒中、肾脏病，甚至猝死。

3. 高血压的流行状况。

中国高血压调查（CHS）研究团队于 2012—2015 年采用多阶段分层随机抽样方法对中国 31 个省（自治区、直辖市）的 262 个城市和农村地区大约 50 万 18 岁及以上居民的高血压患病情况进行了调查，发现中国成人高血压患病率为 23.2%（加权率），男性高于女性（24.5% vs 21.9%），患病率随年龄增大而升高，但城市与农村高血压患病率差异无统计学意义（23.1% vs 22.9%）。该研究还对我国居民高血压知晓及治疗、控制情况进行了调查，发现：高血压知晓率、治疗率、控制率及治疗率分别为 42.7%、38.3%、14.5% 和 38.0%。农村地区高血压知晓率、治疗率及控制率较低。

### （二）高血压的行为危险因素

高血压是综合性因素作用的结果，除了生物、环境、卫生服务系统的影响之外，主要与个体自身的行为和生活方式有关。向社会公众普及高血压行为危险因素相关知识，提醒人们形成健康的生活方式，同时劝诫具有这些危险行为和生活方式的人们引起警惕，为避免发生高血压尽早改变已形成的不良行为和生活方式，是高血压健康教育中最重要、具有最佳防控成本效益的工作环节。

高血压的行为危险因素具体包括：

1. 高脂、高热量饮食：这类饮食结构是造成动脉粥样硬化和肥胖的重要因素。

2. 钠盐：研究发现，人体摄入多余的钠会诱发原发性高血压。因此，美国心脏协会、国家心脏血液研究所和美国食品药品管理局建议，对于没有高血压的人群，每天钠的摄入量应不超过 6 克（对于高血压患者，钠摄入量建议为每天不超过 2 克）。

3. 压力：也可称"紧张刺激"，是指机体在紧张刺激因子的作用下，有明显的主观紧迫感觉、相应的紧张行为表现和相伴随的生理、心理变化等。压力过大且持续时间过久，可导致心血管系统的功能性和器质性病理损害，导致血压升高。

4. 肥胖：国内外大量研究均一致表明，肥胖是高血压发生的危险因素。肥胖者减轻体重可以降低血压，即使没有降至正常体重，血压仍会有所降低。

5. 吸烟、饮酒：已有充分的证据表明，吸烟与心血管疾病有关，吸烟可以在短期内使血压急剧升高。还有研究表明，高血压患者戒烟后可大大降低发生心血管疾病的危险；并且，高血压患者如果大量吸烟，会大大增加其出现心脏病和因心脏病致死的危险。

6. 缺乏锻炼：科学研究证明，坚持适量运动有助于将血压保持在正常水平。有规律的体育运动还有益于缓解紧张和压力，增强体质，提高心肺功能，同时降低心脏病的患病风险。

7. 其他因素：有研究发现，一些女性的血压上升与其口服避孕药有关。

### （三）高血压健康教育的内容

1. 大众及高血压高危个体的健康教育。

目前高血压的病因尚不明确，但上述行为因素与高血压的发生发展有着密切的关系。因此，通过健康教育，培养大众的健康生活方式，促使其行为向有利于健康的方向转变，对降低高血压的患病率有着重要的意义。

（1）识别高血压高危人群：①有高血压家族史的个体；②每天食盐量超过 10 克；③超重或肥胖；④吸烟或饮酒者；⑤连续口服避孕药 1 年以上。

（2）生活方式教育：①控制体重，尽可能使 BMI<24；②减少钠盐摄入，减少烹调用盐和腌制品的食用；③增加钾盐的摄入，每日吃新鲜蔬菜和水果；④戒烟限酒；⑤增加运动；⑥减轻精神压力。

2. 高血压患者的健康教育。

高血压已成为影响我国居民生活质量、消耗大量医疗卫生资源的慢性病之一。健康教育作为一种非药物治疗手段，能够提高慢性病患者自我保健意识，进而促使其将行为向有利于健康的方向转变，降低心脑血管疾病的发生率和死亡率。

（1）生活方式健康教育：2017 年 11 月 10 日，中国健康教育中心发布了《高血压患者健康行为指引》，为患者了解高血压疾病知识、拥有健康生活提供了科学可靠的指导意见。《高血压患者健康行为指引》从测量血压、控制饮食、运动、戒烟限酒、遵医嘱规范治疗等方面，为高血压患者的健康行为管理提供了具体的行为指导。

1）减少食盐摄入量：每天摄入盐量应少于 6 克。

2）合理膳食：饮食应限制脂肪摄入，少吃肥肉、油炸食品、动物内脏、甜食，多食新鲜水果、蔬菜、鱼、蘑菇、低脂奶制品等。

3）控制体重：最有效的方法是适度节制饮食，减少每天摄入的总热量，增加体力活动，如快步、慢跑、游泳等。

4）戒烟限酒：烟草中含有尼古丁，能刺激心脏使心跳加快，并使血管收缩，血压升高。大量饮酒，尤其是烈性酒，可使心跳加快，血压升高。

5）体育活动：适当的体育活动可增强体质、减肥和维持正常体重，每次活动一般以 30～60 分钟为宜。

6）调整心态：保持心情轻松愉快，避免情绪过于激动。

（2）药物健康教育。

1）绝大多数高血压患者需要服用降压药长期规范化治疗。

2）降压治疗目标：普通高血压患者血压降至 140/90mmHg 以下；老年（≥65 岁）高血压患者血压降至 150/90mmHg 以下；年轻人或糖尿病、脑血管疾病、冠心病稳定性心绞痛、慢性肾病患者如能耐受，血压可进一步降至 130/80mmHg 以下；部分老年人和冠心病患者的舒张压不宜降至 60mmHg 以下。

3）不盲目相信小广告或伪科学宣传，不用保健品、保健理疗或食疗替代降压药治疗。

4）遵医治疗，保持良好的依从行为。高血压患者的治疗不依从行为是高血压患者

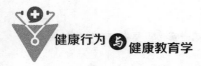

血压控制不佳的重要危险因素。患者的不依从行为是指不遵医嘱随意停药、换药，或不按时按量服药，以及不能遵从医生所提的非药物治疗建议。

### 三、糖尿病的健康教育

#### （一）糖尿病常识

1. 糖尿病的概念及诊断标准。

糖尿病（Diabetes Mellitus，DM）是一组以慢性血糖增高为特征的代谢性疾病群，是由胰岛素分泌或作用缺陷引起的糖、脂肪和蛋白质代谢紊乱，是一种终生性疾病。

糖尿病的诊断：①有糖尿病症状并且随意血糖≥11.1mmol/L；②空腹血糖≥7.0mmol/L；③葡萄糖耐量试验2小时血糖≥11.1mmol/L。符合上述标准之一，在次日复诊时仍符合上述标准之一者为糖尿病患者。

2. 糖尿病的分型。

（1）1型糖尿病：发病年龄轻，大多＜30岁，起病突然，多饮、多尿、多食、消瘦症状明显，血糖水平高，不少患者以酮症酸中毒为首发症状，血清胰岛素和C肽水平低下，ICA、IAA或GAD抗体可呈阳性。单用口服药无效，需用胰岛素治疗。

（2）2型糖尿病：常见于中老年人，肥胖者发病率高，常可伴有高血压、血脂异常、动脉硬化等。起病隐袭，早期无任何症状，或仅有轻度乏力、口渴，血糖增高不明显者需做葡萄糖耐量试验才能确诊。血清胰岛素水平早期正常或增高，晚期低下。

（3）妊娠糖尿病：妊娠前糖代谢正常或有潜在糖耐量减退，妊娠期才出现糖尿病。妊娠糖尿病患者糖代谢多数于产后能恢复正常，但将来患2型糖尿病的概率增加。发生妊娠糖尿病的孕妇占妊娠妇女的2%～3%，因妊娠糖尿病孕妇的临床经过复杂，对母亲和胎儿均有较大危害，必须引起重视。

3. 糖尿病的临床表现及其健康危害。

（1）糖尿病的临床表现：①多饮、多尿、多食和消瘦，严重高血糖时患者出现典型的"三多一少"症状，多见于1型糖尿病。发生酮症或酮症酸中毒时"三多一少"症状更为明显。②疲乏无力，肥胖，多见于2型糖尿病。2型糖尿病发病前患者常有肥胖，若得不到及时诊断，体重会逐渐下降。

（2）糖尿病的健康危害：糖尿病如控制不好，可能发生多种并发症，如心脑血管疾病、视网膜病变、白内障、青光眼以及动眼神经麻痹等。糖尿病肾病可能进一步发展为肾衰竭。皮肤病变有糖尿病硬肿症、糖尿病坏疽和无汗症。神经病变有肢体麻木、刺痛，感觉消失甚至肌萎缩；胃肠病变有消化不良、腹泻，严重者可发生急腹症等。糖尿病患者主要的致死原因是合并心脑血管疾病。

4. 糖尿病的流行状况。

2013年一项有全国代表性的、覆盖31个省（自治区、直辖市）17万余名城乡居民的大样本糖尿病流行病学调查结果显示，中国成人糖尿病标化患病率为10.9%，男性高于女性（11.7% vs 10.2%）。据国际糖尿病联盟发布的《全球糖尿病概览（第八版）》

显示，2017年中国糖尿病患者人数已达1.144亿，位居全球第一，并且中国居民的糖尿病前期患病率也一直居高不下，据估计，大约每3人中就有1人处于糖尿病前期。糖尿病带来的整体疾病负担非常沉重。

## （二）糖尿病的主要危险因素

1型糖尿病与2型糖尿病均为遗传因素和环境因素共同作用而导致的疾病，病因与发病机制至今未完全阐明，目前认为糖尿病普遍的危险因素包括以下几方面。

1. 遗传因素：1型糖尿病和2型糖尿病的遗传因素作用均比较肯定。父母都患有糖尿病的子女发病率在50%以上，明显高于无糖尿病家族史的人群。

2. 病毒感染与自身感染：病毒感染可直接损伤β细胞，同时病毒感染还可损伤β细胞而暴露其抗原成分，进而启动自身免疫反应，β细胞功能受损则有导致糖尿病的可能。病毒感染流行后糖尿病的患病率增加，也提示糖尿病与病毒感染有关。

3. 肥胖：肥胖是非胰岛素依赖型糖尿病的重要易感因素之一。

4. 饮食与体育活动：长期进食过高热能、低纤维的食物容易导致胰岛素分泌相对不足，而营养过剩与体力活动减少又都能导致肥胖，促进糖尿病的发生发展。

5. 其他：心肌梗死、脑卒中、严重感染、创伤、手术等作为应激因素也会诱发糖尿病或加重其进展。其他内分泌疾病（如肢端肥大症、库欣综合征、嗜铬细胞瘤、胰高糖素瘤等）、胰腺疾病（如急、慢性胰腺炎等）以及长期使用某些药物（如肾上腺皮质激素）也有可能引起糖尿病。研究发现，多次妊娠也是糖尿病的诱发因素。

## （三）糖尿病的健康教育内容

虽然目前糖尿病的危险因素尚未阐明，但糖尿病的发生发展与行为密切相关，通过行为干预可以控制糖尿病的发病危险因素。同时，糖尿病的患病率高、病程长、危害大，需要终身治疗，糖尿病患者的健康教育是一项连贯、持久、系统的工程。由此可见，采取合理的糖尿病健康教育，可以达到降低糖尿病发病率、病死率和伤残率的目的。

1. 糖尿病高危人群的健康教育。

对尚未发生糖尿病的易感个体进行健康教育，改变与糖尿病有关的环境或行为因素，可以预防糖尿病的发生。对于未发生疾病的个体而言，行为的改变、生活习惯的转变是一件较难的事情，因此应延长健康教育时间，对其开展连续的、个体化的健康教育。

（1）识别糖尿病高危人群：有糖调节受损病史、糖尿病的一级亲属（父母、兄弟姐妹、子女）、有巨大儿生产史或妊娠糖尿病史、超重或肥胖、年龄≥45岁等的人群。

（2）知识教育：利用各种媒介向广大居民广泛宣传糖尿病的基本知识，让公众了解糖尿病的症状，开展糖尿病义诊或咨询，将糖尿病知识的宣传手册和其他资料送进家庭，以便尽早发现糖尿病前期患者和（或）糖尿病患者，尽早对处于糖尿病前期状态的患者进行健康行为干预。

（3）生活方式教育：合理膳食、经常运动、控制体重是预防糖尿病的有效途径。生

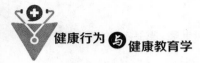

活方式干预虽然简单易行，但要求对这种生活方式的自觉遵守和持之以恒。因此，需要各级政府、卫生部门、社会各界的共同参与。

2. 糖尿病患者的健康教育。

糖尿病患者的健康教育不仅是知识的传播和行为的改变，更是一种治疗方法。全面科学的健康教育，使患者充分认识糖尿病并掌握自我管理的技能，可以避免或延缓糖尿病并发症的发生发展，切实提高糖尿病患者的生活质量。

（1）知识及心理教育：部分糖尿病患者对糖尿病的发生发展及并发症的相关知识并不了解。因此，应向患者及家属普及糖尿病及其并发症的危险因素及危害，为改善其健康相关行为进行知识储备。同时，由于糖尿病无法治愈，需终身服药，一些患者易产生悲观、失落等情绪反应，出现抑郁、焦虑等情绪症状，这对疾病的治疗十分不利。可通过社区的病友会或俱乐部举办形式多样的娱乐或文体活动，来帮助患者克服不良情绪，调整好状态，积极乐观地生活。

（2）药物教育：目前糖尿病的治疗方案多种多样，治疗药物也很多，一些患者在短期治疗后自认为达到了标准血糖值，就自作主张减药甚至完全停药，或者不遵医嘱，随意改变胰岛素的注射时间或注射剂量。应教育患者不遵医嘱的严重后果，强调规范治疗、全程听从医嘱的重要性。同时，在糖尿病的药物教育中，应包括低血糖的处理方式。如出现心慌出汗、恶心、呕吐以及明显的饥饿感等低血糖情况，应立即喝糖水和进食，防止发生低血糖。由于各种原因停用降糖药或饮食过量，诱发酮症酸中毒，出现倦怠、食欲缺乏甚至晕迷，应立即送医院进行救治。

（3）饮食教育：控制饮食是糖尿病治疗的关键措施之一。必须帮助所有的糖尿病患者学会制订食谱，并且按食谱进餐。食谱的制订包括帮助糖尿病患者学习计算自身标准体重，根据年龄、性别、病情、标准体重等确定每日热能需要量，计算三大营养素的分配比例及每日三餐总热量的分配等。

（4）运动教育：糖尿病患者应到医院做全面体检后，与医生共同探讨并制订运动方案。最好进行有氧运动，在餐后 60～90 分钟进行，每次运动不少于 30 分钟。以运动后微微出汗、轻松愉快、食欲及睡眠良好、肌肉酸痛但休息后第二天恢复良好且仍有运动愿望为佳。

（5）监测教育：糖尿病的治疗不同于其他疾病，其使用的药物须根据血糖值的变化而进行调整，因此，糖尿病患者应学会科学地自测血糖，家庭应尽量备有快速血糖自测仪。定期进行血糖、尿糖监测，全面了解用药水平和控制水平。同时，经常测血压，检查血脂，积极控制高血压和治疗高血脂，定期检查眼底、眼压，防止视网膜病变等。

（6）并发症教育：为避免或延缓糖尿病并发症的发生发展，应帮助糖尿病患者形成有利于自身健康的行为：控制自身体重；定期到门诊复查；减少或避免摄入烟酒；穿着合脚、卫生、透气的鞋袜，防止周围神经和血管病变导致足损伤；保持身体清洁，避免损伤，在皮肤瘙痒时轻柔抓挠，避免抓破，在皮肤破损后要及时处理，预防感染。

## （四）糖尿病健康教育案例

陈红等应用健康信念模式，对社区糖尿病患者进行健康教育，取得了良好效果。

　　第一步，研究人员对目标糖尿病人群的个体健康信念进行评估。评估包括：①评估个体对糖尿病的威胁的认知程度，具体是指健康教育实施者应了解目标人群对糖尿病流行趋势、易感因素的认识，以及对糖尿病严重性的认识；②评估个体对采取某种行为或放弃某种行为的结果的认知，具体是指健康教育实施者应了解个体对采取所建议的健康行为益处的认知（如坚持服用降糖药、定期检测血糖等）和个体对放弃某种行为的障碍（如改变不健康的饮食习惯）的认知；③评估个体的效能期望，具体是指健康教育实施者应了解个体是否有信心放弃或采取某种行为（如个体是否有信心严格控制体重）。

　　第二步，评估个体行动的线索或意向，具体是指了解个体采取预防性措施的促进因素，如询问个体是否通过电视、亲友获取糖尿病防控相关知识。

　　第三步，评估个体行为的制约因素，如年龄、文化等因素对糖尿病治疗的制约。

　　第四步，让个体知晓糖尿病的威胁和严重性。根据评估结果，有针对性地开展多种形式的健康教育，让其认识到糖尿病的流行趋势、易感因素、临床后果等，让个体认识到自身不良行为与糖尿病的密切联系。

　　第五步，知晓健康行为的益处和障碍。健康教育实施者要让个体看到自身血糖维持在正常水平，让个体感受到采纳健康行为的益处；同时健康教育实施者也要鼓励个体，帮助其树立正确的健康信念，让其意识到自身的坚持以及为治疗疾病做出的改变确实获得良好的效果。

　　第六步，让个体感到通过长期努力可以改变不良行为。健康教育实施者要让个体相信自己一定能通过努力获得自己希望得到的结果。

　　第七步，强化制约因素对个体采取健康行为的影响。例如在社区中成立互助小组，组内成员之间相互支持、相互监督、相互鼓励，共同采纳健康的生活方式。

　　在经过一段时间的健康教育后，该研究发现，应用健康信念模式指导社区糖尿病治疗，可有效提高糖尿病治疗依从性和治疗效果。

# 第二节　传染病健康教育

　　传染病一直是阻碍人类社会发展的重要因素之一。虽然很多在历史上造成恐慌的恶性传染病已经被现代医药学解决，但近年来不断出现的新发传染病仍给社会造成了巨大的影响。从当前全球传染病疫情来看，人类不仅要面对新发的传染病，还要继续与老的、再现传染病继续做斗争。因此有学者提出，人类的历史就是一部与传染病的抗争史。可以说，在全球化背景下，传染病的预防与控制形势将更加严峻。

## 一、传染病的概况及健康教育策略

### （一）传染病的总体流行状况

世界卫生组织的数据显示，2016 年全球因传染病造成的伤残调整寿命年

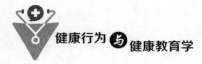
(Disability Adjusted Life Years，DALYs）为 77.555 万人年，占 DALYs 总量的 29%，排在前五位的分别是下呼吸道感染（4.86%）、感染性腹泻（3.06%）、艾滋病（2.25%）、肺结核（1.94%）和寄生虫感染（1.93%）。

国家卫生健康委员会疾病预防控制局最新发布的《2018 年全国法定传染病疫情概况》显示：2018 年全国共报告法定传染病发病 777.1 万例，发病率为 559.41/10 万；死亡 2.3 万人，死亡率为 1.68/10 万。发病率居前五位的病种依次为手足口病（169.41/10 万）、感染性腹泻（92.31/10 万）、病毒性肝炎（92.14/10 万）、肺结核（59.27/10 万）和流行性感冒（55.09/10 万）。死亡率居前五位的病种依次为艾滋病（1.35/10 万）、肺结核（0.23/10 万）、病毒性肝炎（0.04/10 万）、狂犬病（0.03/10 万）和流行性感冒（0.011/10 万）。

### （二）新发传染病与再现传染病

新发传染病（Emerging Infectious Diseases，EID）是指过去 30 年间新发现的人类传染病，一般是由新出现的病原体或经过变异而具有新的生物学特性的已知病原体所引起。再现传染病（Re-Emerging Infectious Diseases）指发病率显著减少后再增加或流行范围有扩大趋势的人类传染病。

美国医学研究所提出，新发传染病具有和常规传染病相同的特点，同时还具有有别于常规传染病的特点。新发型传染病的传染性强，传播速度快，传播途径复杂，其致病原因多与动物有关，患病后病情发展速度快、死亡率高。另外，从新发传染病流行的影响因素来看，由于人类长期使用抗生素，一些病菌逐渐产生抗药性并发生变异，于是新的病菌产生。再加上现代日益频繁的区域交流与人员往来，外来病菌随人类移动到了新的区域，这个区域从来没有经历过这一类的病菌，因此缺乏抗菌性，传染病就此快速扩散。

### （三）传染病的传播要素及健康教育策略

传染病在人群中的发生、传播和终止的过程称为传染病的流行。传染病的流行必须具备三个基本环节：传染源、传播途径和易感人群。这三个环节同时存在，就构成了传染病的流行，缺少其中任何一个环节，新的传染就不会发生，也就不可能形成流行。当前严重流行的传染病（无论是新发传染病还是再现传染病），不仅仅是微生物致病的结果，而且与不健康的生活方式有密切关系。因此，以加强传染病的防病常识、通过改变自身行为达到切断传染病传播途径为目的的传染病相关健康教育，在当前的传染病流行局势下有着特殊的重要意义。

## 二、性传播疾病

### （一）性传播疾病概况

1. 性传播疾病的概念及种类。

在日常生活中，人们习惯将性传播疾病称为性病，从专业角度来看，二者是有区别的。传统概念下的性病（Venereal Disease），是指通过性交行为传染的疾病，主要病变发生在生殖器部位，包括梅毒、淋病、软下疳、性病性淋巴肉芽肿和腹股沟肉芽肿五种。

世界卫生组织（WHO）在 1975 年重新定义了性传播疾病的概念，把各种通过性接触、类似性行为及间接接触传播的疾病，统称为性传播疾病（Sexually Transmitted Diseases，STD）。性传播疾病已扩展至当前的最少 50 种致病微生物感染所致的疾病，其中包括传统的五种性病及非淋菌性尿道炎、尖锐湿疣、生殖器疱疹、艾滋病、细菌性阴道病、外阴阴道念珠菌病、阴道毛滴虫病、疥疮、阴虱和乙型肝炎等。

根据我国《性病防治管理办法》（1991 年）的相关规定，我国目前重点防治的性传播疾病共 8 种，即梅毒、淋病、艾滋病、软下疳、性病性淋巴肉芽肿、非淋菌性尿道炎、尖锐湿疣和生殖器疱疹。其中前 3 种属于《中华人民共和国传染病防治法》规定管理的乙类传染病，后 5 种为国家卫生健康委员会（卫健委）规定需做监测和疫情报告的病种。

由于艾滋病与其他种类的性传播疾病相比有一定的特殊性，因此在本节中，健康教育的具体内容将区分为除艾滋病以外的性传播疾病的健康教育和专门针对艾滋病的健康教育。

2. 性传播疾病的流行概况。

性传播疾病是在世界范围内广泛流行的一组常见传染病，在最近的半个世纪中，一些曾经一度被很好控制的老的性传播疾病（如梅毒），又开始重新大面积流行，并且，自 20 世纪 80 年代开始，新的性传播疾病（如艾滋病）迅速在世界范围内蔓延并广泛流行，世界各国均出现了性传播疾病大幅增加的局面。总体而言，当前的性传播疾病表现为流行范围扩大、发病年龄降低、耐药菌株增多的趋势，已经成为严重的公共卫生问题。对性传播疾病的防治是一个十分艰巨而长期的任务。根据 WHO 最新报道，全球性传播疾病的负担仍然很大。2016 年，估计有 3.76 亿人新感染衣原体、淋病、梅毒和滴虫病（每天超过 100 万人），其中衣原体 1.27 亿人、淋病 8700 万人、梅毒 600 万人和滴虫病 1.56 亿人。病毒性传播感染的负担也同样很高，估计有 4.17 亿例单纯疱疹病毒感染病例和 2.91 亿例妇女感染人类乳头瘤病毒（HPV）病例。

## （二）性传播疾病的健康教育内容

1. 性传播疾病健康教育的核心。

直接导致性传播疾病流行的性行为，不仅是个人的私密行为，更与人类复杂的社会文化以及价值观念密切相关。性传播疾病的发生、传播以及控制与干预的背后都有广泛的社会因素，因而也被称为"社会病"。对性传播疾病的预防与控制，需要动员全社会的力量。性传播疾病健康教育的核心：将性健康知识、性传播疾病相关知识传播给公众，增强个人对疾病的防护意识，提高其自我防护能力，不歧视已经染病的患者，形成良好的性相关行为；针对性传播疾病高危群体，通过健康教育改变其不正确的认知，使其减少直至不发生高危行为；针对已经感染的患者，除了普及性的知识教育和危险行为干预之外，还要加强针对治疗以及预防疾病扩散传播环节相关的知识教育。

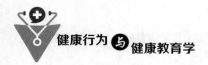

2. 公众的性健康和性传播疾病相关知识教育。

（1）性健康教育及其主要内容：性健康是人类健康不可缺少的重要组成部分。性健康教育是指关于性知识和性道德的教育，其目的是使受教育者具有科学的性知识、正确的性观念、良好的性道德和健康的性行为。

性健康教育首先是性知识的传播。性知识包括的内容很多，与性和性器官有关的知识都属于性知识。一般来说，性知识包括与生殖健康有关的知识、与性心理健康相关的知识以及与性生理健康相关的知识。

对性知识的传播应从儿童开始且持续到成人期。不同年龄阶段的性健康教育应有所侧重。例如，儿童期和少年期应侧重性生理健康的相关知识，要通过教育让儿童和少年初步知晓男女两性的性器官的差异，知晓如何保护自身免受性侵犯。青春期的性健康教育应包含正确认识性发育以及学会处理伴随性发育而产生的性困惑或性焦虑，正确看待手淫，充分知晓青少年妊娠的危害和相关的防范措施，对青春期少女还应让其知晓在意外妊娠后如何正确求助。在婚前或婚后的成年期，应系统了解和认识男女生殖系统的解剖、生理和发育变化规律，认识性心理的发展规律和性成熟的发展过程，保持良好的性心理卫生，掌握避孕与生育的相关知识，并知晓常见性生理障碍、性心理障碍的基本知识以及求助办法，了解中年性失调、老年性淡漠等相关知识。

在普及性知识的同时，让公众在了解科学性知识的基础上，形成有益健康的性态度以及婚恋态度，既不对性过分禁锢，也不放纵性行为，促进形成良好的性道德风尚。向人们提供准确、科学、实用性强的性知识和性保健服务也是捍卫性道德的前提，二者是相辅相成的。

（2）性传播疾病知识的健康教育：面向公众广泛宣传性传播疾病的相关知识是性传播疾病防治工作的第一步。内容主要包括对常见性传播疾病的种类、传播途径、主要症状、严重危害等的宣传介绍，还应该特别向公众强调：在怀疑自己感染性传播疾病后应采取规范的求医行为，以免造成治疗的延误并导致性伴感染。对性传播疾病的知识宣教最重要的是要让公众明白性传播疾病的可预防性，要通过知识宣教让公众学会保护自己免受传染。

此外，由于有一定比例的性传播疾病是通过间接接触感染的，即性病患者的分泌物中有大量病原体，间接接触被病原携带者或患者泌尿生殖道分泌物污染的衣服、用具、物品、被褥、便器等，也可能被感染。但是，这种感染仅限定在被感染者出现皮肤黏膜破损的前提下，因此，与性传播疾病患者日常接触一般是不会被感染的。然而，对性传播疾病的间接感染途径的认知误区可能会导致公众对性传播疾病患者和"性病"充满恐惧，害怕与患者接触，甚至有意隔离患者。这类关于性传播疾病知识的误区或漏洞，再加上中国传统文化对性传播疾病以及性病患者的偏见和歧视，往往造成性传播疾病患者不敢或延误寻求医疗帮助，这是防治工作的最大阻碍。因此，在健康教育中应强调消除性病歧视的内容。

3. 性传播疾病的防治策略。

性行为是人类最基本的生理与心理需要之一，具有生物学属性。个人的性行为受很多社会因素的影响，具有社会属性。性传播疾病的发生及传播与个人的性行为有关，诸多社会因素都可能对疾病的发生、传播和流行产生巨大的影响。因此，性传播疾病的防治工作是一项艰巨而复杂的社会系统工程。

（1）综合防治的目标原则：我国《性病防治管理办法》明确指出，我国对性传播疾病实行预防为主、防治结合、综合治理的方针。仅靠医疗卫生部门是不够的，必须结合社会主义精神文明建设，强化法制教育，动员全社会的力量共同参与，形成各级政府领导下的多部门分工合作、各司其职、密切配合、齐抓共管的防病网络，才可能有效地控制流行。

（2）综合防治的办法：①加强社会预防，进行全方位的性病防治；②加强立法，健全疫情报告与管理制度；③加强对高危人群的管理；④加强性传播疾病的临床研究，提高对性传播疾病的治疗水平。

### 三、艾滋病的健康教育内容

#### （一）艾滋病病毒的特征

艾滋病（Acquired Immunodeficiency Syndrome，AIDS），又称获得性免疫缺陷综合征，导致人罹患艾滋病的是一种能攻击人体免疫系统的病毒，称为艾滋病病毒（Human Immunodeficiency Virus，HIV）。HIV 的攻击目标是人体免疫系统内的淋巴细胞，被它攻击后人的免疫系统逐渐被破坏并崩溃，使人体丧失对各种疾病的抵抗力，最终因各种机会性感染发病导致死亡。

HIV 在体外生存能力极差，离开人体不易生存。常温下，在体外的血液中只可存活数小时。对热敏感，在 56℃ 条件下 30 分钟即失去活性。因此日常生活接触中不会感染。

虽然目前尚未研制出预防艾滋病的有效疫苗，但已经有用于临床治疗的多种抗病毒药物能有效地抑制人体内的 HIV 复制，在很大程度上缓解艾滋病患者的症状并延长患者的生命。

从 HIV 进入人体到血液中产生足够量的、能用检测方法查出 HIV 抗体之间的这段时期，称为窗口期。一般来说，感染 HIV 后 2～12 周才能从人体血液中检测出 HIV 抗体。在窗口期虽暂时检测不到 HIV 抗体，但体内已有 HIV，可以通过 HIV 核酸检测查到，因此处于窗口期的感染者同样具有传染性。

#### （二）艾滋病的传播途径

1. 性传播：一个人可以通过与另一个人的性行为而感染上 HIV，包括异性间和同性间的性接触传播。

2. 母婴传播：感染了 HIV 的妇女可通过妊娠、分娩和哺乳将病毒传给婴幼儿。

3. 血液传播：①静脉注射毒品的人共用未经消毒的注射器；②输入或注入被 HIV 感染的血液或血液制品；③使用被 HIV 污染而又未经消毒的注射器和针灸针、其他可刺破皮肤的医疗器械，如口腔科器械、接生器械、外科手术器械等。

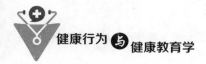

健康行为与健康教育学

4. 其他可能引起血液传播的途径：①理发、美容、文身、穿耳、修脚等用的刀具、针具不消毒；②与其他人共用刮脸刀、电动剃须刀、牙刷；③体育运动外伤和引起流血的打架斗殴；④救护流血的伤病员时救护者有破损的皮肤接触伤病员的血液。

HIV 不会经以下途径传播：空气、饮食（水）；咳嗽、打喷嚏、擤鼻涕；同室工作、学习、生活，共用办公或学习用具；共同进餐，共用餐具、茶具；公共场所的一般性日常接触，如握手、拥抱，共用卧室、电话、纸巾、硬币、票证等；蚊虫叮咬。

### （三）艾滋病的临床分期

1. 急性期：发生在初次感染 HIV 的 2～4 周，临床表现以发热最为常见，可伴有全身不适、头痛、呕吐、腹泻、淋巴结肿大以及神经系统症状等。

2. 无症状期：可从急性期或无明显的急性期症状进入此期。持续时间一般为 6～8 年，此期 HIV 在感染者体内不断复制，CD4$^+$T 淋巴细胞计数逐渐下降，此期具有传染性。

3. 艾滋病期：为感染 HIV 后的最终阶段。患者常表现为致命性感染、恶性肿瘤以及不明原因的细胞免疫缺陷，患者的 CD4$^+$T 淋巴细胞计数明显下降，少于 200/mm$^3$。

### （四）艾滋病的流行现况

自 1981 年首例艾滋病病例被报道以来，艾滋病逐渐向全球蔓延，已经成为全世界重要的公共卫生问题。联合国艾滋病规划署（UNAIDS）2018 年 7 月发布的最新艾滋病疫情统计数据显示，至 2017 年年底，全球现存活 HIV 感染者/AIDS 患者 3690 万人，其中一年新增感染人数 180 万人，死亡 94 万人。

中国疾病预防控制中心最新发布的艾滋病疫情报告显示，截至 2018 年 9 月，全国现存活的 HIV 感染者/AIDS 患者为 84.9 万例，报告累计死亡 26.2 万例。此外，中华人民共和国国家卫生健康委员会于 2019 年 4 月公布的 2018 年传染病疫情数据显示，艾滋病在 2018 年死亡人数为 18780 人，在纳入统计的传染病病种中排在第一位，占因传染病死亡总人数的 80%，死亡病例数较 2017 年上升了 23%。相当数量的艾滋病患者在经历数年的疾病进展后开始陆续进入发病期，AIDS 患者增多，死亡人数增加。

### （五）艾滋病综合防治策略

艾滋病的防治不仅是一个公共卫生问题，更是一个广泛的社会问题。艾滋病在全球范围的传播尚未能得到有效遏制，最重要的不是生物学因素，而是其背后广泛而深远的社会原因。艾滋病传播地区的不平衡性、在不同地区传播方式的差异性，以及对不同社会群体危害程度不同等特征，都强烈地提示：艾滋病的传播与政治经济结构、社会文化制度等有密切关系。因此，在对艾滋病进行防治以及研究时，不能单纯认为导致 HIV 感染的高危行为都是个人选择的结果，而应注意到这些人作为社会人，其行为在很大程度上是受到他们生活环境的各种社会因素制约的。只有在生物－心理－社会医学模式的视角下，同时采取医学和社会学的有力措施，才能达到艾滋病综合防控的积极目标。艾滋病的综合防治应该有政府部门、社会组织和机构、社区居民、家庭成员以及个体的共同参与，具体的防治策略包括：

1. 加强国家对艾滋病防治工作的领导，积极促进多部门合作。

艾滋病的流行严重影响社会稳定，并且阻碍社会经济发展，给国家和社会带来沉重的疾病负担。联合国安理会已将艾滋病列为目前唯一的非传统意义的人类安全问题。艾滋病传播及蔓延的社会因素决定了必须要以政府主导下的多部门合作才能实现对艾滋病的有效防治。我国在国务院《中国遏制与防治艾滋病"十三五"行动计划》的指导下，正在积极推进多部门合作、全社会参与的艾滋病综合防治工作。

2. 完善艾滋病控制的相关法律、法规。

通过立法明确 HIV/AIDS 为法定传染病需要上报，使国家、政府和公众能对所在国家、地区甚至全球的艾滋病流行状况有准确的了解。政府基于这些流行病学数据可对本国 HIV/AIDS 的流行趋势进行预测，并制订相应的防控政策。同时，通过立法可以保护 HIV 感染者/AIDS 患者的合法权益，使其获得社会支持并能主动寻求治疗帮助，避免 HIV/AIDS 在人群中传播。通过法律手段还可规定某些可传播 HIV/AIDS 的高危行为属于非法行为，从而减少这些行为的发生，避免新的感染出现。

3. 我国的"四免一关怀"政策。

"四免一关怀"政策是国务院在 2004 年 4 月颁布实施的艾滋病防治政策。

"四免"分别是：①农村居民和城镇未参加基本医疗保险等的经济困难人员中的艾滋病患者，可到当地卫生部门指定的传染病医院或设有传染病区（科）的综合医院服用免费的抗病毒药物，接受抗病毒治疗；②所有自愿接受艾滋病咨询和病毒检测的人员，都可在各级疾病预防控制中心和各级卫生行政部门指定的医疗机构，得到免费咨询和 HIV 抗体初筛检测；③对已感染 HIV 的孕妇，由当地承担艾滋病抗病毒治疗任务的医院提供健康咨询、产前指导和分娩服务，及时免费提供母婴阻断药物和婴儿检测试剂；④地方各级人民政府要通过多种途径筹集经费，开展艾滋病遗孤的心理康复，为其提供免费义务教育。

"一关怀"是指：国家对 HIV 感染者/AIDS 患者提供救治关怀，各级政府将经济困难的 AIDS 患者及其家属纳入政府补助范围，按有关社会救济政策的规定给予生活补助，扶助有生产能力的 HIV 感染者/AIDS 患者从事力所能及的生产活动，增加其收入。

4. 动员全社会力量参与。

这项防治策略着眼于艾滋病的一级预防，即通过动员全社会力量来参与防治艾滋病的健康教育，促使人们减少和改变艾滋病危险行为。

## （六）艾滋病预防与控制的健康教育重点

艾滋病是一种"社会病"，也是一种"行为疾病"。艾滋病预防与控制的健康教育应着力于艾滋病流行与传播中的可控危险因素，加强艾滋病健康教育的广度和深度，重点包括：

1. 继续拓展广度，提升深度，全民普及艾滋病健康教育。这一环节中应加强在学校（尤其是中学和大学）以及农村地区的艾滋病健康教育力度。

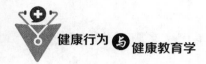

2. 加强高危人群、重点人群艾滋病防治的健康教育与管理。应针对高危人群的特征设计可操作性强、形式灵活的健康教育方式（或材料），还应加强对高危人群的管理。

3. 完善有关法律、法规，加强对艾滋病患者以及其他性传播疾病患者的隐私保护，完善 HIV/AIDS 服务体系，为患者人群提供全链条的服务，减少因 HIV 感染者/AIDS 患者游离于卫生服务系统之外而造成病毒传播的风险。

4. 营造社会氛围，努力消除艾滋病歧视。普及艾滋病知识的健康教育是消除艾滋病歧视的基石。消除艾滋病歧视是一项需要长期努力的工作，并且，这项任务应贯穿艾滋病防治健康教育的全过程。社区居民、医务人员、患者家属，甚至感染者本人，都可成为减少艾滋病歧视的工作对象。

### （七）艾滋病健康教育案例

张谦等在重庆市 3 所中学内开展了以同伴教育为基础的艾滋病健康教育，发现同伴教育是艾滋病健康教育的有效模式。首先，挑选同伴教育者，通过考量报名参加的志愿者的综合素质和条件，选取其中有较好语言表达能力和领导能力的志愿者作为艾滋病同伴教育的同伴教育者。通过他们传播艾滋病预防知识，组织学生参与相关活动，树立良好的学习榜样，对其他同学起到引导作用。开展多种多样的艾滋病同伴教育活动，如情景剧表演、文艺晚会、朗诵比赛、辩论比赛等，让同学们在参与活动的过程中不仅学到艾滋病预防知识，也获得危险行为改变相关的自我效能和生活技能，如安全套的使用等。同时，在整个同伴教育开展过程中，要不断对开展效果进行评价，从知识的增加、态度和信念的改变、行为的改变（如安全套的使用、生活技能的提高和危险行为的减少）、与周围人交流艾滋病的频率等方面进行评估反馈，不断修正同伴教育的重点，力求达到最佳效果。

此研究发现，由于年龄、兴趣相近，易沟通，通过培训有影响力和号召力的学生去影响其同伴，容易在讨论后得出解决问题的办法或者改变态度，对增强高中生艾滋病自我保护意识和避免高危行为具有很好的作用，效果胜过父母和老师。同伴教育可使学生艾滋病基本知识知晓率明显提高。

（罗丹）

### 【思考题】

1. 试根据行为干预理论谈谈如何才能使以社区为基础的慢性病健康教育达到更好的效果。

2. 结合糖尿病的危险因素，简述糖尿病健康教育的主要内容。

3. 请以艾滋病为例，试述如何针对传染病传播与流行的社会文化因素开展健康教育工作。

4. 选择一个重要疾病，制订一个完整的健康教育干预计划。

# 第十一章　其他健康教育实践

## 【本章提要】

　　健康教育正在人们生活的方方面面不断提高着人民群众的健康素养和健康水平，除了在疾病预防、重点人群干预等方面起作用，健康教育也在其他方面进行着实践，并扮演着重要角色。特别是在突发公共卫生事件应对和健康素养与健康城市方面，健康教育的多种模式、多种方法、多种策略让人们在面对突发公共卫生事件时有了更好、更科学的应对方式，也让人们对健康素养与健康城市有了更深的认识和行动框架。

　　本章将从健康教育在突发公共卫生事件应对和健康素养与健康城市这两方面的实践，探讨健康教育在这些领域的作用。

## 第一节　突发公共卫生事件应对的健康教育

　　随着全球一体化和信息多元化的发展，日益突出的突发公共卫生事件已经成为所有国家或政府都必须认真对待的重大问题。2003 年，从我国开始，蔓延至全球的传染性非典型肺炎（Severe Acute Respiratory Syndrome，SARS）疫情暴发，成为突发公共卫生事件的典型案例。其实早在 SARS 之前，从 20 世纪 80 年代开始，从英国流行的"疯牛病"，到 90 年代日本东京地铁发生的"沙林毒气"事件，再到 21 世纪初美国发生的"9·11"恐怖袭击事件等，都与 SARS 疫情一样，是影响国家公共安全甚至国际社会正常秩序的重大健康相关事件。这类事件一旦发生，往往会造成一系列的连锁反应，需要社会各系统以及各个国家并肩作战、共同应对。而在对这些事件采取应对措施之时，相关的健康教育工作就必然成为首要且必不可少的环节。

### 一、突发公共卫生事件概要

#### （一）突发公共卫生事件的定义和分类

1. 定义。

美国 CDC 在 2001 年 12 月 21 日制定的《国家突发公共卫生权利法草案》中指出：

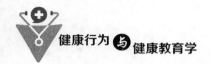
健康行为 与 健康教育学

"突发公共卫生事件是指已经出现或即将发生的，能够对人们健康造成威胁，并引发疾病的事件。"我国在 2003 年出台的《突发公共卫生事件应急条例》中将突发公共卫生事件（Public Health Emergence）定义为："突发公共卫生事件是指突然发生，造成或可能造成社会公众健康严重损害的重大传染病疫情、群体性不明原因疾病、重大食物和职业中毒以及其他严重影响公众健康的事件。"

2. 分类。

突发公共卫生事件的分类方法有多种。从发生原因上来分，突发公共卫生事件可分为生物病原体所致疾病、食物中毒事件、有毒有害因素污染造成的群体中毒、职业中毒、自然灾害（如地震、火山爆发、泥石流、台风、洪水等）、意外事故引起的死亡、不明原因引起的群体发病或死亡等。突发公共卫生事件按原因分类见表 11-1。

表 11-1　突发公共卫生事件按原因分类

| 原因 | 具体内容 |
|---|---|
| 生物病原体所致疾病 | 主要指传染病（包括人畜共患传染病），寄生虫病，地方病区域性流行、暴发流行或出现死亡，预防接种或预防服药后出现群体性异常反应，群体性医院感染等。 |
| 有毒有害因素污染造成的群体中毒 | 污染所致的公共卫生事件，如水体污染、大气污染等，波及范围广。 |
| 食物中毒事件 | 食物中毒是指人摄入含有生物性、化学性有毒有害物质后或把有毒有害物质当作食物摄入后所出现的非传染性急性或亚急性疾病，属于食源性疾病的范畴。 |
| 自然灾害 | 地震、火山爆发、泥石流、台风、洪水等突然袭击，造成人员伤亡；同时，还会带来严重的、包括社会心理因素在内的诸多公共卫生问题，以及可引发多种疾病，特别是传染病。 |
| 职业中毒 | 由高温、低压、有毒气体、粉尘等职业暴露造成的人数众多或者伤亡较大的中毒事件。 |
| 意外事故引起的死亡 | 煤矿瓦斯爆炸、飞机坠毁、空袭等重大安全事故，由于没有事前准备和预兆，往往会造成巨大的人员伤亡和经济损失。 |
| 不明原因引起的群体发病或死亡 | 该类事件的原因不明，公众缺乏相应的防护和治疗知识，也没有针对该事件的特定监测预警系统，使得该类事件常常造成严重的后果。此外，由于原因不明，在控制上也有很大的难度。 |
| "三恐"事件 | 指生物、化学、核辐射恐怖事件。 |

## （二）突发公共卫生事件的特征与分级

1. 突发公共卫生事件具有以下特征。

（1）突发性和不确定性：突发公共卫生事件往往是突如其来、不易预测，因此需要人们进行各种能力和物质的准备。

（2）群体性和公共卫生属性：突发公共卫生事件在公共卫生领域发生，具有公共卫生属性，发生时常常同时波及多人甚至整个工作或生活的群体和社区。

（3）紧急性：强调一种紧急状态、一种迫在眉睫的危机或危险局势，影响全体公民，并对整个社会的正常生活构成威胁。

（4）危害性：突发公共卫生事件关系到国民的生命和健康安全以及人类的生存和发展，与人们的利益息息相关。处理不当可能造成人们的健康损害，甚至会影响社会稳定，破坏经济建设，危及正常的生活和工作秩序。

（5）复杂性：造成突发公共卫生事件的原因复杂，自然因素、人为因素等多种原因均可造成突发公共卫生事件。其后果的复杂性，常常会引发多米诺骨牌效应。

（6）处理的综合性和系统性：突发公共卫生事件发生突然，对公众健康威胁严重，造成的社会负面影响大，其控制、现场抢救和救治、原因调查和善后处理涉及多系统、多部门合作，必须在政府的统一领导下才能综合协调开展。

（7）决策的时效性：突发公共卫生事件事发突然、情况紧急、危害严重，有效应对和现场救治的机会稍纵即逝，要在尽可能短的时间内做出果断决策。

（8）全球性：恐怖袭击活动、传染病和有毒有害物质没有地域之分，不分种族和社会群体，能够跨越不同的文化和社会制度而传播。如今现代化的运输也增加了传染病在世界范围内传播的可能。

2. 突发公共卫生事件的分级。

我国按照事件的性质、严重程度、可控性和影响范围，将突发公共卫生事件分为以下四级：Ⅰ级（特别重大）、Ⅱ级（重大）、Ⅲ级（较大）和Ⅳ级（一般）。Ⅰ级由国务院负责组织处置，Ⅱ级由省级政府负责组织处置，Ⅲ级由市级政府负责组织处置，Ⅳ级由县级政府负责组织处置。突发事件的分级见图11-1。

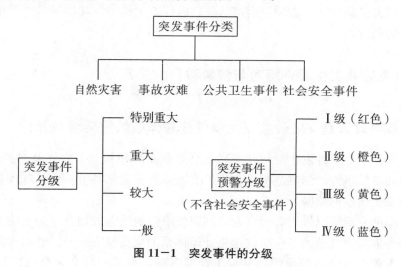

**图 11-1　突发事件的分级**

## 二、我国突发公共卫生事件的应对现状

我国自 2003 年 SARS 疫情之后，禽流感、甲型流感等传染病疫情以及自然灾害的突发事件接踵而至。为了更好地应对这些突发公共卫生事件，国家先后出台了一系列文件，如《突发公共卫生事件应急条例》《国家突发公共卫生事件应急预案（试行）》《应

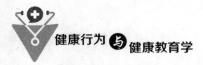

对流感大流行准备计划与应急预案（试行）》《全国破坏性地震医疗救护卫生防疫防病应急预案》等。毫无疑问，国家和政府部门是应对突发公共卫生事件的主体。应急管理机制指当前大多数国家在处理包括突发公共卫生事件在内的各类突发事件时所采取的一种策略和措施。

### （一）应急管理

应急管理是综合运用跨学科的知识、技能和手段，研究在突发事件的预防、准备、响应、控制和恢复过程中，如何通过风险管理、优化决策、整合资源、协调行动等一系列活动和措施，实现预防、减少、控制风险，保护人们健康、生命财产安全等目标而采取一系列预防、应对策略和措施的过程。

### （二）卫生应急管理

卫生应急管理是事前、事中和事后整个卫生应急工作的计划、组织、领导、实施与评价等活动的总称。它包括国家和各级政府对卫生应急工作的行政管理以及组织机构层面对卫生应急工作的微观管理活动。

在应急管理过程中，主体往往是国家政府，有时候也可能是企业或行业，具体可以是处理突发事件的政府机构或者代表政府的组织人员。我国卫生应急管理的主体按照《突发公共卫生事件应急条例》的规定，既有国务院、国务院卫生行政主管部门和其他有关部门，也有省、自治区、直辖市人民政府，县级以上地方人民政府卫生行政主管部门，还有中国人民解放军、武装警察部队及其医疗卫生机构，其按照事件大小、波及范围履行各自的职责。

## 三、突发公共卫生事件应对与健康教育的关系

### （一）健康教育是突发公共卫生事件应对体系的重要组成部分

在突发公共卫生事件发生时，政府和社会必须采取积极、有效、及时的应对方式，防止突发公共卫生事件的影响范围进一步扩大，降低突发公共卫生事件对社会公众身体健康和生命安全造成的威胁。

通过上面的介绍可以发现，对突发公共卫生事件的应急处理是一个系统工程。健康教育和健康传播是突发公共卫生事件应急处理体系的重要组成部分。健康教育和健康传播是一项投入较小但产出较高的公共卫生保健措施，也是向社会公众推广卫生科普知识、提升公众健康意识和自我保健能力的有效途径。健康教育和健康传播在应对突发公共卫生事件方面的重要意义和效果已经得到广泛的认可。

### （二）应对突发公共卫生事件健康教育的核心内容与目的

应对突发公共卫生事件的健康教育是在事件发生前、发生时和发生后，通过及时采用信息传播、行为干预等措施，帮助个人和群体掌握健康防护知识，树立健康防护观

念，自觉采纳有利于健康的行为和生活方式的教育活动与过程。其目的是通过对公众、应急处置管理部门以及直接处理应急事件的专业工作人员等群体直接传播突发公共卫生事件相关知识和应急处置技能，形成公众共识，消除虚假信息，平稳公众心态，维护社会稳定；同时快速消除或减轻影响人们健康的危险因素，预防和控制疾病，促进健康和提高生活质量。

### 四、应对突发公共卫生事件健康教育的实施

#### （一）按事件发展过程开展的健康教育

突发公共卫生事件按照发展过程可简单地划分为潜伏期、暴发期、消退期 3 个阶段。每个阶段的事件发展特征、影响范围以及相应需要采取的应对处置策略和措施各不相同。应对突发公共卫生事件健康教育的内容与途径可与事件各阶段发展的特征相结合。

1. 潜伏期的健康教育。

突发公共卫生事件在潜伏期往往处在"量"的积累阶段，在这个阶段，由于事件并未发生，难以引起公众的注意，因此，在此阶段，健康教育工作者应具有危机意识，并且需要保持与相关卫生专业技术人员和专业机构的密切联系，以便提前识别危机事件，并准确获取相关信息，提前收集和制作相关的健康教育资料。此阶段的健康教育内容要广泛，针对的对象要全面，教育的目的是预警，即及时让公众了解相关信息，提高防范意识，做好应对事件发生的必要准备。

2. 暴发期的健康教育。

此阶段的突发公共卫生事件处于"高潮期"，已由"量"的积累转换为"质"的变化。政府部门全力应对和处理事件的各个方面，公众也高度关注事件的发展和变化。这个阶段的健康教育要在前期广泛的知识普及的基础上，针对特定人群、特定场所，同时结合突发公共卫生事件自身的特征，将各有侧重的健康信息传播到对应的人群中去。此阶段健康教育的目的是让公众及时了解事件进展的真实信息，避免公众因处于"信息孤岛"造成的恐慌情绪；同时，普及突发公共卫生事件发生后的各种科学应对策略、预防和保护健康的知识以及救护常识、传染病的预防知识、食品及饮用水的卫生知识等。如果发生有人员伤亡的突发公共卫生事件，还应开展与心理危机疏导相关的健康教育。

3. 消退期的健康教育。

消退期的突发公共卫生事件已经接近尾声或结束，暴发期的处置工作人员、政府的相关机构已经撤离，但是，突发公共卫生事件所造成的影响却无法在短期内消除。因此，此阶段健康教育的重点在于持续进行暴发期所启动的心理危机干预工作，帮助受到突发公共卫生事件影响的群众从疾病、伤害或其他特殊状态（如应激状态）中尽快恢复过来，重新回到正常的生活中去。另外，此阶段也是开展健康教育效果评估、改进健康教育方法的最佳时期。

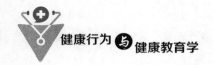

## （二）按教育对象开展的健康教育

**1. 面向政府部门的健康教育。**

突发公共卫生事件的应对是由政府主导的多部门参与的紧急应对，应急处置方案以及应急工作的决策和指挥都是由政府多部门领导协作完成的。因此，面向政府部门的健康教育非常重要。

在这一层面的健康教育中，应强调政府信息公开化、尊重公众知情权、获得公众主动配合的重要性。由于突发公共卫生事件具有较强的突发性和新闻性，所以突发公共卫生事件会迅速成为新闻媒体以及社会公众关注的重点，在突发公共卫生事件发生之后，如果政府不采取有效的措施传播与发布信息，没有及时对社会舆论进行引导，很可能导致比较严重的社会后果，带来较为恶劣的社会影响和经济损失。因此在此过程中，卫生技术机构要及时为政府部门提供解决危机的知识，使其树立危机理念，并及时掌握公共卫生的前沿信息，建立管理危机的快速反应机制，制订科学的危机管理策略。

**2. 面对公众的健康教育。**

一般来说，面对公众的健康教育有两种：一是常规的突发公共卫生事件的公众教育，二是在突发公共卫生事件发生过程中的公众健康教育。

常规的突发公共卫生事件的健康教育是指通过大众媒介，如电视、报纸、网络媒体等向公众传播和普及相关突发公共卫生事件的基本知识，将重大疾病或者灾难事件的相关知识、应对技术/技能等传达给公众。在这些日常的健康教育中，还应注意强化公众的危机意识，通过普及危机情况防范及处理知识，提高公众应对突发公共卫生事件的基本能力。

在突发公共卫生事件发生过程中的公众健康教育，重点在于帮助社会公众建立对突发公共卫生事件的正确认识，使其掌握应对突发公共卫生事件的正确行为，尤其是在突发公共卫生事件尚未明确的早期阶段，因信息模糊等原因在公众中极易出现各种谣言，此时的公众健康教育应该及时、准确地将相关的科学应对知识向社会大众进行传达，缓解社会公众面临突发公共卫生事件的紧张和恐惧情绪，更好地配合政府应急部门进行处置工作。

**3. 面向卫生技术人员的健康教育。**

在突发公共卫生事件发生后，卫生技术人员是卫生应急工作的重要参与者。他们常常是最初的反映者和信息提供者，在应对工作中扮演着非常重要的角色。对卫生技术人员进行突发公共卫生事件的培训，使他们具有较高的警觉性，掌握必要的自我防护知识，并具备对突发公共卫生事件的处理能力以及对公众的健康教育指导能力，可大大缩短突发公共卫生事件由了解到有效应对的过程，并可防止突发公共卫生事件的长时间蔓延给社会造成各种危害。

## 五、特定突发公共卫生事件的健康教育

除了上述可常规开展的突发公共卫生事件的健康教育工作，根据不同类别突发公共

卫生事件的性质和应对策略，在面临和应对突发公共卫生事件时，还可以有针对性地设计重点健康教育内容。以下将分别针对重大传染病、食源性疾病、职业中毒事故、灾害性事故以及恐怖事件等的重点健康教育内容进行介绍。

### （一）重大传染病的健康教育

在发生重大传染病时，应重点提高公众的自我防范意识和自我保护能力，促进公众对传染病防治工作的理解，积极引导公众采取正确的预防或处置措施，帮助公众消除疫情突发所带来的恐慌心理，鼓励公众配合辖区政府、卫生行政部门和相关医疗机构及早发现、报告、治疗和隔离患者，处理疫情，避免疫情进一步蔓延，保障广大群众的健康和生命安全，维护社会安定。

### （二）食源性疾病的健康教育

食源性疾病可以分为细菌性食源性疾病、病毒性食源性疾病、食源性寄生虫病、化学性食物中毒、真菌性食物中毒、动物性食物中毒和植物性食物中毒等。由于食源性疾病的种类多、致病因素复杂，因此食源性疾病的预防工作尤其重要。在前述针对公众的普及性突发公共卫生事件的健康教育工作中，要针对不同的致病因素开展健康宣教，使公众熟悉并掌握日常生活中规避食物中毒的办法及注意事项，特别应宣传食源性疾病发生后的正确处置措施等常识，避免因延误抢救而造成食物中毒死亡事件的发生。

### （三）职业中毒事故的健康教育

职业中毒是指劳动者在生产过程中由于接触毒物所发生的中毒。职业中毒的发生与厂矿、车间的建筑布局不规范，生产工艺中使用的设备和管理不当，安全技术和卫生保健措施缺乏等有密切的关系。因此，职业中毒的预防必须要采取综合性措施。一旦发生职业中毒，要坚持现场急救原则：一是迅速脱离现场，二是防止毒物继续吸收，三是心肺复苏，四是应用特效解毒剂。在职业中毒发生后的正确处置非常关键。但是，这些现场急救知识或技能相对比较专业，要想在事故发生时就及时用上，在相关职业场所中必须要开展常规的急救培训和定期演练。

### （四）灾害性事故的健康教育

灾害性事故主要包括人为的灾难事故和自然灾害。人为的灾害事故有生产安全事故以及恐怖袭击事件，自然灾害有火灾、地震以及泥石流、洪灾等，在日常生活中也常统称为天灾人祸。无论是哪种灾害性事故，都不可能完全避免。一旦发生天灾人祸，最常见的卫生问题主要包括出现社会的恐慌反应，疾病（尤其是传染病）流行，不良气候暴露，环境卫生恶化，食物、安全饮用水供应困难，出现营养不良，出现精神卫生问题，卫生服务机构遭到破坏等。

对于灾害性事故的健康教育，最重要的是针对上述灾害性事故中最易出现的卫生问题，帮助公众以及应急救援部门和专业工作人员掌握基本的应对措施和办法。可以通过专题讲座、情境模拟、角色扮演等形式多样的教育方式和手段，有针对性地开展健康教

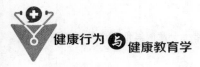

育工作。

### （五）应对恐怖事件的健康教育

根据我国《关于加强反恐怖工作有关问题的决定（草案）》的相关规定，恐怖活动是指恐怖分子制造的一切危害社会稳定、危及平民的生命与财产安全的活动，通常表现为针对平民的爆炸、袭击和劫持人质（绑架）等形式，与恐怖活动相关的事件通常称为恐怖事件（恐怖袭击）。根据恐怖分子制造恐怖事件的手段，恐怖事件分为生物恐怖事件、化学恐怖事件和爆炸恐怖事件。

应对恐怖事件的健康教育要强调针对生物、化学和爆炸等恐怖实施手段的特点，采取相应的应对措施。例如：对于生物恐怖事件，要特别注意对现场（即疫区）的隔离并进行必要的卫生处理，对于已经明确的特定生物恐怖事件，预防措施的宣教就是重点。化学恐怖事件的健康教育要重点针对化学防护服、口罩或面具的佩戴以及使用方法，以及撤离疏散时应向上风方向、向河流上游等宣教。在应对爆炸恐怖事件时，要强调如何在现场对被掩埋伤者正确施救，以及在救援医务人员到来之前，如何对爆炸现场伤员进行紧急处理等。

## 第二节　健康素养与健康城市

近年来，提高公众的健康素养、推进健康城市建设成为国际社会应对城市化问题的策略之一。我国正处在城市化快速发展阶段，城市化带来经济、社会、文化的高速发展，也带来环境污染、生态破坏、交通堵塞、资源短缺、就业压力、传染病流行、慢性病高发等一系列无法回避的问题。2016 年全国常住人口城镇化率为 57.35%，城镇常住人口为 7.9 亿。据估计，到 2030 年，中国城市化率将达到 71%，全球人口总数的近八分之一将居住在中国城市中。未来的城市面临的健康挑战可能更加严峻。如果不采取创新策略来解决这些问题，它们会成为千百万人获得健康和发展的严重障碍。为应对城市化带来的挑战，我国政府积极响应 WHO 于 20 世纪 80 年代提出的健康城市建设倡议。提升城乡居民的健康素养已成为《"健康中国 2030"规划纲要》的主要指标之一。

### 一、健康素养

#### （一）健康素养概述

1. 健康素养的定义。

健康素养（Health Literacy）一词最早出现在 1974 年，主要指"能阅读、理解与健康相关的材料，如处方、就诊预约卡、药物说明书等""能够在医疗环境下完成基本的阅读与理解、识数与计算的能力"。可见，早期健康素养的概念强调的是人们是否有能力完成与医疗相关的阅读与计算，从而帮助患者更好地执行医嘱、配合治疗。

世界卫生组织将健康素养定义为："人们获取、理解、评价和应用健康信息和服务，做出正确的健康相关判断和决定，促进自身健康或提高生活质量的能力。"这一概念在早期概念的基础上对健康素养的内涵做了进一步的扩展，有学者在此基础上提出健康素养可以分为三类：①功能性健康素养（Functional Health literacy），主要指基本的读写、识数等与获取健康信息或服务密切相关的基本能力，如能看懂体检预约单、顺利完成检查和看懂 24 小时制时钟；②互动性健康素养（Interactive Health Literacy），主要指在日常生活中通过各种传播方式，积极寻求健康信息并应用新知识改变健康状况的能力，强调个人处理知识的能力；③评判性健康素养（Critical Health Literacy），主要指对获取的健康信息加以分析判断，并根据自己的实际情况将健康知识运用到日常事件和生活中的能力。

健康教育是提高人群或个体健康素养的重要手段。健康素养是一种可由后天培训和实践获得的能力，贯穿于人的整个生命过程。无论是相对狭义的健康素养的概念还是世界卫生组织的更为广义的概念，健康素养均与人们接受教育的程度相关。有计划、有组织、系统的健康教育，不仅可以帮助人群或个体增加与健康相关的知识，而且有助于人们学会健康的相关行为技能。我国卫生部于 2008 年颁布了世界上第一份关于公民健康素养的政府文件，即《中国公民健康素养——基本知识与技能（试行）》，目的是通过系统的健康教育实践活动，提高中国公民的健康素养。

健康素养可以作为反映健康教育效果的评价指标之一。通过有效实施健康教育，不仅能够帮助患者有效地利用卫生服务，而且能帮助普通人群或个体自觉采纳有益健康的行为和生活方式，从而提高预防和控制疾病的能力，维护和增进健康。因此，健康素养可以作为衡量健康教育实践活动对个体或者群体实施效果的指标。2005 年第六届世界健康促进大会通过的《全球健康促进曼谷宪章》把提高人们的健康素养作为健康促进的重要行动和目标，美国的"健康人民 2010"把提高健康素养作为政府的卫生目标之一，我国的"健康中国 2020""健康中国 2030"战略规划中连续提出提高全民健康素养这一重要目标。

2. 健康素养概念的起源及发展

1974 年，美国学者 Simonds 在国际健康教育大会上首次引入了"健康素养"这一概念，但直至 1990 年，第一篇关于健康素养的论文才正式在美国发表。接下来，1999 年、2000 年，美国医学会和美国国家医学图书馆先后分别提出健康素养的定义，此后，关于健康素养的研究逐渐在西方国家深入开展，并在研究方法学上取得了重大进展，其研究结果也进入公众视野，越来越受到关注。

研究健康素养的学者普遍认为健康是不断发展的理念。在不同的历史时期，由于社会发展处于不同的水平，产生对健康素养认识程度不同的定义和量化标准。在 18 世纪初以后的很长时间，不少研究者指出健康就是没有疾病，到 20 世纪中期，其内容不断发展补充，由过去只关注单一维度的生理健康，发展到生理、心理健康二维度同等对待，现在又发展到生物、心理、社会适应良好三维度的健康定义。现今普遍采用与三维度的健康定义相一致的健康素养概念，即认为健康素养包括三方面内容：基本知识和理念、健康行为和生活方式、基本技能。

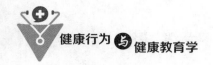

## （二）健康素养的主要内容

健康素养主要包括两方面的内容：健康知识和健康技能。健康知识是指人们需要具备一定的医学观念，掌握一定的保护、促进健康的相关知识。健康技能是指具备一定的处理健康问题的方法、模式，在面对健康问题时，可以理性思考，做出最有利于健康的选择。无论是健康知识还是健康技能，均是健康素养的重要组成部分，二者缺一不可。美国《国家健康教育标准》中对健康素养的相关定义包括如下两条：

1. 有健康素养的人是：可以理性思考并正确解决自身健康问题的人；既能解决自身健康问题，也可以帮助他人解决健康问题的人；可以掌握一定的医学知识；可以用清晰简明的语言与他人交流。

2. 有健康素养的人应具有的能力：明白什么是健康促进和疾病预防；对健康信息和健康产品有一定的甄别能力，可以选择适合自己的健康服务；明白文化、媒体、环境等多种因素对健康的影响；掌握一定的可以促进健康的人际沟通技巧；掌握一定的促进健康目标制订和行为实施的技巧；倡导个人、家庭和（或）社区的健康；实践促进健康的行为和减少健康危险因素。

2008 年，卫生部发布了《中国公民健康素养——基本知识与技能（试行）》。针对近年来我国居民主要的健康问题和健康需求的变化，有关专家进行了修订，编制了《中国公民健康素养——基本知识与技能（2015 年版）》。中国居民的健康素养被分为三个部分：第一部分为基本知识和理念，共 25 条；第二部分为健康生活与行为，共 29 条；第三部分为基本技能，共 12 条。

## （三）健康素养相关研究现况

健康素养的研究起源于美国医疗环境下对健康素养低下人群的关注和成人学习的社区发展模型。总的来说，该领域的研究有两个主要的方向：临床医学方向（Clinical Approach）和公共卫生方向（Public Health Approach）。

临床医学方向的健康素养研究盛行于西方国家，是在医疗环境背景下、以医生与患者为对象开展的健康素养研究。此时的健康素养被定义为临床视角下患者对处方药物的说明、医嘱、其他医学材料的基本阅读和理解能力及采取的相关行动。在临床医学方向的研究下，一系列健康素养筛查工具被先后开发出来。

公共卫生方向的健康素养研究将注意力转向教育和信息化，更加强调保健和卫生的重要性，在一定程度上将建设公共健康素养作为卫生保健和预防疾病的有力措施。公共卫生方向的研究主要对个体和社会环境提出不同的要求：对于个体，将健康素养与教育和增权联系起来，认为教育和增权不仅能提升知识素养，而且能提高个体的自我效能，教会个体互动和批判性思维，从而促进个体健康水平的提高。对于社会环境，强调公共卫生干预，将健康素养的养成和社会紧密联系，认为健康素养是个人、社会、环境综合作用的结果。

1. 健康素养的主要影响因素。

近三十年间，国内外学者对健康素养在不同特征人群、不同领域的相关影响因素研究存在争议。研究发现，健康素养是一个多因素的结构体系。患者群体的健康素养与个体社会经济因素、患者对健康的态度、对健康信息的理解能力、获取全科卫生服务能力、同医护人员交流沟通能力、寻求健康信息的主动性、合理利用健康信息做出合理健康决策能力等相关。以普通公众为对象的研究发现，公众的健康素养与其健康促进行为（如每天吃水果的量、戒烟限酒）存在显著的相关性；此外，不同年龄、教育水平、性别、种族、收入、态度等也对健康素养存在影响。

2. 我国居民的健康素养现状。

健康素养是引入我国的一个较新的概念，国内已有一些学者采用健康素养评价工具，从公众视角对一些城市居民中的特定人群（如老年人、妇女、青少年等）的健康素养进行了调查。根据 2015 年居民健康素养的调查结果，我国居民的总体健康素养处在较低的水平（约 10%）。

在我国，《"健康中国 2030"规划纲要》已明确将"提高全民健康素养"设定为健康中国建设的主要指标之一。该纲要对我国未来十年的健康教育工作提出了具体的指导，主要包括：推进全民健康生活方式，强化家庭和高危个体健康生活方式指导及干预，开展健康体重、健康口腔、健康骨骼等专项行动，到 2030 年基本实现以县（市、区）为单位全覆盖；开发并推广促进健康生活的适宜技术和用品；建立健康知识和技能核心信息发布制度，健全覆盖全国的健康素养和生活方式监测体系；建立健全健康促进与教育体系，提高健康教育服务能力，从小抓起，普及健康科学知识；加强精神文明建设，发展健康文化，移风易俗，培育良好的生活习惯。各级各类媒体加大健康科学知识的宣传力度，积极建设和规范各类广播、电视的健康栏目，利用新媒体拓展健康教育。

## （四）中国居民健康素养促进的办法与途径

要促进居民健康素养的提升，需要掌握不同人群健康素养在内容上的差异性特征。针对人群特征开展科学合理的促进工作，有效促进各类人群健康素养能力的提升，从而最终推动全体居民健康素养的提升。

1. 针对公务员的促进工作。

推进公务员健康素养的提升可有效地落实"将健康融入所有政策"的理念。针对这一群体的促进工作应侧重公务员对健康教育、健康促进相关理念的掌握与理解，公务员只有在理解和认可了健康理念后，才能较好地将健康融入政策制定。

2. 针对学校群体的促进工作。

开展学校健康教育，提升学生健康素养，这本身就是以学校为场所开展的健康教育工作的重要内容之一。要促进学生健康素养的提升，首先要求教师具备较高的健康素养，身体力行地教导学生。针对教师的促进工作，除了要提升教师自身健康素养能力外，还需要强化教师开展学生健康教育的能力，保证教师传授健康知识与技能的有效性。青少年是社会的未来主体。青少年的健康素养直接决定了未来社会主体人群的健康素养。另外，青少年时期也是健康行为与卫生习惯养成的重要时期。良好的健康素养教育能够促进青少年形成正确的健康行为与卫生习惯。针对青少年的促进工作，应侧重于不同年龄段的重点健康问题，如洗手方法的掌握，眼睛、牙齿的保护，青春期心理健康

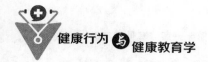

等。确保青少年养成适合其年龄段的健康行为与卫生习惯。

3. 针对患者的促进工作。

在我国的医疗体制改革过程中，医患矛盾较为突出，伤医事件时有发生。在对医患矛盾进行梳理后可以发现，由于患者缺乏医疗程序、医疗知识、健康知识等而造成的医患沟通不畅最终导致医患矛盾者不在少数。提升患者健康素养，可以有效提高医患协作沟通效率，加快康复，改善医患关系。因此，针对患者的促进工作，除了应包括普通居民健康素养知识与技能外，应侧重于患者理解医嘱能力、执行医嘱能力、与医生交流沟通能力等方面。

4. 针对居民或公众的健康素养监测。

目前我国开展的健康素养监测工作侧重于评估居民健康知识与技能的掌握情况。掌握健康知识与技能是促进居民形成健康行为的必要条件，但并非充分条件。较高的健康知识与技能水平并不必然形成健康行为。未来在开展健康素养监测工作的同时，应开展居民健康行为监测工作，为健康教育与健康促进中针对居民健康行为改善的干预工作提供参考与数据支持。

## 二、健康城市

### （一）健康城市概述

1. 健康城市的定义。

健康城市（Health City）的概念是在应对快速城市化所带来的健康新问题、推进城市可持续发展的过程中产生的。

世界卫生组织于 1984 年在初级卫生保健大会首次提出了健康城市这一概念，并认为："健康城市应该是一个不断开发、发展自然和社会环境，并不断扩大社会资源，使人们在享受生命和充分发挥潜能方面能够互相支持的城市。"

国内学者在 WHO 概念的基础上，结合我国的国情，将健康城市定义为："所谓健康城市，是指从城市规划、建设到管理各个方面都以人的健康为中心，保障广大市民健康生活和工作，成为人类社会发展所必需的健康人群、健康环境和健康社会有机结合的发展整体。"

2. 健康城市概念的起源和发展。

健康城市这一概念是伴随着 20 世纪 80 年代兴起的"新公共卫生运动"而产生的。1984 年，在加拿大多伦多召开的国际会议上，健康城市的理念首次被提出。1986 年，WHO 欧洲区域办公室决定启动城市健康促进计划，实施区域的"健康城市项目"（Healthy Cities Project，HCP），这是世界卫生组织为面对 21 世纪城市化给人类健康带来的挑战而倡导的行动战略。HCP 是一个长期的持续发展的项目。它追求的目标是把健康问题列入城市决策者的议事日程，促使地方政府制订相应的健康规划，从而提高居民的健康状况。

加拿大多伦多市首先响应 WHO 的倡导。该市通过制订健康城市规划和相应的卫生管理法规，采取反污染措施，组织全体市民参与城市卫生建设等，取得了可喜的成效。随后，健康城市运动便从加拿大传入美国、欧洲，而后又传入日本、新加坡等亚洲国家，以及新西兰、澳大利亚。健康城市建设逐渐成为全球各城市自觉参与、全民投入的一项国际性运动。

### （二）WHO 设定的健康城市建设的标准与发展目标

1. 健康城市建设的标准。

如前所述，健康城市建设是一项全球性的行动战略，其目的是更好地面对城市化给人类健康带来的挑战。WHO 将 1996 年 4 月 2 日世界卫生日的主题定为"城市与健康"，并根据世界各国开展健康城市活动的经验和成果，公布了"健康城市 10 条标准"，作为健康城市建设的努力方向和衡量指标。

具体标准包括：

（1）为市民提供清洁安全的环境。

（2）为市民提供可靠和持久的食品、饮水、能源供应，具有有效的清除垃圾系统。

（3）通过富有活力和创造性的各种经济手段，保证市民在营养、饮水、住房、收入、安全和工作方面的基本要求。

（4）拥有一个强有力的相互帮助的市民群体，其中各种不同的组织能够为改善城市健康而协调工作。

（5）能使市民共同参与制订涉及他们日常生活，特别是健康和福利的各种政策。

（6）提供各种娱乐和休闲活动场所，以方便市民之间的沟通和联系。

（7）保护文化遗产并尊重所有居民（不分种族或宗教信仰）的各种文化和生活习俗。

（8）把保护健康视为公众决策的组成部分，赋予市民选择有利于健康行为的权利。

（9）做出不懈努力，争取改善健康服务质量，并能使更多市民享受健康服务。

（10）能使人们更健康长久地生活和少患疾病。

2. 健康城市的发展目标。

WHO 在倡导健康城市建设时也特别强调：健康城市建设是一个长期的持续发展的项目，它追求的目标是把健康问题列入城市决策者的议事日程，促使地方政府制订相应的健康规划，从而提高居民的健康状况。WHO 号召每个健康城市都应力争实现以下几项目标：

（1）创建有利于健康的支持性环境。

（2）提高居民的生活质量。

（3）满足居民基本的卫生需求。

（4）提高卫生服务的可及性。

### （三）中国健康城市建设的历程及主要内容

1. 我国健康城市建设的历程。

（1）起步阶段：我国早在 1989 年就开展了国家卫生城市创建活动。国家卫生城市

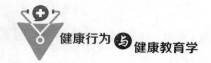

是由全国爱国卫生运动委员会（以下简称"爱卫会"）办公室（设置在国家卫生健康委员会疾病预防控制局）评选命名的国家级卫生优秀城市，是全国重要的城市品牌之一。截至 2018 年 12 月，全国爱卫会共命名了 93 个国家卫生城市（约占全国城市总数的六分之一）。国家卫生城市创建，在城市的爱国卫生组织管理、健康教育、市容环境卫生、环境保护、公共场所、生活饮用水卫生、食品卫生、传染病防治、城区除"四害"以及单位和居民区卫生等方面都设立了严格的标准。健康城市建设所提出的理念和方法，是对我国卫生城市建设的丰富和深化。可以认为，我国的卫生城市建设为健康城市奠定了基础、创造了条件。这一时期可视为我国健康城市建设的起步阶段。

（2）试点阶段（1993—2002 年）：1993 年以前，中国健康城市项目主要处于探索和试点阶段，包括引入健康城市的概念、与 WHO 合作开展相关的培训等。

1994 年年初，WHO 对中国进行了考察，认为中国完全有必要也有条件开展健康城市规划运动。于是，WHO 与中国卫生部合作，从 1994 年 8 月开始，在中国北京市东城区、上海市嘉定区启动健康城市项目试点工作。这标志着中国正式加入世界性的健康城市规划运动中。

（3）全面发展阶段（2003—2015 年）：2003 年 SARS 事件之后，中国健康城市建设进入全面发展阶段。在中国卫生部的鼓励和倡导下，许多城市为了进一步改善城市环境、提高市民健康和生活质量，纷纷自觉自愿地开展健康城市创建工作，比较典型的城市有苏州市和上海市。

从 2007 年开始，在卫生城镇创建工作的基础上，借鉴 WHO 的经验，我国开始试点健康城市建设工作。在 2007 年年底，爱卫办在全国范围内正式启动了建设健康城市、区（镇）活动，并确定杭州市、苏州市、大连市、克拉玛依市、张家港市、北京市东城区、北京市西城区、上海市闵行区七宝镇、上海市金山区张堰镇等市（区、镇）为全国第一批健康城市建设试点市、区（镇），拉开了中国建设健康城市的新篇章。这些市、区（镇）主要集中在发达的东部地区，这些市、区（镇）通过多部门合作的方式，针对烟草使用、健康生活方式、道路安全、健康市场等方面，实施了一系列干预措施。

（4）纵深推进阶段（2016 年至今）：2016 年 7 月，经国务院同意，全国爱卫会印发《关于开展健康城市健康村镇建设的指导意见》，在全国全面启动健康城市健康乡村建设，将其作为推进健康中国建设的抓手深入推进。在接下来的 2016 年 8 月 19 日至 20 日，全国卫生与健康大会在北京举行，习近平在会上提出"要把人民健康放在优先发展的战略地位"，对"健康中国 2030"建设做出全面部署。

为落实全国卫生与健康大会以及《"健康中国 2030"规划纲要》的任务，推动健康城市建设科学规范地开展，在国家卫生健康委员会的组织推动下，全国爱卫办委托中国健康教育中心、复旦大学、中国社会科学院三家单位，在多轮广泛的专家咨询的基础上，研究制订了《全国健康城市评价指标体系（2018 版）》，并于 2018 年 4 月 9 日由国家卫生健康委员会召开新闻发布会，向媒体和公众介绍推出了该指标体系。新发布的健康城市评价指标体系共包括 5 个一级指标、20 个二级指标、42 个三级指标，紧扣我国健康城市建设的目标和任务，旨在引导各城市改进自然环境、社会环境和健康服务，全面普及健康生活方式，满足居民健康需求，实现城市建设与人的健康协调发展。通过该指标体系的评估结果，可实现对各地健康城市建设工作总体进展情况的客观比较，促进我国健康城市建设走向科学化、规范化的发展之路。当前，全国各城市都在积极开展健康城市建设，利用指标体系所得的评估结果，及时总结健康城市建设工作的成效经验，发现薄弱环节，实现城市间的比较，促进城市间相互学习和借鉴。我国健康城市建设推上一个崭新的台阶。

2. 当前我国健康城市建设的内容与目标。

健康城市评价指标体系既是一个对我国健康城市发展水平进行科学评价的有力工具，也是中国城市更健康、更和谐发展的方向标。通过该评价体系所构建的三个层级、共42条目的具体指标，可了解和把握当前我国健康城市建设工作的主要内容与核心目标。

健康城市评价体系的一级指标对应"健康环境""健康社会""健康服务""健康人群""健康文化"五个建设领域，二级指标和三级指标分别着眼于我国城市发展中的主要健康问题及其影响因素。该指标体系提出，健康城市建设必须致力于使人们拥有清新的空气、洁净的用水、安全丰富的食物供应、整洁的卫生环境、充足的绿地、足量的健身活动设施、有利于身心健康的工作学习和生活环境，使群众能够享受高效的社会保障、全方位的健康服务和温馨的养老服务，营造健康文化氛围，努力提升人们的健康意识和健康素养，促使人们养成健康的行为和生活方式。通过这些综合措施，达到维护和保障人群健康的目的。

### 三、健康素养和健康城市所面临的机会与挑战

提高居民的健康水平是健康城市的目标，而健康素养是维持全民健康最经济有效的途径。健康城市的建设涉及诸多方面，是一个庞大的系统工程。公民健康素养的提升既是健康城市建设的基本目标之一，也是建成健康城市的必经之路。

中国的城市正面临着快速城市化所带来的众多健康挑战，主要体现在慢性非传染性疾病成为首要致病和致死原因，新发传染病频发，伤害和伤害导致的死亡增加，心理疾病发病率上升，医疗支出上升和健康公平性依然不佳，以及迅速衰老的城市人口的看护需求急增等方面。这些挑战侵蚀了城市给居民带来的健康红利，并可能成为未来中国社会经济发展的障碍。

中国城市已采取诸多行动来应对所面临的健康挑战，包括控制环境污染、提高城市环境的宜居性、加强疾病的预防和控制、推动医疗保健的普及、尝试城市健康管理的新方法。这些行动都明显地改善了城市居民的健康状况。但是现有的应对措施尚存在不足，主要体现在缺乏对城市健康的复杂性的认识，缺乏对影响健康的环境和社会经济因素的综合管理措施，各部门之间协作不够，公众参与度与主动性差等。建设健康城市意味着将城市发展成为健康人群、健康环境和健康社会的有机统一体，这一发展目标已经得到了世界各国政府和地方公众的普遍认可。但当前，我国居民的健康素养尚处在10%的低水平上，到2030年，预期达到30%的水平。居民健康素养的低位状态与快速城市化进程之间的差距，提示未来的全民健康教育仍任重而道远。如何更好地将以提升

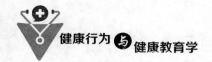

居民健康素养为目标的健康教育工作融入健康城市的建设目标中去？同时，如何更好地将健康城市的建设目标融入区域和国家发展的大目标中去？这些是在下一个五年计划乃至十年计划启动之前，需要我们郑重思考的问题。

（罗丹）

【思考题】

　　1. 简述突发公共卫生事件的特征及其健康教育工作的要点。

　　2. 请选择一个突发公共卫生事件，制订健康教育方案。

　　3. 简述自己对健康素养的理解。

　　4. 如何将一个城市发展为健康城市，请谈谈自己的想法。

　　5. 请课后阅读《中国公民健康素养——基本知识与技能（2015 年版）》《健康素养66 条（2015 年版）》。

# 参考文献

［1］马骁，2012. 健康教育学［M］.2 版.北京：人民卫生出版社.

［2］傅华，2017. 健康教育学［M］.3 版.北京：人民卫生出版社.

［3］张自力，2009. 健康传播学［M］.北京：北京大学出版社.

［4］姚树桥，杨彦春，2013. 医学心理学［M］.6 版.北京：人民卫生出版社.

［5］段鹏，2013. 传播学基础：历史、框架与外延［M］.北京：中国传媒大学出版社.

［6］张国良，2009. 传播学原理［M］.上海：复旦大学出版社.

［7］彭兰，2017. 网络传播概论［M］.北京：中国人民大学出版社.

［8］塞佛林，坦卡德，2006. 传播理论：起源、方法与应用［M］.郭镇之，译.北京：中国传媒大学出版社.

［9］田向阳，2017. 健康传播学［M］.北京：人民卫生出版社.

［10］张自力，2009. 健康传播学：身与心的交融［M］.北京：北京大学出版社.

［11］聂静虹，2019. 健康传播学［M］.广州：中山大学出版社.

［12］黄敬亨，邢育健，2016. 健康教育学［M］.5 版.上海：复旦大学出版社.

［13］丹尼斯，麦奎尔，2010. 麦奎尔大众传播理论［M］.崔保国，李琨，译.北京：清华大学出版社.

［14］方然，2014. "社会资本"的中国本土化定量测量研究［M］.北京：社会科学文献出版社.

［15］河内一郎，萨布拉马尼安，2016. 社会资本与健康［M］.王培刚，译.北京：社会科学文献出版社.

［16］何雪松，2007. 社会工作理论［M］.上海：华东理工大学出版社.

［17］菲利普·科特勒，内德·罗伯托，南希·李，2006. 社会营销：提高生活质量的方法［M］.2 版.俞利军，译.北京：中央编译出版社.

［18］菲利普·科特勒，1997. 市场营销管理［M］.王永贵，等译.北京：中国人民大学出版社.

［19］刘克俭，顾瑜琦，2009. 行为医学［M］.2 版.北京：科学出版社.

［20］GLANZ K，RIMER B K，LEVIS F M，1997. Health Behavior and Health Education：Theory，Research，and Practice［M］. San Francisco：Jossey-Bass.

［21］GLAZNZ K，2008. Health Behavior and Health Education Theory，Research，and Practice［M］. 4th edition. San Francisco：Jossey-Bass.

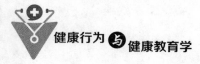

［22］GLANZ K，RIMER B K，VISWANATH K，2015. Health Behavior：Theory，Research，and Practice ［M］. 5th edition. San Francisco：Jossey－Bass.

［23］RICE R E，ATKIN C K，2000. Public Communication Campaigns ［M］. London：SAGE Publications.

［24］THOMAS B，2008. Health Services Marketing ［M］. Chicago：Health Administration Press.

［25］DIERBERG J，CLARK L S，2013. Media Studies ［M］. London：SAGE Publications.

［26］NATIONAL CANCER INSTITUTE，2013. Making health communication work ［M］. Washington：U. S. Government Printing Office.

［27］FISHBEIN M，AJZEN I，2010. Predicting and changing behavior ［M］. New York：Psychology Press.